GOLDBERGER'S CLINICAL ELECTROCARDIOGRAPHY
A SIMPLIFIED APPROACH
9TH EDITION

临床心电图
快速入门

（第9版）

主编　[美]Ary L. Goldberger
　　　[美]Zachary D. Goldberger
　　　[美]Alexei Shvilkin
主译　张雪娟　陈清启

U0304929

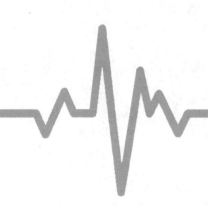

山东科学技术出版社

图书在版编目（CIP）数据

临床心电图快速入门：第 9 版 /（美）阿里 L. 戈德伯格（Ary L. Goldberger），（美）扎卡里 D. 戈德伯格（Zachary D. Goldberger），（美）阿列克谢·什维尔金（Alexei Shvilkin）主编；张雪娟，陈清启主译 . —济南：山东科学技术出版社，2020.7

ISBN 978-7-5723-0304-3

Ⅰ . ①临… Ⅱ . ①阿… ②扎… ③阿… ④张… Ⅲ . ①心电图 – 基本知识 Ⅳ . ① R540.4

中国版本图书馆 CIP 数据核字 (2020) 第 073190 号

临床心电图快速入门（第 9 版）

LINCHUANG XINDIANTU KUAISU RUMEN（DI 9 BAN）

责任编辑：冯　悦
装帧设计：李晨溪

主管单位：山东出版传媒股份有限公司
出 版 者：山东科学技术出版社
　　　　　地址：济南市市中区英雄山路 189 号
　　　　　邮编：250002　电话：（0531）82098088
　　　　　网址：www.lkj.com.cn
　　　　　电子邮件：sdkj@sdcbcm.com
发 行 者：山东科学技术出版社
　　　　　地址：济南市市中区英雄山路 189 号
　　　　　邮编：250002　电话：（0531）82098071
印 刷 者：肥城新华印刷有限公司
　　　　　地址：肥城市老城工业园
　　　　　邮编：271600　电话：（0538）3460929

规格：16 开（170mm×240mm）
印张：22.5　　字数：368 千　　印数：1~3000
版次：2020 年 7 月第 1 版　　2020 年 7 月第 1 次印刷
定价：76.00 元

ELSEVIER

Elsevier (Singapore) Pte Ltd.

3 Killiney Road, #08−01 Winsland House I, Singapore 239519

Tel: (65) 6349−0200; Fax: (65) 6733−1817

The translation of Goldberger's Clinical Electrocardiography: A Simplified Approach, 9th Ed by Ary L. Goldberger, Zachary D. Goldberger, Alexei Shvilkin was undertaken by Shandong Science and Technology Press Co., Ltd. and is published by arrangement with Elsevier (Singapore) Pte Ltd.

Goldberger's Clinical Electrocardiography: A Simplified Approach, 9th Ed by Ary L. Goldberger, Zachary D. Goldberger, Alexei Shvilkin 由山东科学技术出版社有限公司进行翻译，并根据山东科学技术出版社有限公司与爱思唯尔（新加坡）私人有限公司的协议约定出版。

临床心电图快速入门（第9版）（张雪娟 陈清启 主译）

ISBN: 978−7−5723−0304−3

图字 15−2018−116

著作者

Ary L. Goldberger　医学博士，美国心脏病学会委员，哈佛医学院医学教授

Zachary D. Goldberger　医学博士，美国内科医师学会委员

Alexei Shvilkin　医学博士，心脏电生理学专家

翻译者

主　译　张雪娟　陈清启

副主译　张利方　宋　力　张运彩　葛晓冬　辛　辉　范靓靓　张姝兰

　　　　吕晓冰　于小林　宫志华　崔　勇　孙海涛　孔敬博　陈　刚

译　　者（按姓氏笔画排序）

　　　　于小林　马建群　王　燕　王建勇　丑小菲　孔敬博　邢晓燕

　　　　吕晓冰　乔燕燕　仲　涛　刘腾飞　孙海涛　孙联国　杜振兰

　　　　李　荣　辛　辉　宋　力　张运彩　张利方　张姝兰　张雪娟

　　　　陈　刚　陈清启　范靓靓　宫志华　崔　勇　葛晓冬　管　琳

一切应尽可能地简单，但不要太简单。

——Albert Einstein

前　言

概　述

本书是一本心电图的入门书，读者对象为医学生、低年资医生和护士。本书之前的版本已经被广泛应用于心电图教学的入门课程中。工作在临床一线的医师，包括住院医师、急诊医师、内科医师、心电图培训师以及心血管专业实习医师，都参阅过之前的版本。

在临床急救工作中，对心电图的深层次认识显得越来越重要。更广泛地来说，心电图分析不仅仅是临床医学的一部分，而且可以作为批判性思维的典范。在心电图分析过程中，不仅需要关注最微小的细节，更应当具备最高水平的推理整合能力，正如不能只见树木不见森林一样。而且，心电图分析是临床医学中独一无二的领域，在这一领域，需要你仔细地观察每秒甚至毫秒之间的生理和病理变化，并根据实时心电图资料迅速地做出床边结论。

P-QRS-T-U 序列展现了电信号在心脏中的传导过程，提供了基础医学的解剖、生理知识以及认识、治疗潜在危及生命的问题之间的联系。

第 9 版与前一版本的大体结构类似，分为三部分。第一部分涵盖了十二导联心电图的基本原理、正常心电图图形以及主要的异常除极（QRS）和复极（ST-T-U）图形。第二部分探讨了窦性心律的机制，并且讨论了与心动过速和心动过缓相关的主要心律失常和传导异常。第三部分展现了更加专业的资料，包括心脏猝死、起搏器和植入式心律转复除颤器（ICD）。最后这部分从不同的视角（如洋地黄中毒等）总结并强调了心电图的临床应用，另外也提供了一些深入的在线补充资料。

心电图技术的发展与日益增长的需求

本书自始至终都在强调心电图分析的临床应用。每提到一次异常图形，都会介绍它相关的临床情况。尽管本书不作为治疗手册，但简单讨论了相关的治疗和临床管理原则。在身边没有专家指导的情况下，本书可以为临床医生提供参考并帮助其做出重要决定，有时甚至会在凌晨 3 点用到。

我们提倡根据病理生理基础，通过合理的简化的鉴别诊断来学习心电图，而不是枯燥的死记硬背。再次强调一下，可能导致心室率超过 200 次/分的心律失常仅在很少情况下出现。在心搏骤停时仅有三种基本的心电图图形。同样，仅在特定的情况下会出现低电压图形、异常宽大的 QRS 波、ST 段抬高等。

"三个半"基本临床问题

当拿到任何一份心电图时，我们应当养成提出"三个半"问题的习惯：心电图展示的是什么？其他可能的诊断是什么？这种图形的可能原因是什么？针对这份心电图，我们应当做些什么？

大部分初、中级水平的心电图书籍将焦点放在第一个问题（它是什么？），强调图形的识别。然而，波形分析仅仅是第一步，例如房颤的临床诊断，下面的问题通常也是必须考虑的：鉴别诊断是什么？（可能的其他诊断是什么？）你是否确定心电图显示的是房颤，而不是其他相似图形，如多源性房性心动过速、窦性节律伴房性期前收缩、不等比下传的房扑，甚至是由于帕金森震颤导致的伪差。

"什么原因导致的心律失常"是接下来需要考虑的问题。房颤是否与瓣膜病或者非瓣膜病有关？如果是非瓣膜病，这种快速型心律失常是否与高血压、心肌病、冠心病、高龄、甲亢等原因有关？更深一步就是这些问题所涉及的基本电生理机制。针对房颤，这些机制仍在研究中并且涉及多个因素的相互作用，包括异常肺静脉自律性、心房内小折返环、炎症、纤维化以及自主干扰。

最后，基于上面所提出的问题的答案来决定治疗方案和进一步的处理方法。（治疗方案有哪些？针对这一病例最佳的治疗方案是什么？）最终目的是给予患者系统治疗及人文关怀。

第 9 版附加的要点

本书另外的目的是提供用于病房、诊所、急诊科、重症/心脏监护病房、远程医学的实时心电图，在这些地方对患者监护时，都是从识别正常和异常心电图开始的。

第 9 版包含了针对多个讨论主题的最新观点，包括室内和房室传导紊乱、心搏骤停、心肌缺血和梗死、应激性心肌病、药物中毒、心脏起搏器以及植入式心律转复除颤器。鉴别诊断是其亮点，是分析心电图时最重要和令人耳目一新的内容。对于初学者以及有一定经验的临床工作者来说，精通心电图的临床应用和认识其局限性是基础，尽量减少心电图相关的医学错误以及全面掌握心电图提供的信息更为重要。

在这一最新版本中，我们重点解释了一些容易混淆的常见知识点。医学术语通常会给我们带来一些疑惑，这使得心电图学习者面临一系列挑战。为什么 P–QRS 间期称为 PR 间期？缺血与损伤之间有什么不同？专业术语"阵发性室上性心动过速"是什么意思，它与室上性心动过速又有何不同？完全性房室传导阻滞与房室分离是同义词吗？

在此，我很高兴地介绍本书的两位合作作者：Zachary D. Goldberger 博士和 Alexei Shvilkin 博士。感谢同学们和同事们提出的具有挑战性的问题，感谢一直支持和鼓励我们的家人们。

第 9 版的出版也是为了纪念两位杰出的人物：Emanuel Goldberger 博士，心电图发展的先驱，aVR、aVL 和 aVF 导联的发明者，他也是本书前 5 版的共同作者；Blanche Goldberger，一位杰出的艺术家和勇敢的女士。

Ary L. Goldberger

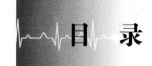

目　录

第一部分

心电图基本原理和图形

第1章
心电图基本概念

心电图(electrocardiogram , ECG)是专门用来连续记录心脏电活动的图形。其实质是一种心脏搏动时电变化的时间—电压二维曲线图。心电图无论在门诊病例还是住院病例的疾病诊断和处理过程中都有非常重要的作用。因此，本书的主要内容之一就是识别并理解一些危及生命的特征性心电图，如急性心肌缺血和心肌梗死，严重高钾血症或低钾血症，低温，某些可能导致心搏骤停的药物中毒以及心脏压塞等。

心电图的研究包括心电技术、临床应用以及基本的科学理论基础，从而组成了系统的心电图学领域。通俗来讲，心电图机就是用来获取并显示常规心电图的机器，它是通过安置在体表不同部位的电极来记录心脏电活动的。

现代的心电图通常应用一次性银—氯化银电极来记录。通过特定地安置在上、下肢和胸前的电极来描记的心电图称为标准心电图。在某些特殊场合下如急诊室、心脏监护室（CCU）、重症监护室（ICU）、动态心电图监护室等，仅仅通过 1~2 个心律失常监护导联即可完成图形标记，通常仅限于胸腹部的几个电极。

基本心脏电生理知识

在讨论基本心电图图形之前，首先复习一下心脏电生理的基本知识。

心脏的主要功能是有节律地收缩，将血液泵到肺脏进行氧合（此过程称为肺循环），然后再将富含氧的血液泵到全身各个部位（此过程称为体循环）。而且，泵出的血量必须满足身体的各种代谢需求。与休息时相比，运动时心肌和其他组织需要更多的氧气和营养。自身调节的一个重要部分是通过改变心率来实现的，心率主要受自主神经系统控制。

心肌细胞间同步电流的扩散引起心脏的收缩活动。心脏起搏细胞、心脏内的特殊传导组织以及普通心肌细胞都可产生这种刺激电流。

　　心脏内的起搏细胞与小型节拍器极为相似，它有一个技术名词叫振荡器，可不断地自主产生电刺激。其他心肌细胞，包括特殊的传导组织及普通心肌细胞，则像是连接并传送这些电信号的导线。

心脏的电兴奋性

　　可以简单地把心脏想象成一个电控水泵。其电路连接简图见图1.1。

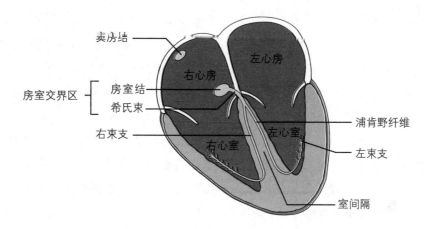

图1.1　正常情况下心脏的激动产生于右心房内的窦房结（SAN）。激动从窦房结发出后，先后激动右心房（RA）和左心房（LA），然后激动沿房室交界区的房室结和希氏束，经过左、右束支进入左、右心室，分支扩散至浦肯野纤维，最终激动心室肌细胞

　　正常情况下，心脏的激动最早由窦房结发出。窦房结位于右心房近上腔静脉开口处。窦房结是一个小的特殊细胞聚合体，它能不断地自主产生电刺激（脉冲电信号），起到心脏的正常起搏功能。刺激从窦房结发出后，首先扩散到右心房，然后进入左心房。

　　左、右心房的电刺激使两房同步收缩，分别通过二尖瓣和三尖瓣把血液从心房泵到左、右心室。与此同时，激动进入房室交界区的特殊传导系统。

　　房室交界区从房间隔基底部延伸到室间隔上部，起到让激动从心房传到心室时有一段时间延迟的作用（见图1.1）。

　　房室交界区的上端又称近端，为房室结。在一些教科书上，这个部位同时用房室结和房室交界区两个术语描述，其实是一个意思。

　　房室交界区的下端又称远端，为希氏束。希氏束下行继而分成两条主要束支，右束支将激动传给右心室，左束支将激动传给左心室（见图 1.1）。

电信号同时沿左、右束支下传至心室肌内膜下，通过一种叫浦肯野纤维的特殊传导细胞扩散到心室肌。在浦肯野纤维的末端，电信号由心内膜朝心外膜方向逐步扩散。

希氏束和它的分支通常总称为希浦系。正常情况下，房室结和希浦系是唯一一条连接房室激动的通道（房室旁道除外）。此房室通道异常可导致预激综合征（见第 18 章）。

如果这些传导结构损伤会导致各种类型的房室传导阻滞（见第 17 章）。最严重的类型是房室之间的电传导完全破坏，导致三度房室传导阻滞。通常表现为心率很慢，进而导致乏力、头晕或晕厥，甚至心搏骤停和猝死。

电刺激传导至心房和心室，分别引起心房和心室的机械收缩，血液随之分别泵入肺循环和体循环中。

电刺激引起心肌机械收缩称为电—机械收缩耦联。心房肌和心室肌细胞中的钙离子在电—机械收缩耦联中起到非常关键的作用，在心肌细胞电兴奋的过程中，钙离子是以触发的形式发挥作用的。这个过程将心肌的电兴奋和机械收缩功能联系起来。

心电图仅能记录大量普通心肌细胞所产生的电活动。窦房结所产生的电激动、房室结的电传导等，由于其信号太小，体表心电图上看不到。希氏束的去极化只能通过特殊腔内电生理的方法才能记录下来。

心脏的自律性与传导性：阻滞与传导

心脏的自律性是指心脏的节律细胞具有自动产生电脉冲的功能，能像节拍器一样定时发放激动。正如前述，由于窦房结固有节律频率最高，因此成为心脏的主要起搏点。

但在特殊情况下，窦房结以外的起搏细胞，如心房、房室交界区或者心室，也可以作为独立起搏点进行起搏。当窦房结自律性降低的时候，房室交界区可以充当逸搏起搏点。这种次要起搏点所产生的逸搏心律在心脏主节律点起搏功能发生致命性障碍时可提供重要的生理保护作用（见第 13 章）。

通常情况下，较快的窦房结主节律点抑制其他的次要节律点脉冲的产生。但若次要节律点的自律性异常提高，可与窦性节律点发生竞争来控制心脏。

如短阵较快的异位房性心搏可形成房性心动过速（见第 14 章）。异常心房节律在房颤发生中起到重要作用（见第 15 章）。短阵较快的异位室性心搏可形成一种潜在的致命性心律失常——室性心动过速（见第 16 章），它可能会导致心室颤动和心搏骤停（见第 21 章）。

除了心脏的自律性外，心脏的另一个重要的电生理特性即为传导性。电冲动在心脏不同部位的传导速度不尽相同。其中浦肯野纤维的传导速度最快，房室结的传导速度最慢。激动在房室结内相对缓慢传导是让心室能在心室电激动到达之前有时间从心房的收缩中获得更多的血液充盈。浦肯野纤维快速的电激动传导能给双侧心室的同步收缩提供可靠保证。

知道了心脏正常生理激动的产生和传导，那么理解异常心脏节律和激动传导时心电图的表现特征也就有了基础。比如，窦房结自律功能异常和局部窦房传导障碍都能造成心房不能有效除极（见第 13 章）。病理性和生理性两种机制都可导致明显的窦房结功能障碍和病态窦房结综合征（见第 19 章）。这些患者可表现为头晕甚至晕厥，原因是明显的心动过缓（即心率减慢）。

相反，心脏内的激动传导异常特别是折返机制可引起各种类型的心动过速。折返机制可理解为电激动在一个环形通道中，以"头接尾"的传导方式反复循环，使正常的房室传导发生"短路"。折返机制是造成阵发性室上性心动过速的重要原因之一，其中包括房室旁道参与的心动过速和许多折返性室性心动过速。

激动在房室结及其以下路径传导受阻时，可引起房室传导阻滞（见第 17 章）。严重的房室传导阻滞，特别是那些伴有症状的缓慢性心律失常需要安装永久起搏器（见第 22 章）。

引起心脏束支病变的疾病，可引起右束支阻滞或左束支阻滞，造成左右心室电活动的不同步。束支阻滞是引起许多心力衰竭的重要原因之一（见第 8 章和第 22 章）。

小结：为什么心电图如此重要？

心电图是最常用的临床检测方法之一，具有快速简便、费用低廉等优点。心电图的基础研究和临床实践已长达一个多世纪，具有重要的临床应用价值，可以从以下几个方面说明：

•诊断各种危险的心电紊乱，包括心动过缓和心动过速。

•许多临床重要问题可通过心电图直接反映出来，包括心肌缺血和心肌梗死、电解质紊乱、药物中毒、房室肥大以及各种类型的心腔超负荷等。

•提供多个预测恶性心律失常的重要线索，例如通常由药物或低钾引起的长QT（U）间期进行性发展可导致尖端扭转型室速进而发生心脏猝死等。

（张雪娟　张利方　译　陈清启　宋力　校）

第2章
基础心电图：心电图的波、间期和段

本章的第一个内容是介绍心肌细胞的两个基本特性：除极和复极。第二个内容是介绍心电图的波、间期和段的定义以及测量方法。

除极与复极

第1章中讲过，心脏的电激动发出后，分别在心房和心室中扩散和传导。心房肌和心室肌由电静止转变为电兴奋状态的过程称为除极，而由电兴奋恢复到电静止状态的过程称为复极。

在正常静息状态下，心肌细胞也是有极性的，这是因为它们的表面带有电荷，如图 2.1A 所示，在静息状态下，正常的心房肌和心室肌都一样，细胞膜外带正电荷，细胞膜内为负电荷，膜内外电压差大约为 −90 mV。

当心肌细胞受到刺激，除极就开始了。被激动区域的细胞膜内外发生了电势反转，细胞膜外变负，细胞膜内变正。这样，在细胞膜外，激动的除极区域和未激动的非除极区域之间产生了电压差（图 2.1B）。当激动引起心肌细胞除极时，局部形成微小电流并沿细胞的长轴扩散，直至整个细胞除极（图 2.1C）。除极的路径可以用图 2.1B 的箭头来表示。

对于单独的心肌细胞（也就是心肌纤维）来说，除极和复极在同一方向进行。然而对于整个心肌来讲，除极的方向是心内膜向心外膜，复极的方向正好相反，由心外膜向心内膜。这种复极与除极反向的机制目前尚未完全清楚。

心房激动时，心电图上记录的除极电流为 P 波；心室激动时，心电图上记录的除极电流为 QRS 波群。

所有被激动和除极的细胞开始恢复静息状态的过程称为复极。复极开始时，细胞膜外局部的小部分区域再次变为正极（图 2.1D），然后复极沿着细胞长轴扩散至整个细胞再次完全复极。心室的复极在心电图上记录为 ST 段、T 波和 U 波。

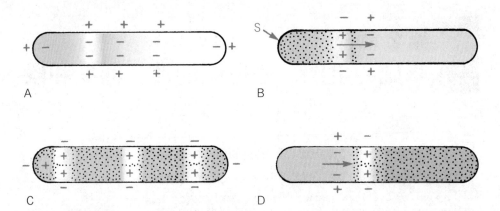

图 2.1　除极与复极

A. 静息时心肌细胞处于极化状态。这时膜外带正电荷，膜内为负电荷。B. 当细胞受到电刺激（S）时，局部（带电区域）就发生除极。C. 当整个细胞完全除极，细胞膜外带负电荷，膜内带正电荷。D. 当细胞由电兴奋状态开始向静息状态恢复时，复极开始。除极和复极的方向用箭头来表示。心房的除极在心电图上表现为 P 波，心室的除极在心电图上表现为 QRS 波群。心室的复极在心电图上表现为 ST 段和 T 波

　　总之，不管心电图是正常还是异常，它记录了两个基本过程。

　　（1）除极：激动在心肌细胞的扩散。

　　（2）复极：激动的心肌细胞恢复到静息状态。

　　体表记录的心电图看到的就是心肌细胞除极和复极形成的波、间期和段。

心电图基本波形：P 波，QRS 波群，ST 段，T 波和 U 波

　　心电图记录的是无数心房细胞和心室细胞总的电活动，而不是单个心肌纤维的电活动。激动在心房和心室中传导和扩散，分别激动心房肌和心室肌，经过一定的时间，房室肌恢复到激动前的静息状态，这些周而复始的电变化被心电图机收集并记录下来，形成特有的心电波形（见图 2.2）。心电图的基本波形是用字母命名的。

　　P 波：心房的除极波。

　　QRS 波群：心室的除极波。

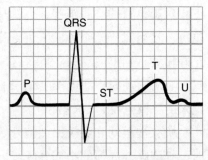

图 2.2　P 波代表心房的除极波。PR 间期代表心房开始除极至心室开始除极的时间。QRS 波群代表心室肌的除极波，ST 段和 T 波代表心室肌的复极波

ST 段，T 波和 U 波：心室的复极波。

P 波代表激动引起整个心房除极。QRS 波群代表激动在心室肌中扩散并引起心室除极。顾名思义，QRS 波群包括一个或多个特定波形：Q 波、R 波和 S 波。ST 段和 T 波代表心室肌由电兴奋状态恢复到电静息状态的过程，也就是所谓的心室复极。U 波是 T 波后的一个小波，振幅非常小，有时在某些导联上看不清楚，形成的确切机制尚不清楚，它代表心室复极的最终阶段。

你可能要问，为什么心房肌在心电图上没有复极波？这是因为，对应心房肌的 ST 段（STa）和 T 波（Ta）振幅太小，在正常心电图中不能被检测出来。在第 12 章将要讨论一种特殊情况，急性心包炎常导致微小而重要的 PR 段偏移。

同样，常规体表心电图也记录不到激动在房室交界区（房室结和希氏束）传导时的电活动。这一系列重要事件，在体表心电图上表现为 QRS 波群前的一条直线，实际上并非没有电活动，而是反映了激动在房室交界区和希氏束的传导。

总之，心电图 P-QRS-T 波形的顺序出现，反映了心脏电活动由心房经房室交界区到心室的先后顺序。每个周期从心房的除极（P 波）开始，到心室肌恢复至静息状态为止（ST-T 和 U 波），如图 2.3 所示。周而复始的心脏电活动维持着生命的节律。

心电图的段和间期

分析心电图时需要仔细测量每个波形以及各个波形之间的时间。段代表心电图上一个波形的终点至另一个波形的起点之间的时间。间期代表心电图上至少包括一个完整波形的部分。

心电图包括 3 个基本的段：

（1）PR 段 P 波的终点至 QRS 波群的起点。心房在这一段开始复极（QRS 波群期间心房继续复极，在 ST 段心房复极结束）。

（2）ST 段 QRS 波群终点至 T 波起点。如前所述，ST 段和 T 波代表心室复极，ST 段也可以看成一个独立的波。ST 段抬高和 / 或压低是心肌缺血的主要征象（见第 9 章和第 10 章）。

（3）TP 段 T 波终点至 P 波起点。代表静息状态，在急性心包炎和急性心肌缺血时，通常被分别看作评估 PR 段和 ST 段偏移的参考基线，具有重要意义。

除了这些心电图中的段，我们通常还会测量 5 组间期：PR，QRS，QT/QTc 以及 PP/RR。PP/RR 间期与心房 / 心室率成反比（见第 3 章）。

（1）PR 间期的测量　是从 P 波起点到 QRS 波群起点之间的时间距离。

（2）QRS 间期的测量　是从 QRS 波群的起点至同一个 QRS 波群的终点的时间距离。

（3）QT 间期的测量　是从 QRS 波群的起点至 T 波终点的时间距离。由于 QT 间期受心率的影响很大，所以常用校正的 QT 间期，命名为 QTc（见第 3 章）。

（4）RR（QRS-QRS）间期的测量　是从 QRS 波群的一点（有时称为 R 波顶端）至下一个 QRS 波群的对应点的时间距离。当 RR 间期以秒（s）为单位时，瞬时心率（次 / 分）=60/RR 间期。通常，PP 间期与 RR 间期意义相同，尤其是在"正常窦性心律"情况下。当 PP 间期与 RR 间期不等时，我们就要判断心律失常的类型，如完全性房室传导阻滞（见第 17 章）。

心电图组成的 5-4-3 原则

总而言之，临床心电图由波、间期和段组成，具体如下：

• 5 个波　P、QRS、ST、T 和 U。

• 4 组间期　PR 间期、QRS 时间、QT/QTc 间期和 PP/RR 间期。

• 3 个段　PR 段、ST 段和 TP 段。

为避免可能出现的语义混淆，此处增加两个简短的提示：

（1）ST 既可以看成一个波也可以看成一个段。

（2）严格来讲，P 波的持续时间也是一个段。

然而，为了避免与 PR 间期混淆，P 波对应的间期通常被称为 P 波宽度或者持续时间，而不是 P 波间期。P 波持续时间（间期）也以毫秒（ms）或者秒（s）为单位，并且在诊断左房异常方面具有重要意义。

图 2.3 对心电图的主要组成部分做了总结。

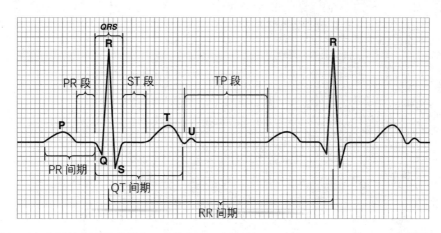

图 2.3　心电图的主要组成部分。可以分为 5 个波（P、QRS、ST、T、U）、4 个间期（RR、PR、QRS、QT）和 3 个段（PR、ST、TP）。ST 既可以看成一个波也可以看成一个段。RR 间期与 QRS-QRS 间期代表同一部分。在判断 PR 段偏移（如急性心包炎）和测量 ST 段（如缺血）时，TP 段可以看成等电位线

心电图的记录用纸

心电图 P-QRS-T 波形的顺序出现被记录在特殊的记录用纸上，这种记录用纸由多个网格组成（见图 2.4，2.5）。每个小格代表 1 mm^2。心电图机标准的走纸速度是 25 mm/s（除非一些特定情况）。因此，横坐标上每个小格代表 0.04 s（25 mm/s × 0.04 s=1 mm）。每 5 个小格之间的线是加粗的，横坐标上每 5 个小格代表 0.2 s（5 × 0.04 s=0.2 s）。本书中所有的心电图均采用这一规范，除非某些特别指明的情况。

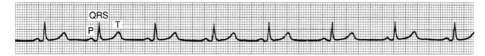

图 2.4　心电图的基本波群：P-QRS-T 组合波，周而复始连续出现

心电图分析的一个重要意义在于能够记录到 40 ms 甚至更短时间内发生的事件，从而为疾病的诊断提供依据。例如，正常的 QRS 波时限为 100 ms，当其延长到 140 ms 时往往提示束支阻滞（见第 8 章）、高钾血症（见第 11 章）或者室性心动过速（见第 16 章）。

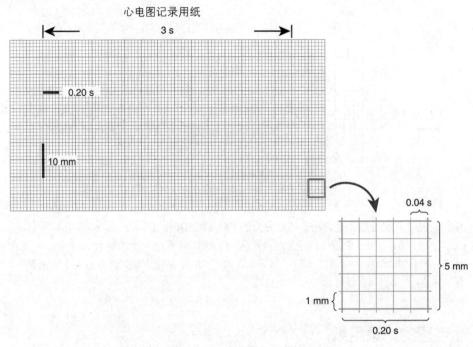

图 2.5　心电图纸上的坐标方格以平方毫米为单位，每 5 个小格为 1 个大格，用粗线划分。横轴（X 轴）用于测量时间。当纸速为标准的 25 mm/s 时，每 1 个小格代表 0.04 s，每 1 个大格为 0.2 s。图中标示了一个 3 s 的间期。纵轴（Y 轴）用于测量心电图各波振幅的大小，单位为 mm

　　下面的章节我们将继续讨论心电图基础知识，主要介绍成人心电图各部分的测量方法及正常范围。

（张雪娟　张利方　译　　陈清启　宋力　校）

第 3 章

怎样进行心电图的基本测量

本章继续讨论第 1 章和第 2 章中介绍的心电图基础知识。在这里我们主要专注于识别心电图的组成部分，以便从心电图的时间、振幅、图形的测量中得到临床上所需要的数据。

校准标准电压

心电图在记录以前，先进行电压的校正，在校准 1 mV 的标准电压后会产生一个高度为 10 mm 的标准电压方波，现代标准电压的校正依赖于电子校准，而老版本的心电机依赖于手动校准。

心电图是不断变化的动态曲线

心电图也是心脏跳动产生的实时图。在一份心电图上，横轴代表的是时间，最小的小格长度为 40 ms，纵轴代表的是高度、振幅，高度 10 mm 代表 1 mV 的电压（10 mm=1 mV）。

如图 3.1 所示，当机器例行校准时会产生一个标准电压的方形波（或矩形波），波的振幅为 10 mm，通常显示在每行心电图的左侧。如果机器没有按预定的方式进行标准化电压的校正，1 mV 信号产生的标准电压会大于或小于 10 mm，P、QRS 和 T 波的振幅将大于或小于其应有的高度。

标准电压的设置非常重要，因为它可以使心电图所有波形的振幅发生变化（见图 3.1）。当出现非常高大的波形时，例如一些患者佩戴起搏器所产生的非常高尖的起搏脉冲信号（"尖峰"形态起搏脉冲信号），或者由于心室肥厚引起的 QRS 高电压，这些高大的信号可以导致相邻的上、下导联之间发生波形重叠，给我们的判读与诊断带来麻烦。当出现这种情况时，最好将心电图标准电压设置为 1/2 电压（即 5 mm/mV 电压，俗称半电压），以便能在

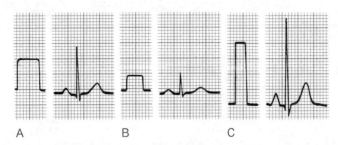

图 3.1   在心电图检查之前，操作人员必须先确认设备已经被校准过，即 1 mV 电压是 10 mm 的高度

A. 正常 1 mV 标准电压。B. 1/2 标准电压。C. 2 倍标准电压

图纸上完整打印。如果心电图波形非常小，可以设置为 2 倍的标准电压（即 20 mm/mV）（如果想细致入微地观察和测量一个振幅很小的 Q 波，或者是观察一个微小的起搏脉冲信号，我们可以同样调高标准电压以便观察与测量）。一些电子化心电图机不显示标准电压，但它们会把走纸速度和标准电压打印在心电图纸的底部（"25 mm/s，10 mm/mV"）以便测量与识别。

心电图经过标准化设置以后，P、QRS、T 这些波形的任何部分都可以被精确地解析为数据进行表达。也就是说，P、QRS、T 这些波形的高度和宽度都可以被测量，并转化为数据进行表达。反之，1 mV 的电压也可以换算为 10 mm 高度的振幅，波形记录后表达出的高度为 10 mm。例如在图 3.2 中，P 波的振幅为 1 mm，QRS 波群为 8 mm，T 波约为 3.5 mm。

心电波形以基线为水平参照线的话，有向上和向下之分，这种上、下极性的波形变化被描述为正向或负向。按照惯例，基线以上的波为正向波，基线以下的波为负向波，而位于基线的波为等电位波。部分波形呈现两种极性，既有正向波又有负向波，称之为双向波。例如，在图 3.2 中 P 波是正的，QRS 波群是双向的（初始是正向的，然后是负向的），ST 段是等电位的（位于基线的），T 波是负向的。

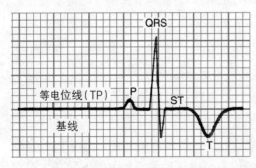

图 3.2   P 波是正向的（向上），T 波是负向的（向下）。QRS 波群为双向（部分向上，部分向下），ST 段等电位线（无下移和抬高）

我们现在可以初步描述 P、

QRS、S、T、U 波及 ST 段的形态，以及对 PR 间期、QRS 间期、QT/QTc 间期、RR、PP 间期的测量。

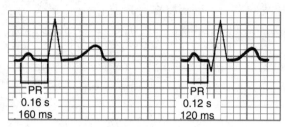

图 3.3　PR 间期的测量（见内文）

心电图的组成

P 波和 PR 间期

P 波代表心房去极化，是 QRS 波群前的一个小的正向（或负向）波（P 波时间、振幅和电轴的正常值见第 7 章）。PR 间期的测量是指从 P 波开始测量，止于 QRS 波群开始的位置。PR 间期在不同的导联中可能会有不同的长度，在手工测量时出现较短的 PR 间期时应当注意！此时应当选择 P 波出现最早和 QRS 波群出现最晚的那一个导联进行测量（即实际测量 PR 间期最长的那个导联）。PR 间期表示激动在心房内传导并通过房室结的总时间（这种从心房到心室缓慢传导的过程，实质上是一种生理性的保护措施，主要是保证心室在收缩之前获得最佳的充盈状态，心房内的血液能最大限度地进入心室，从而保证心室的每搏输出量及总输出量）。在成人，正常的 PR 间期为 0.12~0.20 s（三到五个小格）。当房室结的传导功能受损时，PR 间期可能会延长。如上所述，PR 间期延长至 0.20 s 以上称为一度房室传导阻滞（延迟）（见第 17 章）。我们可通过兴奋交感神经和降低迷走神经张力引发窦性心动过速促进房室传导，可能会使 PR 间期相对缩短。如果 PR 间期为 0.10~0.12 s，则常见于心室预激。

QRS 波群

QRS 波群为心室除极波，是激动在心室内传导扩散所形成的波形。然而，并不是每一个 QRS 波群都包含 Q 波、R 波和 S 波，因此 QRS 波中每一个子波的区分会有混淆的可能性。如果你记住了 QRS 波群成分的三个基本命名原则，那么稍微加以练习就可以轻松识别（图 3.4 ）：

（1）QRS 波群初始的第一个负向波（基线以下的波）称为 Q 波。

（2）QRS 波群第一个正向波称为 R 波。

（3）继 R 波之后第一个负向波称为 S 波。

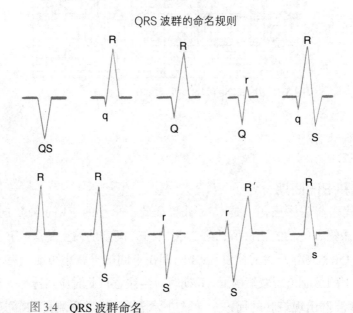

图 3.4　QRS 波群命名

因此下面的 QRS 波群包含 Q 波、R 波、S 波：

相比之下，下面的 QRS 不包含三个波，只有一个 R 波：

如前所示，QRS 波群是正向的，它被称为 R 波。然而，如果整个 QRS 波群是负向的，它就被称为 QS 波（不只是单称为 Q 波）。

有时 QRS 波群包含 2 个或 3 个以上极性的波，在这种情况下它所包含的波中有的是正的，有的是负的，则第二个正向波称为 R′ 波。

图 3.4 显示了绝大多数我们能遇到的 QRS 变化形态和各种形态变化下的 QRS 命名方式：大写字母（QRS）用来表示相对振幅比较大的波，小写字

母（qrs）用于标识波幅比较小的波（但是没有一个精确的数值来规定多大的 S 波可以标记为 S，多小的 s 波可以标识为 s 波）。

起初，QRS 命名系统看起来相当混乱。但是它可以让你描述任何形态的 QRS 波群，并可以让被训练的人们看到这种标记方式即可在脑海里显示相应形态的 QRS 波群。例如，在描述心电图时，你可能会说 V_1 导联的 QRS 是 rS 波形（小写 r，大写 S），

或者是一个 QS 波（大写 Q，大写 S）。

QRS 间期（宽度与时间）

QRS 间期代表的是心室激动在心室内传导所需的时间（完成整个心室除极所需的时间），一般 ≤ 0.10 s（或在电子计算机测量时 ≤ 0.11 s）（图 3.5）[a]。如果心室的传导速度减慢，则表现为 QRS 波群的增宽，往往是心室内某一束支在传导中发生了阻滞或传导速度减慢。宽 QRS 波群的鉴别诊断在第 18、19 章和第 25 章讨论[b]。

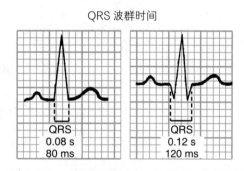

图 3.5　QRS 波群宽度（QRS 波群时间）的测量

---

[a] 你可能已经注意到：QRS 波的振幅（高度或深度）通常从一个 QRS 到另一个 QRS 略有变化。这种变化可能是由很多因素造成的。其中一个影响因素与呼吸有关：吸气时心率加快，心脏迷走神经张力降低（第 13 章），随着呼气迷走神经张力会增加，心率减慢。呼吸会改变心脏的位置和胸部阻抗从而轻微改变 QRS 电轴，导致 QRS 振幅的轻微改变。如果心电图记录的时间足够长，你甚至可以通过 QRS 的振幅变化来估计患者的呼吸频率。心室激动方式的轻微改变也可能导致 QRS 波群的振幅变化，如心房扑动和心房颤动的快速心室反应（第 15 章）。在心包病变时可以呈现窦性心动过速与 QRS 波电交替，主要与心包积液时心脏位置发生摆动有关（第 12 章）。QRS 波电交替可以发生在某些类型的阵发性室上性心动过速中（PSVTS）。

[b] 类本位曲折的 QRS，类本位曲折所形成的间期又称为室壁激动时间，定义为 QRS 起始至该 QRS 中最后一个 R 波顶峰的时间。室壁激动时间主要是估计心室激动自左心室内膜至左心室外膜的传导时间。正常值上限为 40 ms，左心室肥厚（>0.05 s）和左束支传导阻滞（>0.06 s）时数值升高。然而，这种微小的间距很难在常规心电图中实现精准测量。因此，它在临床实践中的应用十分有限。

ST 段

ST 段是指从 QRS 波群结束到 T 波开始的那一部分，即从 S 波结束的那一点到 T 波开始的那一点（图 3.6）。它代表心室复极的最早阶段。正常 ST 段的形态是等电位的（即位于基线中，既不位于基线之上，也不位于基线以下），但通常情况下可能会略有抬高或下移（变化幅度 <1 mm）。在急性心肌梗死时所出现的 ST 段形态改变（见第 9，10 章），ST 段的抬高与下移是临床心电图诊断关注的焦点。由于 ST 段起于 QRS 波群的末端，因此有学者将 QRS 波群终末部与 ST 段起始部的交界处称为 J 点。图 3.6 显示了 J 点与 ST 段的正常波形。图 3.7 将正常等电位的 ST 段与异常抬高、压低的 ST 段进行了比较。

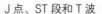

J 点、ST 段和 T 波

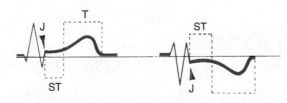

图 3.6　ST 段和 T 波的表现特征。J 点位于 ST 段的起始部

ST 段

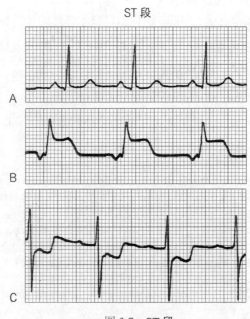

图 3.7　ST 段
A. 正常。B. 抬高。C. 下移

　　J点抬高与J点下移经常引起临床医师的判断错误与混乱，医生们往往会错误地认为这些术语表示特定的疾病。实际上J点抬高与J点下移并不代表某些特定的心脏异常状况，有的仅仅只能视为描述性的。例如早期复极性心电图改变往往是孤立性的J点抬高（见第10章），或出现于人体亚低温生理状态下（它们被称为Osborn波）。J点抬高也可能是急性心包炎引起的ST段抬高造成的，急性心肌缺血、左束支传导阻滞或左心室肥厚也可以出现J点抬高等等。同样J点下移也会发生在很多的生理和病理条件下，有时是某种疾病的早期表现，有的需要结合临床进行判断，后面章节继续讨论。

T波

　　T波代表心室复极进入了中后期。正常T波形态上是不对称的，也就是说，T波的顶峰相对更接近T波的末端方向而不是居于T波中间或开始处（图3.6）。当T波为正向时，它的形态通常是上升支速度缓慢，然后下降支突然下降返回基线（升支缓、降支陡）。当T波为负向倒置状态时，它的下降支速度缓慢，然后上升支突然升至基线。正常T波的不对称性与某些病理状态下出现的T波异常对称性改变应当加以严格区分，如急性心肌梗死、高钾血症（见第9、10章和第11章）。ST段的结束点与T波的开始点很模糊，通常不能精确定位。然而对于临床而言，40 ms（0.04 s）以内的精确度往往可以接受。

QT间期与QTc间期

　　QT间期的测量是从QRS波群开始到T波终点（图3.8）。它主要代表心室从开始激动到完全恢复静息状态的总时程。QT间期的正常值取决于心脏的频率变化。QT间期会随心率增加而缩

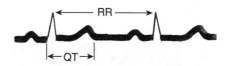

图3.8　QT间期的测量。R-R间期是连续两个相邻的QRS之间的时间间隔

短，与R-R间期的长度呈反比关系；当心率降低，QT间期会延长。RR间期长度是连续2个相邻的QRS波之间的时间长度。QT间期长度变化与RR间期和心率快慢相关，QT间期是一个复杂的生理过程，受心率对动作电位的直接影响与自主神经的间接影响。

表 3.1　不同心率时 QT 间期的正常上限值

RR 间期（s）	心率（次 / 分）	QT 间期的正常上限值（s）
1.20	50	0.48
1.00	60	0.44
0.86	70	0.40
0.80	75	0.38
0.75	80	0.37
0.67	90	0.35
0.60	100	0.34
0.50	120	0.31

注意：请参看文中 QT 间期（QTc）两种校正方法

　　QT 间期测量时我们通常采用一份心电图中最长 QT 间期的导联。我们经常犯的一个错误是仅在 II 导联上进行测量。为了最大限度接近精确值，你可以多测量几个 QT 间期并使用它们的平均值。当 QT 间期很长时，T 波与 U 波会发生融合，我们所测量到的 QT 间期，很可能是 Q-U 间期而不是真正的 QT 间期。QT 间期与 QTc 间期的正确测量有助于一些临床疾病的正确判断。很遗憾迄今为止还没有一个简单的、公认的规则来计算 QT 间期的正常范围。

　　针对这个问题，学者们设计了很多 QT 间期指数的计算公式，这些公式基于 QT 间期与心率的相关度，因此也称为心率校正的 QT 间期指数。不过目前还没有达成共识。此外，还有一些常用的经验性的判断方法（见下文），也是错误地应用在临床一线。

QT 间期中有值得我们注意的地方，这些地方往往会产生误解：
- QT 间期 <1/2R-R 间期不一定是正常的（特别是在心率较慢时）
- QT 间期 >1/2R-R 间期不一定是异常的（特别是在心率较快时）

QT 间期（QTc）校正方法

1. 平方根法

QTc 仍然是最为广泛使用的指标，最多的依然是 Bazett 公式，也称 Bazett RR 平方根心率校正公式。该算法将 QT 间期（以 s 为单位）实测值，除以前 RR 间期的平方根（以 s 为单位），称为"平方根法"方程式。

$$QTc = QT/\sqrt{RR}$$

QTc 的正常范围通常在 0.33~0.35 s（330~350 ms）和 0.44 s（440 ms）。

这个经典的公式虽然被广泛认可，但因为它需要一个平方根，这使手工计算显得有些麻烦。更重要的是这个公式过度地修正 QT 间期的长度（也就是说，在慢心率状态下它看起来相对短一些），而在快心率下校正后的 QT 间期看起来有些偏长[c]。

2. 线性法

鉴于平方根法的局限性，有很多专家学者已经提出了许多其他公式来计算校正后的 QT 间期。我们提出了一种常用的方法，称为 Hodges 方法，计算如下：

$$QTc（ms）=QT（ms）+1.75（心率次/分 -60）$$

如果你希望以 s 为单位，而不是以 ms 为单位计算，则可以转换为

$$QTc（s）=QT（s）+0.001\ 75（心率次/分 -60）$$

这种方法的优点是该方程式为线性，在手工运算时较为简单易行。值得注意的是 QT 和 QTc（0.40 s 或 400 ms）都存在一个共同的运算常数：心率 60 次/分。

多个公式提出的修正方式无论是对 QT 间期还是 QTc 间期，都没有得到绝大多数学者认可。原因是没有一种方法可以理想地用于不同的患者。此外，不可避免地存在一些人为的误差或者不确定的因素，即不同的人在定位 QRS 开始，特别是在定位 T 波结束时会有不同的看法（大家可以检测一下自己的同事，在一份心电图中所标记出的 QRS 起始与 T 波终点是否与你相同），不同的人会有不同的测量数据[d]。

还需要注意的是一些报告提出不同性别的 QT 间期正常上限值也应不同，QT 间期女性正常上限值为 0.45 s（450 ms），男性则为 0.44 s（440 ms）。还

---

[c] 一个经常被忽略的要点是：实现平方根法测算 QT 间期或 QTc 间期要求 QT 和 RR 都以秒来作基本单位。RR 的平方根结果也以秒为单位，然而临床医生也认为 QTc 是以秒为单位的。在运算中我们务求使单位一致，RR 间期为一个无限常数，然后 QTc 如 QT 一样用单位秒来表示。

[d] 参考主图 T 波与等电位线的交点，该交点为 T 波与基线的相交处即 QT 间期结束点。然而，这种方法是比较任意的，因为 T 波是以下坡线结束并存在一定的斜率，而斜率可能不是线性的，T 波的止点不可能完全与等电位线贴近相交。其他一些因素如 U 波也可能与 T 波融合从而中断 T 波，使 T 波终点难以确定。对于心房颤动由于基线被房颤波干扰不能确定 QT 间期的真实终点，可以使用多个 QT 值的平均值。临床医生应当知道在使用电子计算机时采用哪种方法更为适合，并且要经常检查报告中的 QT 间期是否正确。

有其他建议：男性使用 450 ms，女性使用 460 ms。值得注意的是，在正常范围内的 QTc 间期有显著的变化（例如 0.34~0.43 s），可能是一个渐进的 QT 间期延长，它往往是一些疾病的早期表现或药物作用的影响。

许多因素可以使 QT 间期异常延长（图 3.9）。例如，某些药物可以通过延长 QT 间期用于治疗心律失常（如胺碘酮、决奈达隆、伊布利特、奎尼丁、普鲁卡因胺、丙吡胺、多非利特、索他洛尔等），以及许多其他类型的非心脏治疗药物（氟喹诺酮类、吩噻嗪类、大环内酯类抗生素、氟哌啶醇、美沙酮、某些选择性 5- 羟色胺再摄取抑制剂等）。

严重的电解质紊乱（低钾、低镁或低钙）也是引起 QT 间期延长的重要因素。低温也可以减慢心肌细胞复极而延长 QT 间期。QT 间期可能随着心肌缺血和梗死（尤其是 T 波倒置充分发展期）、蛛网膜下腔出血而延长。QT 间期延长在临床中很重要，因为它可能表明该患者存在潜在的致命性室性心律失常的危险。

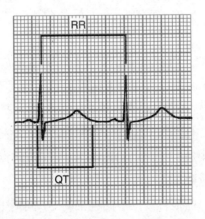

图 3.9　为一例服用奎尼丁药物患者的 QT 间期异常延长的心电图。QT 间期长达 0.60 s，对于其 65 次 / 分的基础心率来说是明显延长的（见表 3.1）。心率校正的 QTc 间期也延长，而 QTc 正常值不应超过 0.44 s*。复极时间的延长是引起致死性尖端扭转型室速的预测指标（见第 16 章）

***

* 用本章所讲解的计算方法计算 QTc 间期。①用 Bazett 心率校正公式计算：QTc= 实测 QT 间期 /RR 间期的平方根 =0.60/$\sqrt{0.92}$ =0.63 s。②用 Hodges 方法计算：QTc= 实测 QT 间期 +0.001 75（实测 HR-60）=0.60+0.008 75=0.61 s。结果都明显延长。高度提示该例因尖端扭转型室速而发生心脏猝死的危险性极大。

表 3.1 列出了 QT 间期在不同心率时近似的正常值上限。对于应用比较少的 QT 间期下限值（正常最小值），成人一般定义为 330~350 ms，值得注意的是，短 QT 间期在高钙血症中比较常见。事实上患者在服用地高辛的过程中达到治疗量或中毒量时也可以出现 QT 间期缩短。还有一种非常罕见的遗传性离子通道病，心电图表现为短 QT 间期，可以增加心搏骤停、恶性心律失常的风险。

U 波

U 波是 T 波之后有时可以出现的一个小的顶部圆形的波（见图 2.2）。如前所述，其确切意义和形成机制目前尚不清楚。U 波代表心室复极的最后一个阶段。U 波振幅增高是低钾血症的心电图特征之一（见第 11 章）。非常高大的 U 波常见的原因：患者服用索他洛尔、奎尼丁、吩噻嗪类药物，某些脑血管意外。在这种情况下，无论有无 QT 间期延长，出现非常明显的 U 波，也容易出现室性心律失常（见第 16 章）。

通常 U 波的方向与 T 波的方向相同。正性 T 波后跟随负性的 U 波，应当引起我们的警惕！这种现象容易出现在心室肥厚和急性心肌缺血的心电图中。

RR 间期与心率计算

这一节我们学习通过测量 RR 间期来计算心率。两个简单的方法可以用来计算心室率或心房率（每分钟心跳或周期数）（图 3.10，3.11）。

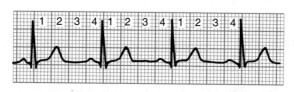

图 3.10 心率计算可用大格计数法。每个大格为 0.2 s（包含 5 个小格），然后测量 RR 间期内有多少个大格，用 300 除以大格的数量。本例中 RR 间期之间含有大约 4 个大格，心率计算方法是 300÷4=75 次/分。更精确的计算方法是小格计数法，以小格为单位（1 小格为 40 ms），两个 RR 间期之间有 20 个小格，心率计算为 1500÷20=75 次/分

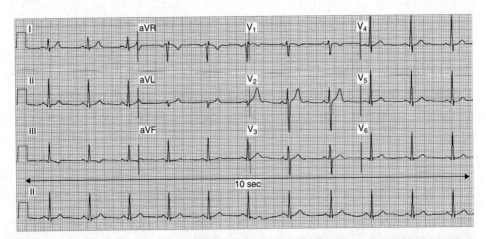

图 3.11　心率快速测算法。这里显示的是一张 12 导联连续记录的心电图（Ⅱ导联为节律导联）。方法 1A：大格测算法。RR 间期为 4~5 个大格，心率为 60~75 次/分，300÷大格数量＝心率。方法 1B：小格测算法。小格测算法更能精确地反映心率，1 500÷小格数量＝心率。方法 2：QRS 计数法。在 10 s 以内对 QRS 进行计数，然后用 QRS 个数 ×6=大致心率

注意：导联之间的切换线。切换线会导致人为的记录中断（例如，T 波在第 3 个 QRS 的 T 波上切换为 aVR、aVL、aVF 导联，从而出现了记录的类似中断现象），因此在心率测算时一定要选连续记录的节律导联。

1. 方格计数法

最简单的方法，当心室节律规整的时候，一个大格为 0.2 s，心率计算的不变常数为 300，这是因为 300×0.2 s=60 s，本质是每 60 s 内有 300 个大格，即 1 分钟包含了 300 个大格。

例如，在图 3.10 中，心率是 75 次/分，在 2 个 QRS 之间有 4 个大格，所以心率计算方法为 300÷4=75；如果 2 个 QRS 之间有 2 个大格，心率为 300÷2=150 次/分；如果 2 个 QRS 之间有 5 个大格，心率为 60 次/分。

当心率快或需要精确心率时，可以用小格计数法，数出两个相邻的 QRS 之间的小格数量，用 1 500÷小格数量＝心率。在图 3.10 中相邻两个 QRS 之间的小格数量为 20，1 500÷20=75 次/分（心率计算中不变常数为 1 500 的原因是：1500×0.04 s=60 s，即 60 s 内包含 1 500 个小格）。

一些专业技术人员和医师想出一个倒计数记忆的方法。即用倒计数法从大到小记住 300，150，75，60 等几个关键的数字。用这些关键的数字去和

实测的 RR 间期进行简单计算而得出心率；这样做可以无需记忆其他额外的数字就能灵活自如地进行心率的计算。这些数字都是以大格（0.2 s）为基数并能被 300 整除的。比如一个心率仅有 30 次 / 分的心电图，常规心率的算法比较费时，但是用倒计数的方法很快得出每个 RR 间距中含 10 个大格，心率 =300/10=30 次 / 分，为及早制订治疗方案赢取宝贵时间。

2. QRS 波群计算法

如果心律不规则，那么第一种方法将不能得到准确的心率数据，因为 QRS 波群之间的间隔不相等。通过下述方法您可以很容易地确定一个患者的平均心率是多少。这个方法相对简单易行：我们连续记录 10 s 的心电图，然后数一下这 10 s 内有多少个 QRS，然后用 QRS 个数 ×6= 心率（见图 3.11）。这种方法最适用于心律失常（例如房颤、多源性房性心动过速）。

根据定义：心率超过 100 次 / 分称为心动过速，心率小于 60 次 / 分称为心动过缓。在运动过程中可以出现窦性心动过速，但在睡眠或放松时心率可能下降到 50 次 / 分或更低，显示窦性心动过缓。

心率与 RR 间期是如何关联在一起的?

心率与 RR 间期呈反比关系。所谓的 RR 间期，通常测量方法是测两个相邻 R 波顶端的距离。但是在数字化心电图检测设备上，需要大批量的 RR 间期的数据测算，比如心率变异性分析时，则不能采用这种方法，因为每个 R 波顶端在数字识别上是随机的，不具有固定性。数字自动分析仪的算法是，首先识别出每个 R 波升支最大坡度来，再分别计算出它们之间的时间距离。这里说明一下，心率变异分析（HRV）不在本章做重点阐述，但在参考文献中有所提及。

众所周知，无论用秒（s）还是用毫秒（ms）为单位测出的 RR 间期，经过下述简单的等式运算都可得出相应的心率：

心率（min）=60/RR（以 s 为单位）

心率（min）=60 000/RR（以 ms 为单位）

PP 间期与 RR 间期是相等的吗?

我们在第 2 章中提到心电图的 4 个基本间期: PR、QRS、QT/QTC 和 PP/RR。在这里我们通过简化测量 PP 间期,来计算心房率。在 PP 间期和 RR 间期明显时,窦性心律是 1 : 1 的房室传导,PR 间期又是固定数值的话,每一个 P 波都成功地通过房室结 / 浦肯野系统进入了心室。换句话说,每个心房波都引导产生了 QRS 波,那么心房率 =60/PP 间期（以 s 计）,基本等同于心室率。

然而,正如我们在本书第二部分和第三部分所讨论的,心房率并不总是等于心室率。有时心房率快于心室率（尤其是二度或三度房室传导阻滞时）,有时心房率较慢（如室性心动过速和房室分离）。

心电图术语的不统一性!

心电图初学者经常混淆心电图的术语,因为这些术语是随意的,没有逻辑意义（框 3.1）。但心电图在临床是有实用价值的,临床诊断离不开这个检查手段。因此对于这些语义上的混乱,我们要暂时承认和接受这个现实。

框 3.1　心电图术语

- RR 间期是指相邻的两个 QRS 的间距
- PR 间期是指 P 波开始至 QRS 起点（没人使用 PQ 间期这个术语,但即使节律导联没有显示 R 波,大家也在使用 PR 间期这个术语）
- QT 间期实际上是 QRS 波群（起始）到 T 波（结束）的间期
- 并非每一个 QRS 波群都有 Q、R、S 波

心电图的临床实际应用价值

到目前为止在心电图中有几个问题值得我们去考虑和强调。

1. 心电图是心脏电活动的记录。它不能直接监测心脏的机械功能（即心脏收缩和泵的功能）。因此左心功能不全导致的肺水肿患者可能出现正常心电图。相反,心电图异常的患者心功能可能是正常的。

2. 心电图报告不能直接描述心脏结构异常，如室间隔缺损和心脏瓣膜异常。它只能描记出由结构缺陷产生的电生理变化，当然如果结构缺陷不足以导致电变化的时候，心电图也可能是正常的。但在某些条件下的具体结构性诊断，如二尖瓣狭窄、急性肺栓塞、急性心肌梗死、急性心肌缺血可以从典型的心电图中得以推断。

3. 体表心电图不能记录的心脏电活动，如窦房结电位和房室结电位。此外，体表心电图只能记录到传输至电极放置区域的心脏电流变化。心电图记录的是无数心肌细胞瞬间产生的电位总和，而非单个心肌细胞所产生的动作电位！因此在临床上记录不到或不能显示是因为该波的振幅过低。例如：极小部分的心肌缺血在 12 导联心电图中可能是完全正常的，或仅表现为非特异性的变化，即使患者正在发生心绞痛（由于心肌缺血导致的胸部不适）。

4. 房室结的电活动可以用一个特殊的装置和一种特殊的导管放置在心腔内进行记录（希氏束电图）。因此，一个正常心电图并不一定意味着这些细胞的去极化与复极化正在以正常的方式进行。还有一些异常的危及生命的情况，如严重的心肌缺血、完全性房室传导阻滞、持续性室性心动过速，可能会间歇性发生，常规心电图检查往往记录不到。由于这些原因，考虑到其用途的局限性，心电图必须结合临床及其他实验室检查。

心电图的导联、正常心电图和电轴的概念在第 4~6 章中进行论述，然后讨论异常心电现象，并强调它们在临床和生理上的重要意义。

当非窦性心律（如异位心房节律）存在时，只要 PP 间期、RR 间期规律也可以用来计算心房率。同样，可利用扑动（F-F）间隔计算心房扑动的心房率（见第 15 章）。通常在这种心律失常中，心房率大约为 300 次 / 分。在心房颤动中心房去极化非常快，无法准确从体表心电图中精确计数，从 f 波的顶峰计算心房率为 365~600 次 / 分。

（葛晓冬　译　　陈清启　张雪娟　校）

第4章
心电图的导联

在第 1 章中已经提到，心脏可以自动产生电刺激，像干电池那样产生电流。这些伴随心脏机械活动的生物电可用一台仪器记录下来，这种仪器就是心电图机。

人体好比是一个带电的导体，通过放在人体上的电极来记录心脏的电变化，这些电极安放在与心脏有一定距离的特定部位，如上肢、下肢和胸壁等。心脏发生电活动时经过导电的人体传导到体表的这些部位，由电极收集并经导线与心电图机连接，即把这些电变化以曲线的形式描记下来，于是形成了心电图。通常情况下，用标准 12 导联来记录心脏的电变化，每个导联实际反映的是正负两个电极之间的电位差。

心电图检查就像我们用摄像机拍摄棒球比赛一样，需要多个角度拍摄才能使比赛画面拍得完整。仅仅拍一个角度肯定单调不好看。同理，心电图的描记也是这样，要全面获得心脏电活动的整个过程，就要采用多个导联同步描记心电图。图 4.1 显示的是从各个胸前导联上记录的各种心电图形态，明显看出记录导联的不同，心电图的形态也不一样。

图 4.2 显示了 12 导联记录的心电图。这些导联可分成两组：6 个肢体导联（左边两行），6 个胸壁（心前）导联（右边两行）。

6 个肢体导联心电图是用安放在四肢的电极所记录的电压差，包括 Ⅰ、Ⅱ、Ⅲ、aVR、aVL 和 aVF 导联。根据应用于临床时间的先后，将肢体导联分为两组：3 个标准双极肢体导联（Ⅰ、Ⅱ和Ⅲ）和 3 个单极加压肢体导联（aVR、aVL 和 aVF）。

6 个胸前导联的心电图是用安放在胸壁不同位置的电极所记录的电压差，包括 V_1、V_2、V_3、V_4、V_5 和 V_6 导联。

可以将 12 导联心电图看成是 12 个电视频道，不同的电视频道所播放的节目不一样。但是他们所记录的实体内容都是同一个东西：即某个体心脏的电活动周期（即 P-QRS-T 心电图波形周期）。不同点是，各个导联所记录的角度有所不同。

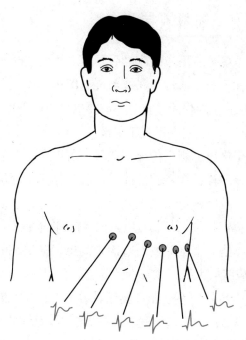

图 4.1　六个胸前导联显示了心脏的电活动

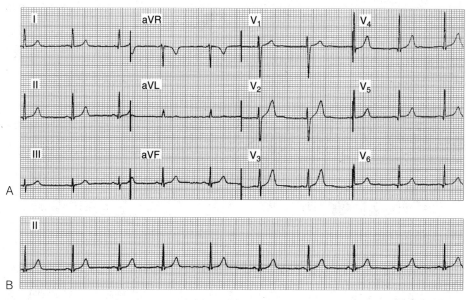

图 4.2　A.标准 12 导联心电图。B.长条描记的 II 导联心电图。能看出大致的心率是多少吗？
（答案：75~85 次 / 分）

标准肢体导联：Ⅰ、Ⅱ和Ⅲ导联

标准肢体导联是最早应用于临床的。导联电极安装时，首先把金属电极放在受检者的上肢和下肢，通过导联线与心电图机相连。右下肢的电极在功能上起到接地的作用，主要作用是排除不必要的噪声电干扰。如图 4.3 所示，上肢的电极置于腕部，下肢的电极置于踝部。

心脏产生的电变化通过躯干传导到四肢，所以在右腕部电极测到的电压来源于右肩。左侧也一样，在左腕部或左上肢其他任意部位电极测到的电变化均来自左肩。左下肢电极记录的电变化是经左股部或靠近腹股沟部位心电传导而来的。在临床实践中，为了方便操作，统一将电极安放在腕部和踝部。

很显然，如果要给一个截肢或石膏固定的患者描记心电图，应根据具体情况将电极安放在肩膀或大腿下或附近的部位。

如前所述，肢体导联分为标准双极导联组（Ⅰ、Ⅱ、Ⅲ）和加压单极肢体导联组（aVR、aVL、aVF）。双极导联命名的起源，是因为这个导联组所记录的是正负两个肢体电极之间的电压差。例如：

Ⅰ导联记录的是左上肢（LA）与右上肢（RA）的电压差：

Ⅰ = LA–RA

Ⅱ导联记录的是左下肢（LL）与右上肢（RA）的电压差：

Ⅱ = LL–RA

Ⅲ导联记录的是左下肢（LL）与左上肢的（LA）电压差：

Ⅲ = LL–LA

当心电图机记录Ⅰ导联时，LA 电极记录传导到左上肢的电压，RA 电极记录传导到右上肢的电压；在心电图机内部，LA 的电压减去 RA 的电压即是在Ⅰ导联

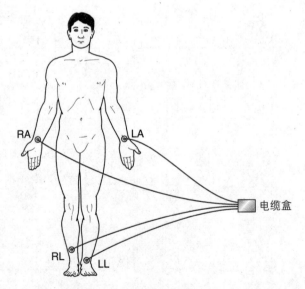

图 4.3　通常用一次性黏贴电极收集体表心电图。右下肢的电极（RL）是地线，作用是排除交流电干扰。LA：左上肢，RA：右上肢，LL：左下肢

上所显示的电压差。同样，Ⅱ导联记录 LL 和 RA 之间的电压差。Ⅲ导联记录 LL 和 LA 之间的电压差。

　　Ⅰ、Ⅱ和Ⅲ导联可以用一个三角形来表示。这个三角形是以 20 世纪早期发明心电图机的荷兰著名生理学家的名字 Einthoven 来命名的，所以称为 Einthoven 三角。最早的心电图仅描记Ⅰ、Ⅱ和Ⅲ导联。Einthoven 三角（图 4.4）显示的其实是 3 个标准肢体导联（Ⅰ、Ⅱ和Ⅲ导联）之间的空间关系。如图所示，Ⅰ导联为水平方向，左侧电极（LA）为正极，右侧电极（RA）为负极，所以Ⅰ导联 =LA−RA。Ⅱ导联由右上方指向左斜下方，下面电极（LL）为正极，右上方的电极（RA）为负极，故Ⅱ导联 =LL−RA。Ⅲ导联也是这样，

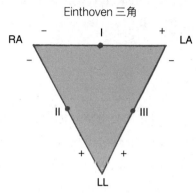

图 4.4　Ⅰ、Ⅱ、Ⅲ导联的空间方位。Ⅰ导联记录左、右上肢之间心电信号的电位差；Ⅱ导联记录右上肢与左下肢之间心电信号的电位差，Ⅲ导联记录左上肢与左下肢之间心电信号的电位差

不过是由左上方指向右斜下方，下面电极（LL）为正极，左上电极（LA）为负极，故Ⅲ导联 =LL−LA。

　　Einthoven 应该可以用另外的图示方式说明三个导联之间的关系，但是以三角形排列三个双极肢体导联，各导联之间的关系仅用一个最简单的方程式就可以充分表达出来，使图示的效果更为简单明了。关系公式是：

$$Ⅰ导联 + Ⅲ导联 = Ⅱ导联。$$

　　换言之，Ⅰ导联记录的电压加上Ⅲ导联记录的电压等于Ⅱ导联记录的电压[*]。这个关系式可通过图 4.2 来验证：Ⅰ导联的 R 波电压（+9 mV）加上Ⅲ导联的 R 波电压（+4 mV）等于Ⅱ导联的 R 波电压（+13 mV）。同样，P 波和 T 波的电压也可代入这个关系式计算出来。

　　当浏览一份心电图时，首先应迅速地看一下Ⅰ、Ⅱ和Ⅲ导联，如果Ⅱ导联的 R 波不是Ⅰ导联和Ⅲ导联 R 波之和，那么就提示记录错误或导联位置接错了。

---

[*] 这个公式计算的结果仅仅是接近实际。这是因为实际操作中，3 个导联的 R 波高峰不同步出现。但是，若使用三通道心电图机同步描记 3 个标准肢体导联心电图，用此关系式所获得的计算结果是准确的。其算法是：Ⅱ导联 R 波峰值（或任意点）的电压等于同步记录的Ⅰ导联和Ⅲ导联电压的代数和。

Einthoven 三角关系式的成立仅是因为双极导联记录电压的方式。也就是说，LA 电极在 I 导联为正极，在 III 导联为负极，因此这两个导联相加后互相抵消：

$$I = LA - RA$$
$$III = LL - LA$$
$$I + III = LL - RA = II$$

因此，心电学对标准肢体导联的定义是：$I + III = II$。

总之，I、II、III 导联称为标准双极肢体导联。它是最早发明和应用于临床的。不同的肢体导联，其心电图各波的电压振幅不尽相同。

如图 4.5 所示，沿组成 Einthoven 三角的三个导联 I、II、III 的中心画一垂直线，三条垂直线在三角的中心相交，以此为中心点将 3 个肢体导联重画一下，I 导联落下，II 导联右移，III 导联左移，组合成如图 4.5B 的三轴系统。这个图对 3 个双极导联的表示与理解非常有用，在第 6 章，将详细阐述如何借此测量额面平均心电轴。

加压肢体导联：aVR、aVL 和 aVF 导联

在最初三个双极肢体导联的基础上又增加了 9 个导联。20 世纪 30 年代，密歇根大学的 Frank N. Wilsom 博士及其同事发明了单极肢体导联，并介绍了 6 个单极胸壁导联：$V_1 \sim V_6$。不久，Emanuel Goldberger 博士发明了 3 个加压单极肢体导联 aVR、aVL 和 aVF。字母 a 指增加的，V 指电压，R、L 和 F 分别表示右上肢、左上肢和左下肢。现在常规 12 导联包括 6 个肢体导联（I、II、

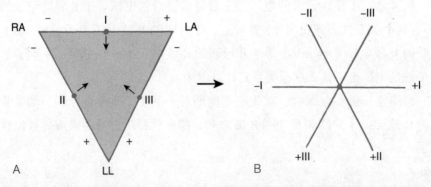

图 4.5　A. Einthoven 三角。B. I、II、III 3 个导联轴的中点矫正到共同中心点所形成的三轴导联系统

Ⅲ、aVR、aVL 和 aVF）和 6 个胸前导联（V$_1$~V$_6$）。

单极导联的实际含义是，用这种导联体系所记录的电变化，是探查电极所记录的电压与零电位之间的电压差，而不像双极肢体导联那样，记录的是两个肢体之间的电压差。单极导联零电位点的获得是将 3 个肢体导联电极在心电图仪内通过一个基于电阻分压电路的导联网络分配系统把 3 个肢体导联连接成一个中心电端，由于 RA、LA 和 LL 电压的代数和为零，因此中心电端的电位也为零。aVR、aVL 和 aVF 导联与单极导联略不同，这是因为在心电图机内通过电路连接的肢体导联是 2 个（而不是 3 个），连接端导联电极上所实测的心电信号比原始增加了 50%。

图 4.6 也比照 Einthoven 三角图示的 3 个标准肢体导联的空间方向，增加了 3 个加压肢体导联的空间方向。请注意，一个"单极"导联用一个有正极和负极的轴线来表示。因为该图有 3 个轴，故又称为三轴系统坐标图。

很容易推算，aVR 导联的正极接右臂，向上指向受检者的右上肢，aVL 导联的正极接左臂，向上指向受检者的左上肢，aVF 导联的正极接左脚踝，向下指向受检者的左下肢。

另外，像 Einthoven 公式中Ⅰ、Ⅱ、Ⅲ导联的关系那样，aVR、aVL 和 aVF 导联也有如下关系：

$$aVR+aVL+aVF=0$$

换句话讲，这 3 个加压肢体导联的各波电压代数和为零，P 波的电压和为零，QRS 波群和 T 波的电压和也是零。可用图 4.2 将 3 个单极肢体导联（aVR、aVL 和 aVF 导联）的 QRS 电压相加来验证一下这个公式。

在阅读一份心电图前，养成一个好习惯：首先看一下 aVR、aVL 和 aVF 三个加压肢体导联的波幅和。如果波幅和不等于零，则可能是导联记录错误或电极板放置的位置不对。

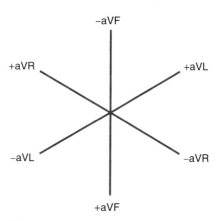

图 4.6　加压（单极）肢体导联的三轴系统，图中显示了三个导联 aVR、aVL 和 aVF 之间的空间位置关系。每个导联轴有正、负两个电极。所谓单极是指在某个部位记录到的心电信号电压的大小是相对于零电位而言的，而不是与另一个肢体部位电极之间的电压差

导联的方向性和极性

心电图的 12 导联有两个主要的特点，这在前面已经介绍过，它们都有明确的方向性和极性。所以 I 导联的电轴是水平方向的，aVR 的电轴为斜向下的。标准双极导联的方向显示在 Einthoven 三角中（见图 4.5），图 4.6 显示加压单极肢体导联的方向。

心电图导联的第二个主要特性是它们的极性，可以用一条具有正负极的轴线表示出来（在第 5 章和第 6 章中讨论每个导联的正常心电图形态和电轴的概念时，将进一步讨论导联的极性及方向性）。

不要混淆心电图电极和心电图导联的概念，简单地说，电极是指用于检侧任意位置的心脏电压的金属板。导联是显示两个电极之间的电压差。例如 I 导联显示左上肢和右上肢之间的电压差。所以导联是一种记录不同电极间电压差的方法。

肢体导联之间的关系

从图 4.4 可以看到，Einthoven 显示出 3 个标准肢体导联（I、II 和 III）之间的关系。同样在图 4.7 中，三轴系统也显示了 3 个加压单极肢体导联（aVR、aVL 和 aVF）之间的关系。为了方便，将这两个图合二为一，把 6 个肢体导联的中点处相交于同一点，这就形成了图 4.7 所示的六轴系统导联坐标图，它显示的是 6 个肢体导联（I、II、III、aVR、aVL 和 aVF）的空间关系。

3 个加压肢体导联和 3 个标准肢体导联的确切关系可用数学公式来表示。为方便理解，可以看我们下面的简单提示，来全面理解两组肢体导联的相似之处。

从六轴系统坐标图上不仅看出，aVL 导联的心电图形态和 I 导联的比较接近。而 aVR 导联心电图的正极性部分，在 II 导联上恰恰为负向，二者呈近乎极性相反的关系。所以一般情况下，aVR 导联的 P-QRS-T 波形与 II 导联记录是相反的。例如，当 II 导联为 qR 波形时，

aVR 导联为 rS 波形：

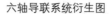

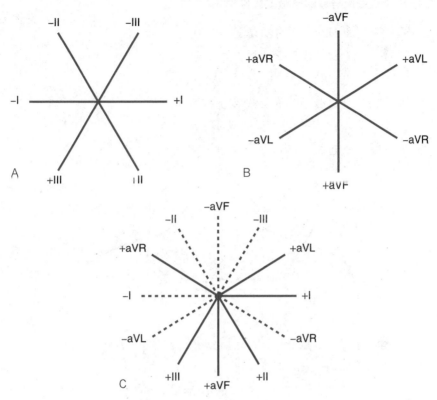

图 4.7　A. 双极肢体导联的三轴（Ⅰ、Ⅱ、Ⅲ）系统。B. 加压肢体导联的三轴（aVR、aVL、aVF）系统。C. 将两个三轴肢体导联系统合并为六轴肢体导联系统，该图显示了 6 个肢体导联所指的方位及其相互关系。各肢体导联的负极用虚线表示

此外，aVF 导联的波形通常与Ⅲ导联相似，但有时也不完全是这样。

胸前导联

胸前导联（V_1~V_6）记录的心电信号是从胸壁不同部位的电极上收集到的电流变化。胸前导联所测得的电流大小是与零电位相比较的，因此被称为单极导联（见框 4.1）。这些胸前导联只是记录位于胸壁 6 个固定位点电极的电压[*]（图 4.8）。

---

[*] 在一些特殊情况下，对那些疑似有右室梗死或先天性心脏病患者，需加做右胸导联进行检查。比如加做的 V_{3R} 导联，电极安放在胸骨右缘对称于 V_3 电极的位置。

> **框4.1 常规胸前导联的电极安放位置**
>
> - V$_1$导联，电极位于胸骨右缘第4肋间
> - V$_2$导联，电极位于胸骨左缘第4肋间
> - V$_3$导联，电极位于V$_2$与V$_4$连线的中点处
> - V$_4$导联，电极位于锁骨中线第5肋间
> - V$_5$导联，电极位于腋前线V$_4$导联水平处
> - V$_6$导联，电极位于腋中线V$_4$导联水平处

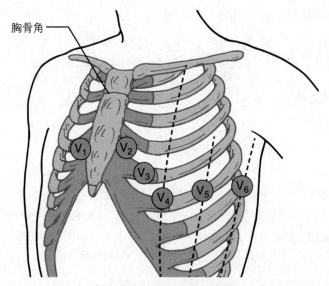

图4.8 各个胸前导联电极的安放位置示意图

有两点需要特别注意：

（1）将手指放到胸骨上部，然后缓慢地向下移动手指来找第4肋间。手指下移3.8 cm就可以感觉到一个水平的突起，这就是胸骨角，它位于胸骨柄与胸骨体交界的部位（图4.8）。第2肋间位于该点的侧下方，向下移动两个肋间隙就是第4肋间，V$_4$导联的电极就置于其和锁骨中线交界处。

（2）女性胸部导联电极的安放位置。因为女性乳房的关系，电极的安放位置比较多变，容易放错。在给女性受检者做心电图时，一定记住将V$_3$~V$_6$导联的电极放在乳房的下部。如果将电极放在乳房上，记录的是较高位置的

电压，这种错误的放置方法在临床是多见的。还有一点要注意的是，不要以乳头的位置作为放置胸部电极的标志，因为乳头的位置因人而异，变化很大，即便男性也是不固定的。

6 个胸前导联也可像肢体导联组那样，用导联坐标图来表示他们的空间位置及其相互关系（图 4.9）。每个胸前导联也有　正　负 2 个电极。导联的正极指向前方，负极则指向后方，也就是朝向背部的方向（见图 4.9 的虚线部分）。

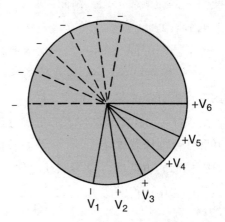

图 4.9　各胸前导联的正极指向前方，负极（虚线部分）指向后方

12 导联心电图：额面和水平面导联

人们可能感到迷惑，为什么在临床心电图中使用的是 12 导联而不是 10 或 22 导联？这其中有部分心电图发展史的原因。1900 年 Einthoven 发明最初 3 个肢体导联的开始阶段，心电图技师们没想用 12 导联做心电图。但是在一些情况下，需要增加导联来记录胸壁不同部位的电压，这就给临床多导联心电图的应用提供了很好的理由。心脏是一个三维的结构，其电流从身体的各个部位传到体表。我们曾把做心电图比喻成用摄像机拍片，应该从多个角度来记录心脏的电活动，这样获得的信息才够全面。从某种程度上来说，记录点越多，就越能精确地展现心脏的电活动。

心肌梗死的诊断可以说明多导联的重要性。典型的心肌梗死时，坏死多累及左室前壁或后壁的部位。当前壁心肌梗死时，因为胸壁导联靠近并面向坏死的心脏前壁，故心电图改变通常在胸前导联最容易发现。当下壁心肌梗死时，下壁导联面向坏死的心肌组织，因此心电图改变经常仅在 II、III 和 aVF 导联显示（见第 9 章和第 10 章）。因此 12 导联心电图所反映的心脏电活动是一个三维的或者说是一个立体的图像。

6 个肢体导联（I、II、III、aVR、aVL 和 aVF）所记录的心电图归纳到人体额面的电活动（图 4.10）。6 个胸前导联所记录的心电图归纳到人体横面的电活动。举例说明一个面的投影关系：当人面对着一个大窗口时，窗口面便与人体的额面平行。额面导联心电图反映的是心脏向上、下、左、右方向的电活动。

6个胸前导联（V_1~V_6）所记录的心电图可以归纳到心脏横面的电活动（图4.11）。横面相当于在心脏水平上将人体横断为前、后两个部分，横面所反映的方位是身体的左、右和前、后。

这样，将12导联体表心电图分成两组：6个肢体导联（3个标准双极导联和3个加压肢体导联），记录心脏在额面的电活动；6个胸前导联，记录心脏在横面的电活动。12导联从立体的三维角度反映了心房和心室的除极和复极的电变化过程，像12台摄像机那样，从不同的角度记录了心脏的电活动。

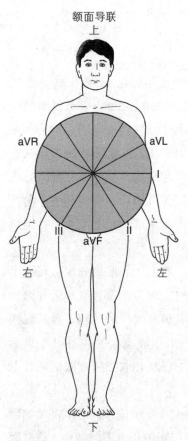

图4.10 记录人体额面心电变化的6个肢体导联及其特殊关系

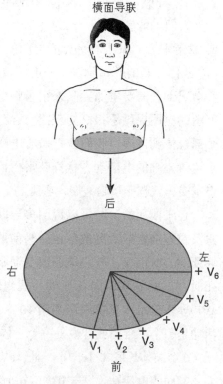

图4.11 记录人体横面心电变化的6个胸前导联及其特殊关系

心电监护仪和监护导联

床旁心电监护仪

前面讲述的是标准的 12 导联心电图。然而，有时没有必要记录全部 12 导联心电图，而在另外一些场合下，比如需要长时间持续记录心电活动时，就不可能实现全导联心电图的记录。在这种情况下，可用一种特殊的心电图仪来记录连续的心脏电活动，这种仪器称为床边心电监护仪。在重症监护病房、手术室、术后监护室及一些其他病房中，床边心电监护仪特别有用。

图 4.12 是一帧心律失常的监护导联心电图。该心电图的 3 个盘形电极置于胸前（见图 4.13）。正端电极常规粘贴在 V_1 导联位置，其余 2 个分别置于近左、右两肩处。一个当负极用，另一条为地线。

当胸前电极的位置发生改动，心电图 QRS 波群形态也随之发生改变。此外，如果电极的极性改变了（比如将负端电极置于 V_1 处，而正端电极连在了右肩上），则心电图表现为倒向图形（见图 4.12）。

动态心电图技术：Holter 心电监护仪和心脏事件记录器

心电监护仪一般仅适用于卧床或不方便行走的患者。但是，有时要捕捉和分析心律失常时，需要长时间记录患者活动时的心电图。1961 年，N.J. Holter 发明了一种可以在患者日常活动时持续记录心电图的便携式仪器，故也称为 Holter 心电监护仪（见框 4.2）。

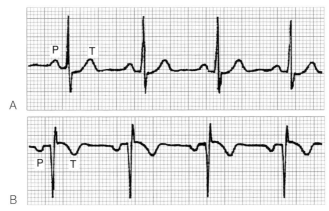

图 4.12 A、B 两帧均为记忆心电监护仪所描记的心电图。由于两次所安放的电极正负极相反，因此所描记的心电图 QRS 波群主波方向也不一样

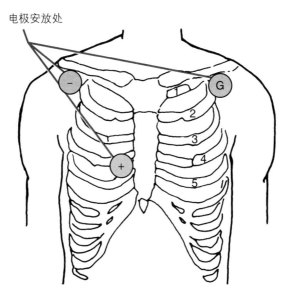

图 4.13　监护导联电极的安放示意图。正极（＋）放在 V_1 导联，即胸骨右缘第 4 肋间；负极（－）放在近右肩处；参考电极（地线）放在近左肩处。此监护导联也称改良的 V_1 导联。另外一组接法是将负极安在近左肩处，地线安在近右肩处

框4.2	常用动态心电监护设备

- 动态心电图仪
- 外置心电事件监护仪
  - 基本心电事件监护仪（非循环内存记录式）
  - 外置循环记录仪（ERLs）
  - 移动式门诊患者心脏遥测（MCOT）
  - 外置贴靠式记录仪
  - 可植入循环式记录仪（ILRs）
  - 可植入起搏器及体内除颤器（ICDs）

　　物理学家 Norman・Jeff・Holter 在 20 世纪中期设计的一种特殊的便携式系统记录了患者日常活动时的持续心电图（框 4.3）。这是一项技术突破，帮助引领了现代心脏电生理学时代。目前广泛应用于临床的 Holter 心电监护仪，

是将电极置于胸壁并与一个特殊的便携式模拟或数字心电图记录器相连。以达到对受检者进行较长时间心电监护的目的，通常连续监护的时间是 24 h，一般多采用 2 个导联进行记录。24 h 的监护全部完成后，所记录的心电数据通过回放和处理，就可以在显示器上还原出 P-QRS-T 波群的心电图形，供临床医师进行分析和诊断。所记录的心电信息可进行数字化处理，其中有意义的心电图段可随意打印。

　　Holter 心电监护技术临床应用的受限，促进了微型心脏事件记录器的研发和临床的广泛应用。这种事件记录器设计的电极可反复多次使用，这就使受检者的监护时间大大延长，一般监护的时间可长达 2~3 周，整个监护过程中，受检者的自由活动不受任何的影响。在此期间，监护仪持续工作，自动探知，无心电事件出现时，仪器自动释放无用的心电信息，一旦受检者按动事件按钮，仪器就开始自动记录，将有意义的信号段加以标记和存储。所以心电事件记录器的记录方式又称"循环记录器"。

框 4.3　**24 h 动态心电监护仪的优缺点**

优点

● 临床症状（如心悸）频繁出现时能及时自动检测并跟踪与症状对应的心律失常

● 对房颤患者可提供非常准确的心率控制评估

● 判断无症状心肌缺血的 ST 段偏移程度，偶尔可对心绞痛直接做出诊断（见第 9 章）

● 监测各种夜间心律失常（比如窦性心动过缓，心房颤动伴睡眠呼吸暂停）

● 剧烈活动中持续监测，比如在分级运动试验受限的情况下进行的现场某种形式的活动

缺点

● 不能成功捕捉那些临床意义重大，但发作不频繁(如1~2天发作一次)的非持续性心律失常。这些一过性心律失常临床不多见

● 不能鉴别那些表现不明显（临床症状轻微或不典型，或无临床意义的心律失常），但属致命性的心电事件

当患者感到胸闷憋气、呼吸困难、心悸、心前区不适等症状时，即可按下 Holter 监护仪上的事件按钮，那么症状发生前后的心电图就会自动被存储起来。所记录及存储的心电图具有足够的长度，其范围是，事件按钮前的 45 s 和之后的 15 s，为整段连续的心电图。这些心电信息可通过无线传输技术及时发送到心电监护分析中心，由所在的医师及时做出诊断。症状同步事件记录器还能自动设置心率的上下限，即便是受检者无任何异常症状，只要心率超出预定的限值，记录器就可自动启动。

心脏事件记录器也可以用于监测无症状受检者的药物作用及潜在的严重药物毒性，例如索他洛尔、奎尼丁或多非利特所致的 QT 间期过度延长，发现药物潜在的致心律失常效应等（见第 19 章）。

近年来微型心脏事件记录器的应用得到极速扩展，包括安置在汽车里的远程信号无线传输技术（简称 MCT）。这种无线的家庭心电监护技术安置了自动触发模式，当受检者的心率超过预警值，或受检者症状发作时仅需按下事件按钮仪器就能即刻感知心律失常并将数据自动向心电分析中心无线发送。

最后一点，在某些患有致死性恶性心律失常的病例中，如间歇性心脏传导阻滞或无休止室性心动过速，由于其发作次数极少，用任何型号的动态监护设备都未必能及时捕捉这些心律失常。在这种情况下，将一个微型监护器（称为植入式 Holter 监护仪）用外科手术的方式埋在胸上部的皮下组织内，仪器就能自动触发，将心脏事件发生时的心电图及时记录下来，并测算出相关的心电参数，由受检者本人或其家人（若受检者为婴儿）及时将记录的心电图送交给相应的医疗人员，以便进行抢救与处理。

基于贴靠式心脏监护设备越来越多地应用于现代临床实践中，这些"无导联线"的心电记录器可以当作传统的 ELRs 的替代品。特别要说明的是，这些设备监护心脏的时间持久，可长达 2~14 天。正如第 21 章所讨论的，植入式心脏起搏器和心脏除颤器（ICDs）都配有心律失常监护、心电检测和信号数据存储的功能。在未来几年里，随着无线传输、算法研发、智能手机与心电信号记录技术的不断进步，将促进体外移动和可植入式心脏监护技术的进一步发展。

（陈清启　张雪娟　译　于小林　校）

第5章
正常心电图

前几章总结了用 12 导联心电图记录心房和心室去极化和复极化的过程。本章主要介绍 12 导联心电图各导联的 P–QRS–T 波群的正常形态。只要你能掌握心脏除极和复极的时间、方向的基本原理就可推断出各导联心电图的正常形态。同样也可以理解房室肥大、束支传导阻滞和心肌梗死等心电图的变化，不必记住 12 导联或更多单独的图形。

如图 4.2 中的心电图显示，这些导联的心电图看起来完全不同，有的甚至相反。例如，一些导联（例如 Ⅱ、Ⅲ、aVF）的 P 波通常是正向（向上）的；其他导联（例如 aVR 导联）通常是负向（向下）的。在一些导联中，QRS 波群由一个 RS 波表示；在其他导联中，则由 RS 或 QR 波表示。同时 T 波在某些导联是向上的，而在其他导联是向下的。

两个相关且非常关键的问题是：

是什么决定心电图复合波在不同导联表现的多样性？

同一个心脏电活动在这些导联中为什么产生不同图形？

心电描记术的三个基本法则

要回答这些问题，你需要理解三个基本的心电图"法则"（图 5.1）：

1. 正向波（向上）　如果平均（整体）除极化波向某导联的正极扩散，在该导联记录到正向波（向上）。心房激动的顺序是向下、向左的，指向 Ⅱ 导联的正极，所以在 Ⅱ 导联表现为正向的 P 波（图 5.2，5.3）。同样心室激动的方向指向左方，Ⅰ 导联中就会表现为正向的 R 波（见图 5.1A）。

2. 负向波（向下）　如果平均（整体）除极化波向某导联的负极扩散，在该导联记录到负向波（向下）。心房激动的顺序是向下、向左的，所以在 aVR 导联上表现为负向的 P 波（图 5.2，5.3）。同样，如果心室激动的方向背离某导联的正极，则在该导联表现为一个负向的 QRS 波群（见图 5.1B）。

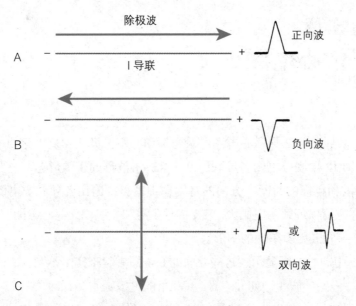

图 5.1　心电图的三个基本法则

A. 如果除极方向指向导联的正极，则为正向波。B. 如果除极方向指向导联的负极，则为负向波。C. 如果除极波的方向与该导联呈直角（垂直），则波群为双向波（部分正向波，部分负向波）。这三个基本"法则"适用于 P 波（心房除极化）和 QRS 波（心室除极化）

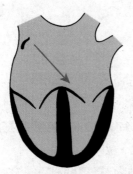

图 5.2　窦性心律，心房除极化（箭头）从右心房向下扩散到房室（AV）交界处和左下肢

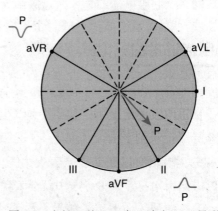

图 5.3　窦性心律，正常 P 波在 aVR 导联为负向（向下），Ⅱ 导联为正向（向上）。因为正常的心房除极方向（箭头）指向患者的左侧（见图 5.2），远离 aVR 导联的正极并指向 Ⅱ 导联的正极

3. 双向波（包括正向波和负向波）　如果除极化方向正好与导联轴垂直，在该导联就会出现振幅相同的双向波。如果心房除极方向与任何导联垂直，则在该导联中出现双向 P 波。同样，如果心室除极方向与任何导联垂直，在该导联出现 QRS 波双向（见图 5.1C）。双向 QRS 波群可以表现为 RS 形或 QR 形。

　　总之，当除极波指向任一导联的正极时，它产生一个正向（向上）波。当指向任一导联的负极（远离正极）时，它会产生负向（向下）波。当它与任一导联轴成直角时，就会产生双向波。

　　复极是指心肌由兴奋转向静息状态的过程，将在本章正常的 T 波部分进行讨论。

　　记住三条心电图法则，你需要知道心脏除极化的方向。利用这个原理，你就可以预测 P 波和 QRS 波群在任何导联中的形态。

正常窦性 P 波

　　代表心房除极化的 P 波通常是心动周期中看到的第一个波形。心房除极化是通过位于右心房窦房结起搏器细胞自发除极化引起的（见图 1.1）。因此，心房除极化方向从右向左和向下扩散到房室交界处。心脏除极化的扩散可以通过向下、向左侧的箭头（矢量）来表示（见图 5.2）。

　　图 4.7C 显示了肢体导联六个导联轴的空间关系。如图 5.3 所示，aVR 导联的正极指向右肩的方向，心房除极化的正常路径向左向下扩散（远离 aVR 导联的正极），因此，窦性心律时 aVR 导联总是呈负向 P 波。相反，Ⅱ 导联是正向的，因为它的正极指向左下（见图 5.3）。正常的心房除极化方向朝向正极（大约呈 +60°）。所以窦性心律时，Ⅱ 导联总是记录正向 P 波[*]。

　　总之，正常窦性心律时，aVR 导联的 P 波始终是负的，Ⅱ 导联为正向波。此外，P 波如不完全一样，也将是相似的，且 P 波的频率适合当时的临床情况。这将在相应的章节中讲述。

---

[*] 作为一个更高级的问题，你能想到 P 波在 Ⅱ 导联是正向的，而不是窦性心律时起点在哪儿吗？一个答案是房性心动过速起源于窦房结附近。一条线索可以提示，心动过速突然开始并突然停止，在静息状态下窦房结极少出现这么快的心动过速。

牢记窦性心律的四个重点：

1. 初学者要明确窦性心律的标准，典型的窦性心律是每一个 QRS 波群前都有一个 P 波及每一个 P 波后面都跟着一个 QRS 波群，且伴随一个正常的节律。但这些标准既不必要，也不充分。窦性心律这个概念要回答的问题是：哪个起搏点控制心房？在窦性心律时可以出现窦性心律伴任何程度的房室阻滞，包括完全性房室阻滞，甚至心室停搏（无 QRS 波群）。

2. 在不是窦性心律时，也可以在每一个 QRS 波群之前出现 P 波，它可以是心房异位起搏点（见第 13 章和第 1~4 章）激动心房引起的心房除极波，简称房性 P 波。

3. 如果诊断正常窦性心律，不提及房室结传导情况的话，一般认为是每一个 P 波后面跟着一个 QRS 波群。严谨的说法应该是："窦性心律，1∶1 房室传导和 PR 间期正常。"临床上，我们几乎不这样诊断。但如果你在一个经验丰富的心脏病专家面前做出这种描述，他会感到惊奇并欣赏你的学识。

4. 窦性心律并不是完全规整的。在呼吸频率较慢时（例如呼吸频率在 8~12 次 / 分），你会发现吸气时心率增快而呼气时心率减慢。这些相应的变化称为呼吸性窦性心律不齐，是一种正常变异，特别是年轻人，心脏静息时迷走神经张力增高的健康人尤为显著（见第 13 章）。

用同样的分析原则，你能推测出当心脏由房室交界区控制而不是窦房结控制时的 P 波在 II 导联和 aVR 导联的图形吗？当房室交界区（或两个心房其中一个较低部位的异位起搏点）为心脏的起搏点，心房除极化在心房中扩散是逆向的，而这与正常窦房结控制心脏时相反。因此，出现房室交界性心律时代表心房除极方向的箭头是向右上的（见图 5.4），这与正常窦性心律相反。心房除极化朝向右上使 aVR 导联 P 波向上，因为激动指向这个导联的正极（图 5.5）。相反，II 导联的 P 波呈负向。

房室交界性心律和异位心房节律将在第二部分进行更详细的论述，进一步介绍 II 导联和 aVR 导联 P 波的极性如何取决于心房除极的方向，以及如何根据简单的基本原理推测心房激动的模式。

在这一点上，你不必关心 P 波在其他 10 个导联中的方向。通过观察 II 导联和 aVR 导联的 P 波形态你可以获得所有的临床信息来确定窦房结是否在起搏心房。其他导联中这些波的大小和形状对确定左心房或右心房的异常节律是很重要的（见第 7 章）。

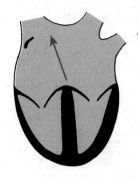

图 5.4　当房室交界区（或异位起搏点在心房下部）起搏心室时（交界区节律或低位心房节律），心房逆行（反向）除极化。在这种情况下，代表心房除极化的箭头向上指向右心房。与窦性心律时相反

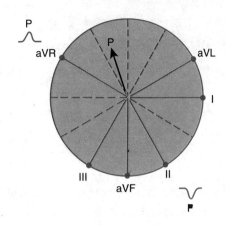

图 5.5　房室交界区节律（或低位心房异位节律），aVR 导联 P 波向上，Ⅱ 导联向下

正常 QRS 波群：一般原则

用来预测 P 波的原理也可以应用于推断不同导联中 QRS 波群的形态，QRS 波群代表心室除极化，比 P 波更复杂，但同样的基本心电图规则也适用于理解不同导联 QRS 波群的变化。

在解剖学上，心室肌可分为两部分：①左、右心室的主要部分（又称为游离壁）；②室间隔。QRS 波群主要由两心室的游离壁除极产生。具体来说，两心室除极时，通常由内向外（心内膜向心外膜）除极。这些瞬间的力量可以由多个箭头表示（向量），如图 5.6A 所示。

正常情况下，心室除极时较大的左心室总是比右心室要占优势，所以心室除极化的平均或总体方向（箭头所示）将指向左后方（图 5.6B）。基于这一信息，人们会预言 QRS 波通常在右胸导联和 aVR 导联相对为负向，在左侧胸导联和 Ⅱ 导联为正向。

但是，心室除极化要比心房除极化复杂一些，因为心室有两个连续的激活阶段（图 5.7）。

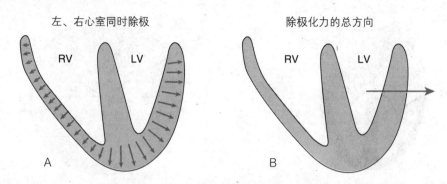

图 5.6　A. 左、右心室除极化时，除极力（箭头或向量）由内向外（心内膜指向心外膜）。
B. 这些瞬时力可以用一个箭头（向量）来概括，代表除极化力的平均方向或总方向。箭头
指向左后方是由于在正常情况下左心室电活动占优势

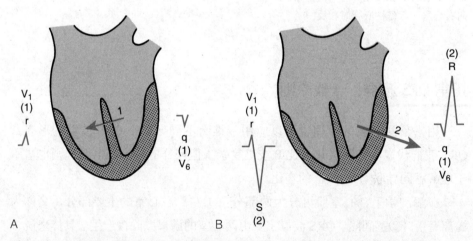

图 5.7　A. 心室除极化第一阶段是由左侧室间隔到右侧室间隔，箭头代表激动由左侧室间
隔传向右侧室间隔。B. 第二阶段是指绝大部分心室肌的除极过程，箭头代表该阶段激动指
向左心室，因为左心室的电活动占优势，导致除极箭头方向指向左心室（见图 5.6）。这
两阶段在右胸导联（V_1）产生 rS 波，在左胸导联（V_6）为 qR 波

　　1. 心室除极的第一阶段时程相对较短（少于 0.04 s）且幅度较小，是激动
通过室间隔的过程。室间隔是心室最先被激动的部分。进一步讲，左侧室间
隔（通过左侧希氏束的一个分支）最先被激动。因此，心室除极化的第一个
阶段（室间隔除极）可用一个由左侧间隔指向右侧间隔的一个小箭头表示（图

5.7A）。

2. 心室除极的第二阶段（图5.6），包括左、右心室的主要部分心肌同时从心内膜向心外膜激动。代表两个阶段除极的箭头指向质量较大的左心室（图5.7B）。

总之，心室除极过程可以分为两个主要阶段：室间隔的除极（由一个短箭头通过室间隔指向右心室），以及左、右心室同时除极（由一个大箭头通过左心室指向左侧表示）。

掌握了心室的除极顺序，就能推断不同导联 QRS 波群的形态。首先，我们讨论胸前导联的 QRS 波群的正常形态（水平面导联）。

正常 QRS 波群：胸导联

如第 4 章所讨论的，V_1 导联显示位于胸骨右侧的电极（第四肋间）检测到的电压。左胸导联（V_6）显示左腋中线的电极检测到的电压（图4.8）。这些导联记录的 QRS 波群呈什么形态呢（图5.7）？

心室激动分为两个阶段：

1. 心室激动的第一阶段，为室间隔除极。是由一个箭头指向右侧表示，反映了除极通过室间隔由左向右的扩布（图5.7A）。这个小箭头指向 V_1 的正极。因此，第一阶段向右侧的除极在 V_1 导联中产生一个小的正向波（r 波）。V_6 导联显示什么波？室间隔从左往右的除极在 V_6 导联产生一个小的负向波（q 波）。因此，同一个电活动（室间隔除极）会在 V_1 导联产生一个小的正向波（r 波），而在左胸导联，如 V_6 导联产生一个小的负向波（q 波）（这种情况类似于 P 波所描述的情况，在 II 导联通常是正的，但在 aVR 导联中总是负的）。

2. 心室激动的第二阶段是由一个指向左心室方向的箭头表示（图5.7B）。该箭头背离 V_1 导联的正极，并指向 V_6 导联正极。因此，第二阶段的除极扩布会在右胸导联产生负向波，而在左胸导联产生正向波。V_1 导联显示一个深的负向（S）波，而 V_6 导联显示一个高的正向（R）波。

总之，正常的 QRS 波群在 V_1 呈 rS 波，初始 r 波代表室间隔部位激动由左向右扩散，因为它反映了室间隔的除极，有时被称为间隔 r 波。负向（S）波反映的是第二阶段心室激动的扩散由右心室指向占主导的左心室。相反，在 V_6 导联的电极，间隔和心室激动表现为 qR 波。q 波是室间隔 q 波，反映左向右背离 V_6 导联的间隔部激动。正向（R）波反映心室激动通过左心室向左下的传导。

　　再次强调一下，无论是心房或心室除极，即使相同的电活动在不同导联也会产生不同波形，因为不同导联的空间定向是不同的。

　　在 V_1~V_6 之间的导联会发生什么变化呢？答案是当导联在胸部移动时（在左心室激动占优势的方向上），R 波逐渐增高，S 波逐渐变小。R 波通常在 V_4 或 V_5 导联达到最高，这被称为正常的 R 波递增。图 5.8 给出了正常 R 波递增的过程。

　　在某些点，一般在 V_3 和 V_4 导联的位置，R 波与 S 波的比值为 1，这一点，R 波的振幅等于 S 波，称为过渡区（见图 5.8）。在一些正常人的心电图中，过渡区可早至 V_2 导联，这叫提早过渡。在另外一些情况下，这种过渡甚至到 V_5 和 V_6 导联都不会出现，称为延迟过渡。

　　图 5.9 中是一组正常胸导联。请注意 V_1 导联中的 rS 波和 V_6 导联中的 qR 波，当导联向左移动时，R 波会逐渐变大。R 波和 S 波大致相等的过渡区位于 V_4 导联。在正常的胸导联中 R 波不一定必须由 V_1~V_6 导联逐步升高，但是总的

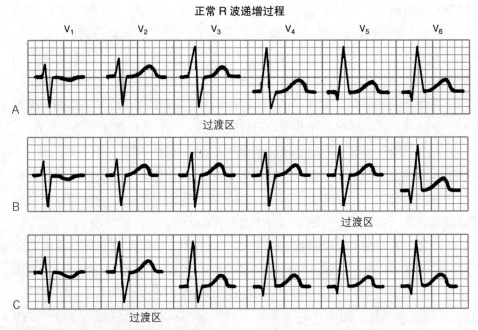

图 5.8　是一组正常的胸前导联 R 波
A.注意 V_3 导联中 R 波的过渡。B.V_5 导联 R 波的延迟过渡。C.V_2 导联的提早过渡

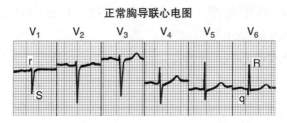

图 5.9 显示 V$_4$ 导联移行。在 V$_1$ 导联中，注意正常间隔 r 波为 rS 波的一部分。V$_6$ 导联正常间隔 q 波，是 qR 波的一部分

趋势是相对增高。如图 5.9 所示，V$_2$ 和 V$_3$ 导联的波形基本一样，并且 V$_5$ 导联的 R 波比 V$_6$ 导联的 R 波高。

总之，胸前导联通常在 V$_1$ 导联中呈现 rS 波，当移向左胸导联时 R 波的相对大小稳定增加，S 波振幅减小，V$_5$ 和 V$_6$ 导联一般表现为 qR 波[*]。

正常 R 波递增的概念有助于区分正常和异常心电图。例如，想象一下没有正常 R 波递增的前壁心肌梗死（MI）的图形。前壁梗死导致心肌细胞的死亡和正向（R 波）电压的损失。因此，前壁梗死的一个主要心电图征象是胸导联正常 R 波递增的消失（见第 9，10 章）。

掌握正常的 R 波在胸导联的递增是辨认异常心电图的基础。例如，通过胸前导联图形考虑左或右心室肥大（心肌质量增大）的心电图表现。如前所述，通常左心室电活动占优势，左心室除极化在右胸导联产生深（负向）S 波导致左胸导联中高（正向）R 波。随着左心室肥大，这些左心室电压进一步增加，导致左胸导联非常高的 R 波，右胸导联非常深的 S 波。另一方面，右心室肥厚将电力平衡转移到右侧，在右胸导联产生高的正向波（R 波）（见第 7 章）。

正常 QRS：肢体导联

在六个肢体导联（Ⅰ、Ⅱ、Ⅲ、aVR、aVL 和 aVF 导联）中，aVR 是最容易理解的。aVR 导联的正极向上指向右肩。心室激动主要朝向左心室，因此，aVR 导联通常显示以负向波为主的 QRS 波群。aVR 导联可以显示图 5.10

---

[*] 需要强调的是：正常的胸导联波形可能和我们讨论的略有差异。例如在一些正常的心电图中，V$_1$ 导联呈 QS 形，而不是 rS 形。某些正常胸前导联心电图，间隔 q 波在左胸导联可能看不到，因此 V$_5$ 和 V$_6$ 导联为 R 波，而不是 qR 波。在其他正常心电图，作为正常变异，V$_5$ 和 V$_6$ 导联可显示为窄的 qRs 波（见图 4.2，V$_4$ 导联），V$_1$ 导联可显示为窄的 rSr′ 波。

所示的任何 QRS-T 波群的形态。在所有情况下，QRS 主要是负向波。aVR 导联的 T 波通常也是负向的。

　　另外五个导联的 QRS 波的形态比较复杂，原因是在这些导联 QRS 波群有一些正常变异。例如，一些正常人的心电图在 I 和 aVL 导联中可能显示 qR 波，在Ⅲ和 aVF 导联中显示 rS 波（图 5.11）。另外一些人的心电图则呈相反的图形，在 I 和 aVL 导联中呈 RS 波，而在Ⅱ、Ⅲ、aVF 导联呈 qR 波（图 5.12）。

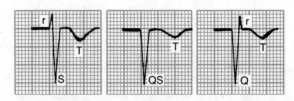

图 5.10　aVR 导联通常显示三种以负向波为主的波形：rS 波，QS 波或 Qr 波。T 波通常也是负向的

横位心时正常的 QRS 波群

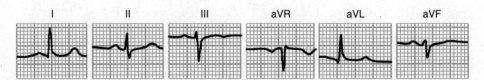

图 5.11　横位心时正常的 QRS 波群：I 和 aVL 导联呈 qR 波，Ⅱ导联呈 RS 波，Ⅲ和 aVF 导联呈 rS 波

垂位心时正常的 QRS 波群

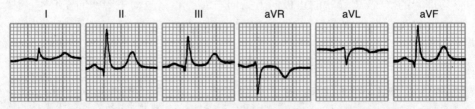

图 5.12　垂位心时正常的 QRS 波群：Ⅱ、Ⅲ和 aVF 导联显示 qR 波，但导致 aVL（有时导致 I 导联）导联显示 RS 波。这与横位心时发生的心电图相反

　　肢体导联中 QRS 波群的形态与心脏的电位有关，电位实际上是 QRS 平均电轴的同义词。这部分将在第 6 章中详细描述。

　　简而言之，心脏的电位（位置）可以被描述为水平轴或垂直轴：

- 当心脏电位为水平位（QRS 水平轴）时，心室的除极在额面主要是水平向左的。如图 4.10 所示，Ⅰ 和 aVL 导联的正极在额面水平向左。因此，当心脏呈水平电位时，QRS 电压指向 Ⅰ 和 aVL 导联正极。于是在这些导联中呈现高的 R 波（常表现为 qR 波）。

- 当心脏电位呈垂直位（QRS 垂直轴）时，心室的除极主要指向下。在额面（图 4.10）中，Ⅱ、Ⅲ 和 aVF 导联的正极是指向下的。因此，当心脏为垂直电位时，QRS 电压指向 Ⅱ、Ⅲ 和 aVF 导联。在这些导联中产生高大的 R 波（常表现为 qR 波）。

　　心脏水平和垂直电位的概念还可以用另外一种方式来表示。当心脏呈水平电位时，在 Ⅰ 和 aVL 导联表现为 qR 波形，类似于左胸导联（V_5 和 V_6）的 qR 波。Ⅱ、Ⅲ 和 aVF 导联表现为 rS 或 RS 波，与右胸导联的正常波形相似。因此，当心脏水平电位时，Ⅰ、aVL 导联与 V_5、V_6 导联的波形相似而 Ⅱ、Ⅲ 和 aVF 导联与右胸导联的波形相似。相反，当心脏垂直电位时，在肢体导联就会表现为相反的波形。Ⅱ、Ⅲ 和 aVF 导联表现为 qR 波，与左胸导联相似；Ⅰ 和 aVL 导联呈 rS 波，与右胸导联相似。

　　将心脏的电位分为垂直和水平两种变异，显然是过分简单化了。例如，在图 5.13 中，Ⅰ、Ⅱ、aVL 和 aVF 导联均为正向的 QRS 波。因此这个图形兼有垂直和水平两种特征（有时这种图形被称为"中间"心电位）。

　　因此，目前可以用水平和垂直两种基本的变异图形来描述肢体导联的 QRS 波形。

　　总之，正常心电图中的肢体导联可以显示出可变的 QRS 波形。通常情况下，aVR 导联为负向 QRS 波群（Qr、QS 或 rS）。其他导联中的波形取决于心脏的电位（QRS 电轴）。如果电轴垂直，Ⅱ、Ⅲ 和 aVF 导联呈 qR 波。如果电轴水平（横向），Ⅰ 和 aVL 导联呈 qR 波。因此，不可能定义出单一的正常心电图波形，而是存在一种正常的变异。学生和临床医师必须熟悉胸导联和肢体导联的正常变异。

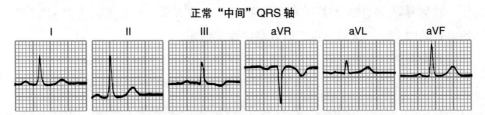

图 5.13　肢体导联有时会显示垂直和水平变异的混合模式，在 I 、Ⅱ 、Ⅲ 、aVL 和 aVF 导联中均有 R 波。这代表了一个中间 QRS 电轴，也是一种正常的变异

正常 ST 段

　　如第 2 章和第 3 章所述，正常的 ST 段代表心室早期复极化，通常是位于等电位线（基线平坦），可以看到轻微的偏差（通常小于 1 mm）。如第 9 章所述，某些正常人的心电图可以显示明显的 ST 段抬高，为正常变异（早期复极波形）。参看图 4.2 右胸导联（V_1~V_3）的 ST 段，注意：ST 段非常短，T 波几乎从 J 点（QRS 波群和 ST 段的交界处）起始，这种形态被认为是正常早期复极的变异，在健康个体中并不罕见。

正常 T 波

　　心室复极化——心肌细胞由激动转为静息状态——产生 ST 段、T 波和 U 波。判断各个导联中 T 波是否正常通常比较简单。一般规律是 T 波的方向与 QRS 波群主波的方向相同。因此，当 QRS 波群主波方向为正向（向上）时，正常情况下 T 波应该直立。

　　还要明确一些关于正常 T 波方向的特殊规律。正常 T 波在 aVR 导联总是负向的，在 Ⅱ 导联总是正向的，在左侧胸前导联如 V_4~V_6 导联 T 波总是正向的。

　　T 波在其他导联可以有变异，在右胸导联（V_1 和 V_2）T 波可以是负向波、等电位线或正向波，但是在成人 V_1 导联几乎总是正向波。因此，如果 T 波在任一胸导联呈正向，它必须保持在所有的左侧胸前导联呈正向，否则就是不正常。如果 T 波在 V_1 和 V_2 导联是负向波，到了 V_3 导联成为正向波，那么，正常情况下 V$_4$~V$_6$ 导联必须保持正向波 *。在成人延伸到 V$_2$ 导联以外的 T 波倒置的鉴别诊断是广泛的，包括位置和正常的变异、右心室心肌病、急性右心室超负荷综合征及局部缺血。

　　肢体导联 T 波极性取决于心脏的电轴。横向型心脏 QRS 波群的主波在 I 和 aVL 导联为正向，在这些导联中 T 波也为正向。垂位心 QRS 波群的主波在 II、III 和 aVF 导联呈正向，T 波也呈正向。然而，在一些垂位心的正常心电图中，T 波在 III 导联也可能是负向的。

（杜振兰　译　张雪娟　陈清启　校）

---

* 在儿童和一些正常的成年人中，向下的 T 波可能会延伸到 V$_3$ 导联，或者是其他呈 rS 或 RS 波形的导联。这种正常的变异被称为幼稚型 T 波。

第 6 章

心电轴和心电轴偏移

在第 5 章中我们已经讨论过肢体和胸前导联的正常心电图表现。所谓的"横位心"（水平面 QRS 导联轴）和"垂位心"（垂直面 QRS 导联轴）主要用来描述心电图肢体导联 QRS 波群形态的正常变异。本章将对心电轴的概念及快速简便地目测心电轴的方法进行简要概述。

平均 QRS 心电轴定义

心电向量的轴心线叫心电轴。心脏在除极、复极过程中的每一瞬间可产生许多小电轴，将这些小向量综合起来可形成瞬间综合向量，即 QRS 波群的平均心电轴。如果用一箭头代表全部或平均的 QRS 波群综合向量方向，来指示人体额面位置的大体方向，那么额面 QRS 波群综合向量也随之描出。因此，QRS 波群平均心电轴的定义是指 QRS 波群在额面的大体位置或所指的方向。

由于平均 QRS 心电轴的定义是指额面上 QRS 波群的位置和方向（具体参见图 6.1 和第 4 章），因此对 QRS 波群的描述与测量也仅限于 6 个肢体导联。组成 Einthoven 三角的三个导联，在各自的导联轴平分点处做垂线，三线的交点即作为额面心电坐标的原点，平移三个导联，使各个平分点移至该坐标原点即可方便地得到标准 I 、 II 、 III 导联。Einthoven 三角可以很容易地转变为三维导联图（图 6.1A）。另外三个加压肢体导联（aVR、aVL 和 aVF）电轴也可以组成一个三维图（图 6.1B）。将这两个三维图合并成一个六轴导联图即六轴系统（图 6.1C）。可通过此图确定 QRS 波群平均电轴的偏移情况。

正如第 4 章所述，每一个导联都有一个正极和一个负极（图 6.1C）。当除极向导联的正极方向进行时，该导联就出现向上的正向波，当除极向负极方向进行时，该导联就描记出向下的负向波。

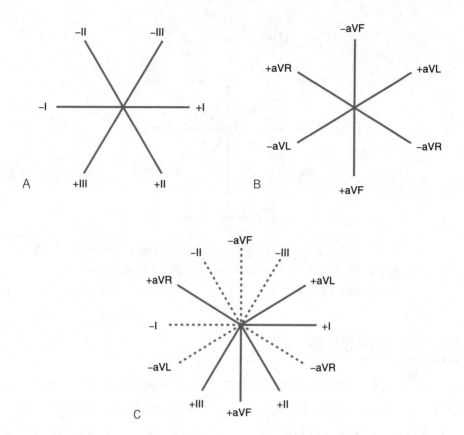

图 6.1　A. Ⅰ、Ⅱ、Ⅲ 导联之间的关系。B. aVR、aVL 和 aVF 导联之间的关系。C. A、B 两个三角轴系统合并成六轴导联系统。每个导联轴都有正极和负极，其中负极用虚线表示

最后需要一个计算 QRS 波群平均电轴的度数。按照惯例，这个度数若在 Ⅰ 导联的正极方向，是 0° ，所有在 Ⅰ 导联轴下方区域内的度数均为正数（图 6.2）。若度数位于 aVL 导联的正极方向为 30° ，因此为负数；若指向 Ⅱ、Ⅲ 和 aVF 导联的正极方向，度数就偏大（Ⅱ 导联为 +60° ，aVF 导联为 +90° ，Ⅲ 导联为 +120° ）。

应用六轴导联系统测量 QRS 波群电轴如图 6.2。按照惯例，电轴指向 aVL 导联则在左侧或水平面上。电轴指向 Ⅱ、Ⅲ、aVF 导联则在右侧或垂直面上。

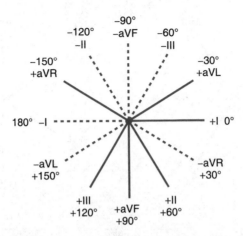

图 6.2　在六轴系统中，每个导联都有一个正极方位的角度指向。其中Ⅰ导联为 0°，高于 0° 的导联指向用负值来表示，低于 0° 的导联指向用正值来表示

平均 QRS 电轴的计算

在计算 QRS 平均电轴的过程中需要回答以下问题：QRS 波群在哪个导联轴占优势，综合方向是多少？如图 6.3，Ⅱ、Ⅲ 和 aVF 导联中有高大的 R 波，这些波提示心脏电轴方向是垂直的（垂直电轴）。另外，在 Ⅱ、Ⅲ 导联中 R 波的高度相等。通过简单的观察可以得出 QRS 的平均电轴介于 Ⅱ 导联和 Ⅲ 导联的中间，指向 aVF 导联的正极方向（+90°）。

一般来说，当两个导联均表现为高大的且高度相等的 R 波时，QRS 平均电轴在两个导联之间。

图 6.3 中的平均电轴可以用两种方法计算出来，像第 4 章讲述的那样，如果除极波的方向与某个导联轴的方向垂直，那么在该导联描记的 QRS 波群为双向波；相反，如果在任一肢体导联的 QRS 为双向波，QRS 的平均电轴一定与该导联垂直呈 90°。如图 6.3 上的实例，Ⅰ 导联 QRS 波群是双向的，表现为 RS 波，那么平均电轴与 Ⅰ 导联呈直角；因为 Ⅰ 导联在六轴导联系统所致方位为 0°，因此平均电轴与 0° 呈直角，在 +90° 或 -90° 的位置。如果电轴方向在 -90°，则除极方向背离 aVF 的正极方向，在该导联显示为负向波，而在图 6.3 中，aVF 导联显示为正向波（高大的 R 波），所以该例的电轴方向为 +90°。

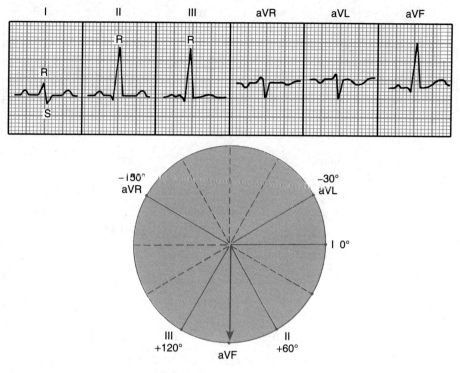

图 6.3　平均额面心电轴为 +90°（见正文）

图 6.4 所示为另一个心电轴测算实例。通过观察，在 I 导联和 aVL 导联上 QRS 波群均为正向波，II、III 和 aVF 导联为明显的负向波，QRS 的平均电轴大约为水平方向。而根据 II 导联 QRS 波形态可精确计算出 QRS 电轴的方向，在 II 导联上，QRS 波群呈双向的 RS 波，所以该例心电轴一定是在 II 导联的垂直方向上；II 导联在六轴系统的方位为 +60°（图 6.2），则该例电轴一定是在 −30° 或 +150°，如果位于 +150°，II、III 和 aVF 导联的 QRS 波群应该是正向的，很显然，本例 QRS 波群电轴为 −30°。

再来看看图 6.5 所提供的实例。在 II、III 和 aVF 导联中，QRS 波群主波为正向，因此可以断定该受检者为相对"垂位心"。R 波振幅在 I 导联和 III 导联相同，故 QRS 平均电轴方向必定是在两个导联之间，或为 +60°。

在图 6.5 中，QRS 电轴方向也可以通过观察 aVL 导联计算出来。在该导联上，QRS 波群为双向的 RS 波，推算电轴一定垂直指向 −30° 的 aVL 导联，

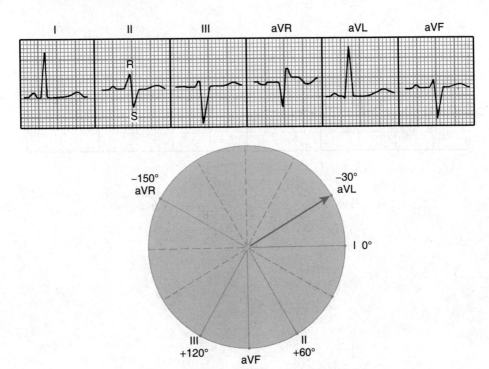

图 6.4 平均额面心电轴为 −30° （见正文）

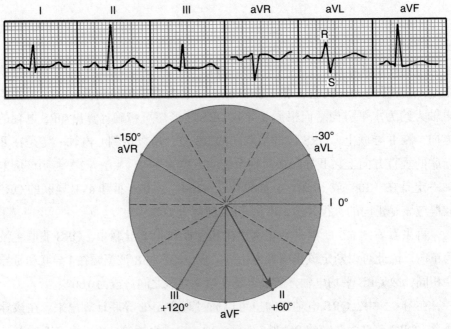

图 6.5 平均额面心电轴为 +60° （见正文）

不是 −120° 就是 +60° ，很明显，该例心电轴在 +60° 方位，尤其在 II 导联上，QRS 波群为高大的 R 波。还有一条也非常重要，即当 QRS 波群在某一导联为双向波时，QRS 波群的平均电轴肯定垂直于该导联。在这种情况下，QRS 电轴指向显示有高大 R 波的导联。图 6.6 给出一个例子，目测的电轴方向背离 II、III 和 aVF 导联而指向 aVR 和 aVL 导联，两个导联均为正向波并且 R 波振幅相同，所以该例心电轴的方向一定在这两个导联之间，或是 −90° 处。对此例另外还有一种算法，观察一下 I 导联 R 波的极向，如果 I 导联 R 波呈正负双向的 RS 波，那么电轴方向一定是指向 I 导联（0°）的垂直方向，也就是 −90° 或 +90° 。本例电轴的方向背离 aVF 导联向上，因此该例的心电轴一定是 −90° 。

再来看看图 6.7 所示的实例。在 aVR 导联上 QRS 波群显示为双向的 RS 波，电轴方向一定垂直于该导联；aVR 导联轴指向 −150° ，所以该例电轴不是 −60° 就是 +120° ，很明显，aVL 导联的 QRS 波群为正向波，III 导联为负向波，所以该例心电轴为 −60° 。

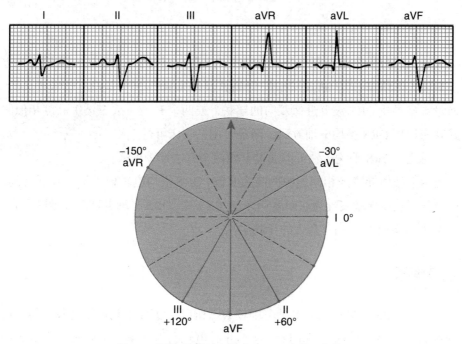

图 6.6 平均额面心电轴为 −90° （见正文）

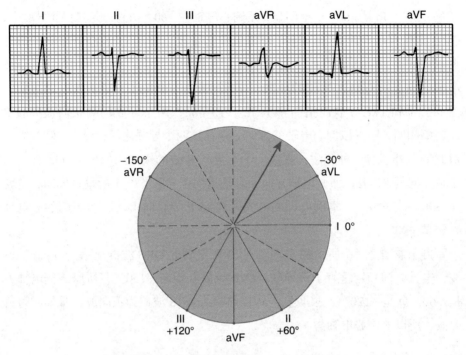

图 6.7　平均额面心电轴为 −60°　（见正文）

从上述分析中可以得出几条估测平均 QRS 电轴的基本方法，虽然这些方法只能大体估算心电轴的近似值，但测算误差为 10°~15° 是没有临床意义的。通过观察寻找 QRS 波群近似双向的导联，或两个 R 波（或 S 波）高度相似的导联来计算 QRS 平均电轴方法，简单实用，临床可行。

总之，QRS 平均电轴可以通过下面两个方法计算出来：

- 当两个肢体导联为相同振幅的高大 R 波，QRS 平均电轴位于两个导联之间。
- 当某一肢体导联表现为双向波（QR 或 RS）时，QRS 平均电轴与该导联垂直，且方向指向 R 波相对高大的导联。

电轴偏移

正常 QRS 波群平均心电轴范围较大。所以，QRS 平均电轴是每一份心电图都必须测算的指标之一。除正常小儿心电轴普遍右偏，大多数正常成人的心电图中，电轴一般在 +30°~+100°，小于 +30° 时为电轴左偏（LAD），

大于 +100° 时为电轴右偏（RAD）。也就是说，LAD 表示心脏呈横位时的异常 QRS 平均电轴，RAD 表示心脏呈垂位时的异常 QRS 平均电轴。

QRS 电轴取决于心脏的解剖位置，以及激动在心室内的除极方向。

- 呼吸可影响心脏的解剖位置，因而可导致电轴方向改变。当一个人吸气时，膈肌下降，心脏在胸腔内更趋向垂直位，QRS 电轴偏向右侧呈垂直位。使 QRS 电轴右偏呈垂直位改变的还有肺气肿等慢性肺充气过度的患者，多呈解剖学垂直位心脏，QRS 电轴也随之右偏呈垂直位。相反，当一个人呼气时，膈肌上抬，心脏在胸腔内呈横位，QRS 电轴偏向左侧，呈水平方向。

- 左前分支传导阻滞影响心室除极方向。左前分支阻滞时，左心室向上和向左的激动发生传导缓慢，平均电轴偏向左侧（见第 8 章）。相反，右心室肥大（RVH）时，QRS 电轴则向右侧偏移。

电轴右偏和电轴左偏的鉴别并不困难：

- 当 QRS 电轴 >+100° 时为电轴右偏；当 Ⅱ 和 Ⅲ 导联均为高大 R 波并且振幅相同时，QRS 电轴即位于 +90°。用目测法简单估测，当 Ⅱ 导联和 Ⅲ 导联 QRS 波群均为高大 R 波，而且 Ⅲ 导联的 R 波高于 Ⅱ 导联的 R 波，即为电轴右偏。此外，Ⅰ 导联 QRS 波群呈 RS 形态，同时 S 波的深度大于 R 波的高度（图 6.8，6.9）时，也提示电轴右偏。

- 当 QRS 电轴小于 +30° 或以上时为电轴左偏。如图 6.4 心电图所示，QRS 电轴为 −30°。图中 Ⅱ 导联的 QRS 波群为双向 RS 波，由于 Ⅱ 导联指向 +60°（图 6.2），双向波提示电轴垂直于该导联，不是指向 −30° 就是指向 +150°，因此当电轴为 −30° 时，Ⅱ 导联 QRS 波为 RS 波，并且 R 波与 S 波的振幅相同；如果电轴左偏超过 −30° 时，Ⅱ 导联为 RS 波同时 S 波的深度大于 R 波的高度（图 6.10，图 6.11）。

电轴右偏

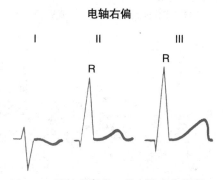

图 6.8 通过观察 Ⅰ、Ⅱ、Ⅲ 三个导联，大体判断为电轴右偏（平均心电轴大于 +100°）。Ⅲ 导联 R 波振幅大于 Ⅱ 导联的 R 波振幅

电轴右偏

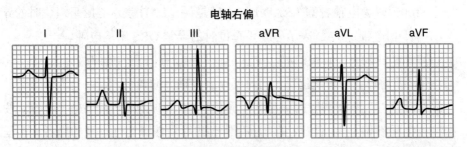

图 6.9 电轴右偏患者的心电图。Ⅱ、Ⅲ导联均呈高 R 波，其中Ⅲ导联 R 波振幅大于Ⅱ导联 R 波振幅

电轴左偏

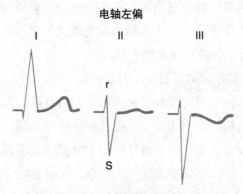

图 6.10 通过观察Ⅰ、Ⅱ、Ⅲ三个导联，大体判断为电轴左偏（平均心电轴超过 −30°）。Ⅱ导联 QRS 波群呈 rS 型，S 波振幅大于 r 波振幅

电轴左偏

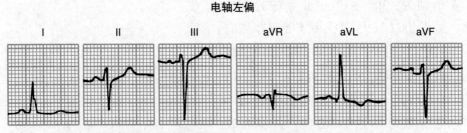

图 6.11 电轴左偏患者的心电图，其中Ⅱ导联 QRS 波群呈 rS 型

目测 QRS 电轴偏移的方法可以归纳为以下几点：

- 当Ⅲ导联的 R 波高于Ⅱ导联的 R 波时，为电轴右偏。注意，应同时具备Ⅰ导联为 RS 波且 S 波的深度大于 R 波的高度的条件时，才能考虑电轴右偏（图 6.8，6.9）。

- 电轴左偏时，Ⅰ导联为高大的 R 波，Ⅲ导联为深 S 波，同时Ⅱ导联为 QS 波或 RS 双向波，S 波的深度大于 R 波的高度（图 6.10，6.11）。Ⅰ导联和 aVL 导联均为高 R 波。

　　在第 5 章中介绍了垂位心和横位心（平均 QRS 电轴）的概念，本章又阐述了电轴左偏和电轴右偏。这些概念有何不同呢？垂位心和横位心是定性的概念。平均 QRS 电轴呈垂位心时，Ⅱ、Ⅲ和 aVF 导联显示为高大的 R 波。平均 QRS 电轴为横位心时，Ⅰ和 aVL 导联显示为高大的 R 波。实际上，垂位心的 QRS 平均电轴可以是正常（如 +80°）的，也可以是异常的，电轴偏向右侧（如 +120°）。同样，横位心的平均 QRS 电轴可以是正常的（0°），也可以是异常的，电轴偏向左侧（−50°）。

　　电轴右偏（RAD）是垂位心平均 QRS 电轴的极端形式，电轴左偏（LAD）是横位心平均 QRS 电轴的极端形式。所以说，当给一位垂位心或横位心患者做心电图时，应描述其平均 QRS 电轴是否偏移。

平均心电轴是否偏移的大体估测方法

　　作为一个初学者，精确计算 QRS 电轴并不像回答下面的问题那么重要：QRS 电轴是否正常？存在电轴左偏或电轴右偏吗？这些问题可以通过观察Ⅰ导联和Ⅲ导联的 QRS 波群的形态来获得（图 6.12）。

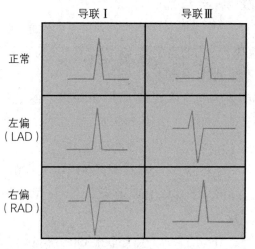

图 6.12　用Ⅰ、Ⅲ导联目测电轴是否偏移的简便方法

如果在Ⅰ、Ⅲ两个导联的 QRS 波群方向均为正向，则平均心电轴是正常的；如果 QRS 波群的方向在Ⅰ导联大部分为正向，在Ⅲ导联大部分为负向，则电轴左偏。如果 QRS 波群的方向在Ⅰ导联大部分为负向，Ⅲ导联大部分为正向，则电轴右偏或接近右偏。少见的情况下，QRS 波群在Ⅰ导联和Ⅲ导联大部分均为负向，这时存在电轴极度右偏或极度左偏。

临床意义

电轴偏移可见于不同情况。

电轴右偏（RAD）：即平均 QRS 电轴大于 +100°，可见于正常变异的受检者。右室肥厚是电轴右偏的重要原因（见第 8 章）。另一个原因是左室侧壁的心肌梗死，侧壁心肌梗死时心室除极失去正常向左除极的向量而使电轴偏向右侧；左后分支阻滞是导致电轴右偏的极少原因（见第 8 章）。患有慢性肺部疾病的患者（肺气肿或慢性支气管炎），其心电图经常显示为电轴右偏。最后应注意，突然出现的 QRS 平均电轴向右（不一定引起电轴的真右偏），应考虑是否有发生急性肺栓塞的可能（见第 12 章和第 25 章）。

电轴左偏（LAD）：平均电轴左偏超过 −30°，可见于很多情况。左心室肥厚（LVH）的患者有时可以表现为电轴左偏，但不是所有左心室肥大的患者必须有电轴左偏（见第 8 章）。左前分支阻滞也是引起电轴左偏的十分常见的原因（<−45°）。但电轴左偏既可见于左束支阻滞患者（见第 8 章），也可见于无明显心脏疾病者。

RAD 或 LAD 并不一定是心脏疾病的必有征象。然而，它的辨认（图 6.12，6.13）经常为左心室肥大、右心室肥大、室内传导异常（左前或左后分支阻滞）或其他疾病提供依据（见第 25 章）。

最后，本书所阐述的电轴左偏（LAD）和电轴右偏（RAD），其界定范围（−30°~+100°）难免带有一定的武断性。一些作者采用不同的标准（如 0°~+90°），这些差异说明了一个重要的问题，在临床心电图学领域，心电轴偏移迄今尚未有一个绝对标准，都仅仅遵循各自所习用或认可的一般标准。同样的问题也将在讨论 LVH 和 RVH 时遇到，因为不同的作者可以提出不同的电压标准（见第 7 章）。

在极少的情况下，所有的六个肢体导联的 QRS 波群均表现为双向波（QR 或 RS 波），使计算额面 QRS 平均电轴较为困难。在这种情况下，用到了不确定电轴的概念（图 6.14）。不确定电轴可见于正常变异，但也可见于很多病理状态下。

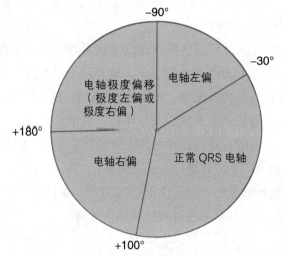

图 6.13 正常 QRS 电轴及电轴偏移。绝大多数心电图都表现为电轴不偏、左偏或右偏。偶尔 QRS 电轴范围为 −90°~+180°，这种情况是电轴极度左偏或极度右偏所致

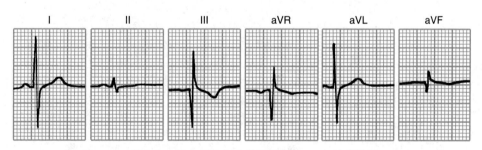

图 6.14 不确定电轴。所有六个肢体导联中 QRS 波群均呈双向

平均 P 波电轴与 T 波电轴

前面仅仅介绍了额面的 QRS 波群平均电轴。同样的测算方法也适用于 P 波和 T 波的额面平均电轴。

例如在窦性节律时，正常 P 波在 aVR 导联倒置，在 II 导联直立。因此，正常情况下，P 波电轴指向 II 导联的正极方向，这使得 P 波的平均电轴大约

为 +60°。另一方面，如果是房室交界区而不是窦房结起搏心室，心房的激动方向是逆行的。房室交界异位心律时，心房的除极是向上的，指向 aVR 导联而背离 II 导联。在这种情况下，aVR 导联的 P 波直立，II 导联的 P 波倒置，平均 P 波电轴大约为 −150°。

用同样的计算方法还可以估算额面的 T 波平均电轴。正常情况下，T 波的平均电轴和 QRS 波群的平均电轴方向大致相同（但不是完全相同）。也就是说，对于横位心的受检者来说，T 波在 I 和 aVL 导联多是直立的，并且在这些导联同时表现为高大的 R 波。对于垂位心的受检者来说，T 波在 II、III 和 aVF 导联多是直立的，并且在这些导联同时表现为高大的 R 波。然而在不考虑心电位的情况下，T 波在 III 导联多为倒置。

总之，平均电轴的概念不仅适用于 QRS 波群，而且也适用于 P 波和 T 波。平均电轴表示在额面上心肌除极或复极的综合方向。

（乔燕燕　译　张雪娟　陈清启　校）

第7章
心房增大和心室增大

前六章讲述了心电图的基础知识，从这一章起着重探讨异常心电图。本章讨论四个心腔增大的心电图改变。

心脏增大是指一个及一个以上的心腔增大，可以是心腔容量增大或心肌肥厚所致；或是二者同时存在。

心脏肥厚时，心肌纤维的总数并不增加，而是每一个心肌纤维增大（过度肥大），而心肌细胞也会随之变长（称为离心性肥大）。由于心腔壁增厚引起的肥大，心肌细胞会变宽大（称为向心性肥厚）。可预测心腔肥大的心电图改变会有 P 波及 QRS 波群的电压增加或时限延长。长期严重的高血压通常肥厚与扩张同时并存。

心腔的增大通常是由于某些心脏压力负荷或容量负荷长期作用于心肌造成的。压力负荷（例如系统性高血压或主动脉瓣狭窄引起的）可引起心腔壁的增厚。相比较而言，容量负荷（例如瓣膜关闭不全或扩张型心肌病引起的）主要与心房和心室的扩张有关。在一些较为罕见的病例中，心腔增大是基因异常或是特发性（至今仍未明）因素导致的结果。例如致心律失常型右心室心肌病（AVRC/D；见第 21 章）和肥厚型心肌病综合征（见第 9 章）。

病理性肥大和扩张经常伴随纤维化（瘢痕）以及心肌空间结构的改变（重建），使心功能恶化并导致心律失常（例如心房颤动和持续性室性心动过速）和心力衰竭（CHF）。自主神经系统、心肌低灌注、一氧化氮、血管紧张素轴系统均在心肌细胞的肥厚及纤维化合并其他器官的复杂的功能紊乱中起重要作用。

右心房异常

右心房负荷过重可增加 P 波的电压。

正向 P 波，其振幅以毫米为单位，从 P 波起始处基线上缘到波峰之间的距离。负向 P 波的振幅则是从基线下缘到 P 波最低点之间的距离（P 波高度和宽度的测量见图 7.1）。

一般在静息状态下，任何导联 P 波振幅都应小于 2.5 mm（0.25 mV），宽度小于 0.12 s（120 ms 或 3 个小格）。在运动的情况下，Ⅱ 导联及其相关导联 P 波的振幅会暂时性增加是一种生理现象。

病理情况下的右心房负荷过重会产生持续存在的异常高尖的 P 波（高于 2.5 mm）。偶见 V_1 导联出现深（负向）且窄的 P 波与右心房异常（RAA）有关，这是由右心房相对于这个导联的位置较低导致的，这个现象可能会与左心房异常（LAA）相混淆，有时会导致 RAA 假阳性的诊断。

单纯的右心房异常通常不会增加心房除极的总时间，因此，P 波宽度正常（小于 0.12 s，或 3 个小格）。因为右心房扩大常发生于严重的肺部疾患，因此右心房异常时的异常 P 波有时称为肺型 P 波（图 7.2，7.3）。

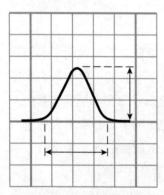

图 7.1　正常 P 波通常高度小于 2.5 mm，宽度小于 0.12 s

右心房异常（负荷过重）

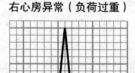

图 7.2　高尖 P 波表明右房异常或负荷过重（以往称为肺型 P 波）

右心房异常

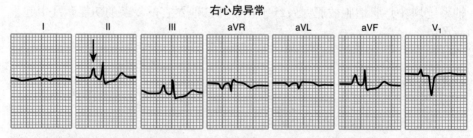

| I | II | III | aVR | aVL | aVF | V_1 |

图 7.3　慢性肺部疾病患者心电图 Ⅱ、Ⅲ、aVF 导联和 V_1 导联可见高尖 P 波（箭头），有时被称为肺型 P 波

通常右心房异常特征性的高尖 P 波在 Ⅱ、Ⅲ、aVF 导联最明显，有时也可见于 V_1 导联。在任一导联中，P 波的高度超过 2.5 mV，肺型 P 波的心电图诊断即可成立。然而，超声心动图有证据显示高尖 P 波并不总是与右房异常有关。另一方面，右心房负荷过重的患者也可能没有高尖 P 波。换言之，高尖 P 波诊断右心房肥大的敏感性和特异性是有限的（详见第 24 章）。

右心房异常是多种疾病重要的临床表现，且通常伴有右心室肥大。最重要的四种情况：①肺部疾病；②先天性心脏病；③后天性三尖瓣疾病；④原发性心肌病：如致心律失常型右心室心肌病（ARVC/D）。

肺部疾病可以是急性的（支气管哮喘、肺栓塞），慢性的（肺气肿、支气管炎、慢性血栓栓塞性肺动脉高压），或是二者兼有之（由于肺炎引起的慢性阻塞性肺部疾病急性发作）。

引起右心房异常的先天性心脏病包括肺动脉瓣狭窄、房间隔缺损、埃勃斯坦畸形（一种三尖瓣畸形）和法洛四联症。

右心房异常也可以由后天性三尖瓣疾病导致，包括反流（例如心内膜炎）和狭窄（例如风湿性心脏病和类癌综合征）。

左心房异常／负荷过重

P 波也可预测左心房增大（扩大或肥大）的改变。通常，左心房除极迟于右心房，因此，左心房增大会延长心房除极化的总时间，表现为异常增宽的 P 波。左心房肥大（LAE）的特征是出现时限 ≥ 0.12 s（120 ms）（至少 3 个小格）的宽大 P 波，而 P 波的振幅（高度）可以正常或是增加。

有些患者，尤其是冠心病患者，可以出现宽大 P 波，但经检查无左心房增大。这种异常 P 波可能表示心房大小正常而存在传导延缓。因此，在描述这些异常宽大的 P 波时，用左心房异常比左心房肥大更为合适。

图 7.4 清楚地显示出左心房异常时 P 波的特征性改变。如图所示，P 波有时会出现特征性的双峰或切迹（图 7.4A），第二峰是左心房除极延迟形成的。这种双峰 P 波多见于一个或多个肢体导联（图 7.5）。以往的术语二尖瓣 P 波有时仍用来描述见于左心房异常的宽大 P 波，是因为这种 P 波最先是从风湿性二尖瓣病变的患者描记出来的。

左心房异常的患者在 V_1 导联有时会表现为特征性的双向性 P 波（见图 7.4B

左心房异常

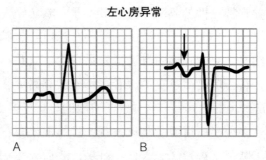

A   B

图 7.4 左心房异常 / 肥大导致的改变

A. 一个或多个肢体导联上宽大有时有切迹的 P 波（以往称二尖瓣 P 波）。B. V₁ 导联宽大双向 P 波（箭头所指）

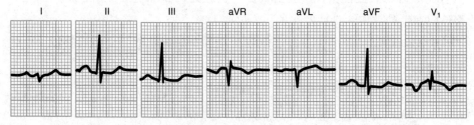

I   II   III   aVR   aVL   aVF   V₁

图 7.5 左心房肥大（异常）患者的心电图中的宽大、隆起 P 波

和图 7.6），这种波形由一个小的初始正向波和一个显著增宽的负向波组成，负向部分持续时间大于 0.04 s（40 ms），振幅 ≥ 1 mm。这种显著的负向波与肥大的左心房兴奋延迟相吻合。解剖学上左心房位于食管的后上部，紧贴胸骨后，右心房位于前方。因此 V₁ 导联的初始正向波代表右心房的除极，而深的负向波是左心房除极电压指向后方的结果（远离 V₁ 导联的正极）。

在一些左心房异常的病例中，既可在 I 、II 导联看到宽大的双峰 P 波，又可以在 V₁ 导联见到双向 P 波。在另外一些病例中，仅见宽大有切迹的 P 波。有时 V₁ 导联的双向 P 波是左心房异常唯一的心电图证据。额面 P 波的末端部分（向量）可能偏离到左侧（指向 aVL 导联）。

一些严重的左心房异常的病例中，P 波的负向部分是很宽的（≥ 80 ms），但是 P 波负向部分的振幅并不一定增加，这种情况下我们称之为房内传导延迟（IACD）。

V₁ 导联 P 波负向部分振幅和 / 或时限增加有时被称为增加的 V₁ 导联 P 波终末电势（ptfv₁）。

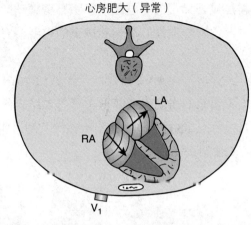

心房肥大（异常）

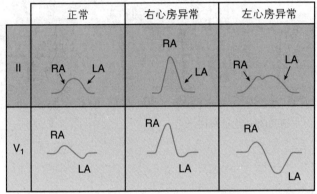

图 7.6 右心房（RA）负荷过重可引起肢体或胸导联 P 波高尖。左心房异常可引起肢体导联宽大且常带有切迹的 P 波，V_1 导联出现双向 P 波，负向波明显，代表左心房除极延迟

─────── 要点 ───────

临床上，左心房异常主要发生于以下几种情况：

· 瓣膜性心脏病：主要是主动脉瓣狭窄、主动脉瓣反流、二尖瓣反流和二尖瓣狭窄[*]

· 高血压性心脏病：引起左心室超负荷，最终导致左心房异常

· 心肌病（扩张型、肥厚型和限制型）

· 冠心病

─────────

[*] 严重的二尖瓣狭窄，瓣膜阻碍了左心房向左心室排血，从而导致肺血管和右心室压力代偿性增加。二尖瓣狭窄的主要迹象是伴有右心室肥大（RVH）特征的左心房异常（或是心房颤动）。

　　左心房异常尤其是显著异常的心电图，表明心房颤动的风险增加；反过来讲，在窦性心律时，常有阵发性心房颤动病史的患者会有左房异常的心电图特征。

　　图7.6总结了左心房异常（LAA）和右心房异常（RAA）的心电图表现。

　　双心房肥大的患者（双心房肥大或畸形）可出现结合的图形（例如高而宽的P波），如图7.7所示。这种表现可能出现在严重的心肌病或瓣膜病（例如二尖瓣和三尖瓣的复合型功能失调）。

双心房异常

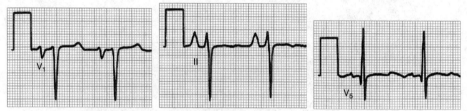

图7.7　双心房肥大（异常）产生的P波在Ⅱ导联高大，并且V_1导联呈双向波，终末部分是深的负向波。V_5导联的P波也有切迹

右心室肥大

　　根据正常的QRS波群的图形我们可以预测出右心室肥大（RVH）和左心室肥大（LVH）的心电图改变。最常见于长期的压力负荷增加导致室壁增厚。正常情况下，左、右心室同时除极，因为左心室体积较大（见第5章），左心室的电活动占优势，因此，右胸导联（例如V_1导联）记录到rS波形：

　　在这些rS波形中负向深S波表明除极电位是由右向左扩散的。相反地，左胸导联（例如V_5、V_6导联）记录到qR波形：

R
⋀
q

　　这种波群中的正向高 R 波表明由左心室产生的指向左侧的除极电位占优势。

　　当右心室足够肥大时，右心室的电位将会超过正常时占优势的左心室电位。在这种情况下，你会在右胸导联看到什么样的 QRS 波群呢？右心室肥大时右胸导联表现为高 R 波，表明正向电压是从肥厚的右心室向右扩散（图 7.8）。图 7.9 和图 7.10 是 RHV 的临床实例。在 V$_1$ 导联高 R 波取代了正常时的 rS 波，提示右心室明显肥大。

　　V$_1$ 导联的 R 波达到多高才能做出右心室肥大的诊断呢？成年人正常情况下 V$_1$ 导联的 R 波小于同导联的 S 波。V$_1$ 导联 R 波振幅超过 S 波时仅提示但不能确诊右心室肥大，有时在 V$_1$ 导联高 R 波之前有小 q 波（见图 7.9）。

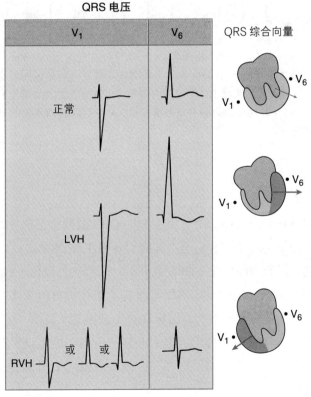

图 7.8　根据病理生理学可以推测出左心室肥大（LVH）和右心室肥大（RVH）的 QRS 波群的图形。左心室肥大使原来正常的图形增大，引起右胸导联 S 波加深，左胸导联的 R 波增高。相比之下，右心室肥大时 QRS 向量向右偏移，导致右胸导联的 R 波增高

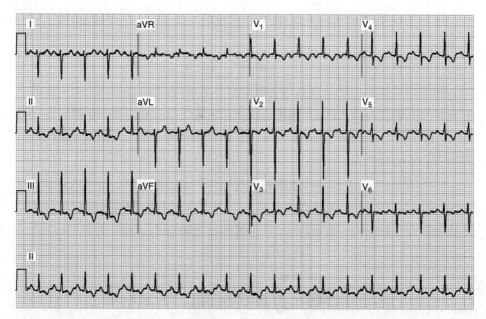

图 7.9　多方面因素引起右心室肥大的患者，右心室负荷过重在 V_1~V_5 导联（也可在 Ⅱ、Ⅲ、aVF 导联）引起高 R 波（Rs 波群部分）并 T 波倒置。Ⅲ 导联的 R 波明显高于 Ⅱ 导联的 R 波而显示明显的电轴右偏。实际上，严重的右室肥大可导致 R 波递增的图形是反向的（V_6 导联呈 rS 波）。V_1 导联呈负向尖的 P 波及 Ⅱ、Ⅲ、aVF 导联轻微变尖的 P 波可能是右心房负荷过重引起的

伴随右胸导联的高 R 波，右心室肥大的 QRS 波群常出现另外的两个心电图征象：电轴右偏（RAD）和右至中部胸前导联 T 波倒置。

右心室肥大既影响除极化（QRS 波群），又影响复极化（ST-T 波群），其原因尚未完全明确，可能是心肌肥大改变了正常的复极顺序。右心室肥大特征性的复极改变是右侧至中部胸前导联的 T 波倒置（见图 7.9，7.10）。

以前认为右胸前导联 T 波倒置是右心室"劳损"的表现，左心室肥大时左胸前导联 T 波倒置是左心室"劳损"。现在更倾向于用 T 波倒置伴右心室或左心室负荷过重来描述。

右心室肥大时，左侧胸导联的高 R 波形态多变。有时，中间和左侧胸前导联显示 R 波递增不良，直到 V_6 导联都呈现 rS 或 RS 波群（见图 7.10），而有时也能保持正常的 R 波递增，左胸导联为 R 波（见图 7.9）。

右心室肥大

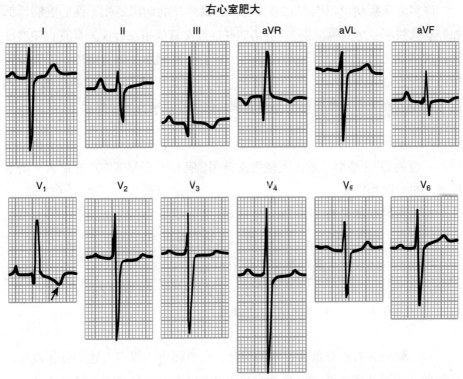

图 7.10　右心室肥大时，V_1 导联有时显示 qR 波群增高的 R 波，由于右心房肥大，可在 Ⅱ、Ⅲ 和 V_1 导联见到高尖 P 波。因右心室负荷增重，可见 V_1 导联 T 波倒置，V_2、V_3 导联 ST 段压低，PR 间期也延长（0.24 s）

　　引起右心室肥大的原因如先天性心脏病或肺部疾病，也常常导致右心房负荷过重，因此右心室肥大伴高尖 P 波并不少见。与这种规则反常的一种异常现象，是右心室肥厚伴显著左心房异常，主要见于二尖瓣狭窄，如图 24.1 的说明。

　　右束支传导阻滞（RBBB）本身不表明有右心室肥厚。而完全或不完全性右束支传导阻滞合并电轴右偏强烈支持右心室肥大的诊断。

　　总而言之，右心室肥厚的心电图表现是右胸导联高 R 波，在 aVR 或 V_1 导联 R 波振幅超过 S 波，另外，也常出现电轴右偏和右侧胸前导联 T 波倒置。由于右心房负荷过重导致的高大 P 波并不少见（除去二尖瓣狭窄）。一些右心室肥大较轻微的病例，心电图可能只出现其中的一种表现或一种表现都没有（敏感性低）。

　　许多临床疾病可以引起右心室肥大，最重要的病因是先天性心脏病，例如肺动脉狭窄、房间隔缺损*、法洛四联症或艾森曼格综合征。具有长期严重肺部疾病的患者也可以导致肺动脉高压和右心室肥厚。如前所述，二尖瓣狭窄可引起左心房异常合并右心室肥大。右心室负荷过重可引起心电图 V_1~V_3 的 T 波倒置而无右心室肥厚的其他表现，例如急性肺栓塞（见第 12 章）。

要点

　　下面的 QRS 波群（成人）强烈支持因负荷过重引起的右心室肥大（肺动脉高压或肺动脉狭窄）：

　　1. 右胸导联高 R 波（如 Rs，R 或 qR 形）

　　2. 电轴右偏（RAD），尤其在成人电轴右偏 ≥ 100°

　　3. 成人右胸导联 T 波倒置（例如 V_1~V_3 或 V_4）

注：符合以上表现很可能是右心室肥大，高大的 P 波符合右心房异常（RAA）。但是这一系列的发现虽有高度特异性，但其敏感性非常低。

　　肺气肿合并右心室负荷过重的患者，心电图可以没有上述的任何改变，右胸前导联不是高的 R 波，反而会见到非常小的 r 波且递增不良，通常有电轴右偏伴 QRS 波群低电压。这些表现很像前壁心肌梗死。

左心室肥大

　　像右心室肥大一样，可以推测出左心室肥大的心电图表现（见图 6.7）。正常情况下，左心室相对较大，电活动较右心室占优势，其结果在右胸导联产生明显的负向（S）波，在左胸导联可见高的正向（R）波。当出现左心室肥大时，平衡的电势向左后转移，因此左心室肥大时，左侧胸前导联可见异常增高的正向（R）波，右侧胸前导联呈异常加深的负向（S）波。

　　重要提示：在胸导联和肢体导联诊断左心室肥大的电压标准并不是绝对的。事实上，还有很多不同的标准被提议，这也反映心电图检查在敏感性和特异性上的缺陷。

---

*最常见的引起右室肥大的房间隔缺损患者（继发孔性缺损）通常会出现 QRS 波群电轴垂直右偏的右束支阻滞图形（V_1 导联呈 RSR' 形）

临床医生应该认识到，左心室肥大至少能影响心电图的 5 个特点：QRS 电压，复极化的（ST–T）改变，QRS 波群的电轴和时限，以及 P 波的特征。

以下是左心室肥大的诊断标准、诊断指南和应用中的注意事项：

（1）如果 V_1 导联 S 波的深度（S_{V1}）以及 V_5 或 V_6 导联 R 波高度（R_{V5} 或 R_{V6}）之和超过 35 mm（3.5 mV）应该考虑左心室肥大（图 7.11），尤其是中年或老年人。在某些人，特别是运动员和较瘦的年轻人，胸导联高电压是一种正常情况。因此，胸导联高电压（$S_{V1}+R_{V5}$ 或 $R_{V6}>35$ mm）不是左心室肥大的特征性指标（图 7.12）。

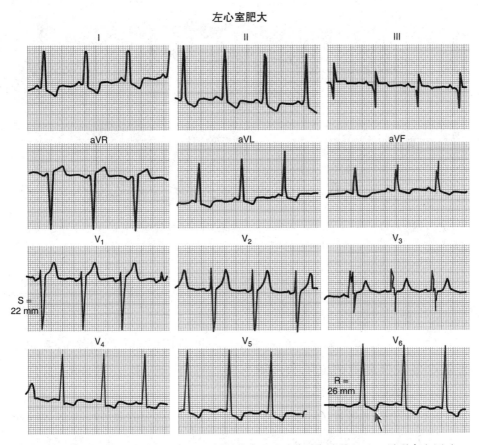

图 7.11 一位严重高血压患者左心室肥大的图形。可以看到胸导联和 aVL 导联高电压（R= 17 mm）。这些导联也存在着复极（ST–T）异常，即以前所指的"劳损"图形。另外，V_1 导联的双向 P 波表明左心房扩大

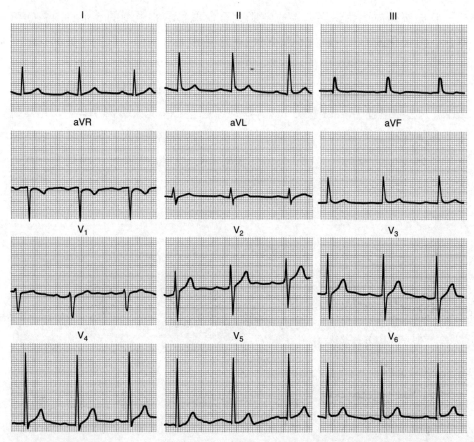

图 7.12　胸导联高电压（$S_{V1}+R_{V5}=36$ mm），这是一位 20 岁健康男性的正常变异心电图。这种情况尤其多见于运动员和较瘦的年轻成人，ST–T 波群正常，没有复极（ST–T）异常和左心房异常的表现

　　（2）另一个左心室肥大的标准（Cornell 电压标准）是根据 V_3 和 aVL 导联 QRS 波群部分的电压和来确立的：男性，$S_{V3}+R_{aVL}>28$ mm；女性，$S_{V3}+R_{aVL}>20$ mm。

　　（3）有时左心室肥大在 aVL 导联产生高 R 波，aVL 的 R 波可达 11~13 mm（1.1~1.3 mV）甚至更高是左心室肥大的另一特征（见图 7.10）。有时胸前导联电压都正常，aVL 导联高 R 波是左心室肥大的唯一表现。也有的患者胸导联电压异常增高，而 aVL 导联 R 波正常。

（4）如右心室肥大一样，由于心室负荷过重导致心室复极异常，左心室肥大经常出现 ST-T 改变。图 7.13 是左心室肥大 ST-T 波群的典型图形。注意这种波形有一种特殊的不对称表现，伴随轻微的 ST 段压低之后有一宽大倒置的 T 波。在一些患者中，T 波倒置非常深，这种与左心室负荷过重相关的复极异常（以前称左心室劳损）通常在高 R 波的导联最明显（见图 7.11）。

（5）左心室肥大时心电位通常是横位，可出现电轴左偏（即电轴 ≤ -30°）。也可出现 QRS 波群增宽。左心室肥大的患者，最终出现不完全性或完全性左束支传导阻滞（LBBD）的心电图表现并不少见。大多数左束支传导阻滞的患者都有左心室肥大（见第 8 章）。左心室肥大是有左束支传导阻滞特点的室内传导延迟（IVCD）的常见原因。

（6）最后，左心室肥大患者的心电图也常见到左心房异常的表现（肢体导联 P 波增宽或 V1 导联的 P 波双向、宽大），大部分导致左心室肥大的情况也会引起左心房负荷过重。

总之，如果你从一份心电图中发现 QRS 波群高电压（左室导联高 R 波，右室导联深 S 波）伴有 ST-T 改变及左心房异常的表现，对于左心室肥大的诊断具有高度的特异性和敏感性。由于胸导联和肢体导联高电压也可以见于正常人，尤其是运动员和年轻人，因此不能仅靠这一种表现来诊断左心室肥大。而由于左心室负荷过重引起的 ST-T 改变也可发生于未达电压标准的左心室肥大的患者。

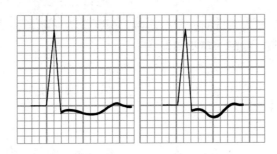

图 7.13 以往将左心室肥大伴复极异常称为"劳损"是不确切的，但至今仍有时被人沿用。注意图中高 R 波的导联出现特征性 ST 段轻微压低伴有 T 波倒置。这些复极的改变称为"左心室肥大相关性 ST-T 改变"或"左心室负荷过重引起的 ST-T 改变"

左心室肥大心电图的临床观点

─────────── 要点 ───────────

识别左心室肥大临床重要性的两个主要因素：

1.诊断价值：左心室肥大提示患者处于一种潜在的危及生命的压力或容量负荷过重的状态。两种最常见和最重要的压力负荷过重的情况是高血压和主动脉瓣狭窄。左室容量负荷过重的三种主要临床情况是主动脉瓣反流、二尖瓣反流和扩张型心肌病。肥厚型心肌病也可以引起左心室肥大。

2.预后价值：任何原因导致的左心室肥大都会增加心血管病并发症的风险。包括慢性心力衰竭和严重的房性或室性心律失常，包括心房颤动和可导致心搏骤停的快速性室性心律失常。众所周知，具有心肌纤维化和神经内分泌异常的肥大可以增加机械性失代偿和电的不稳定性。

双心室肥大时，心电图通常主要表现为左心室肥大，能为双心室肥大提供重要线索的其他表现是左心室肥大伴电轴右偏。一些严重的扩张型心肌病和风湿性瓣膜病的患者会出现双心室肥大。

最后，有必要重新强调一下心电图对于心脏大小的评定仅是一个间接的评定。一个人可能有潜在的心脏增大而心电图并没有表现。相反地，一个没有心脏病的健康人（青少年运动员）的心电图可能表现为高电压。当必须更精确地确定心室肥大的存在和程度时，应该进行超声心动图检查。一些疑似的情况，例如致心律失常性右心室心肌病（ARVC/D）和心尖部肥厚型心肌病，做心脏磁共振成像（MRI）可得以明确。

（仲涛　译　张雪娟　陈清启　校）

第8章
室内传导阻滞：束支传导阻滞及相关异常

回顾心室的正常除极过程：是心脏电激动从心房经过房室交界区和浦肯野纤维系统传导至心室（见第 1 章和第 5 章）。心室首先被激动（除极）的是室间隔的左侧，然后激动很快会通过左、右束支向左、右心室的主要部分扩散。正常情况下，QRS 波群的宽度（计算机测量）在 12 导联中均小于或等于 110 ms（目测小于心电图记录纸的 2.5 个小格），原因是成人心室的全部除极过程在 0.1 s（100 ms）内完成。任何影响心室电生理，和 / 或同时通过浦肯野纤维系统除极心室的干扰都可能会延长 QRS 波群的宽度或者改变 QRS 电轴。本章主要讨论的是束支传导阻滞或延缓对 QRS 波群和 ST–T 段的影响，同时也阐述其临床意义。

室内传导阻滞心电图：总则

心电图表现为一侧束支或分支阻滞的原则：QRS 波群最后的部分（通常占优势）会向心室最后被除极的方向偏移，换句话说，QRS 主要向量的方向会偏向心室最迟激动的部分（框 8.1）。

框 8.1 　QRS 向量在束支阻滞和分支阻滞时的变化
• 右束支阻滞（RBBB）：QRS 终末向量指向右心室（V_6 导联记录到一个宽的负向 S 波）
• 左束支阻滞（LBBB）：QRS 终末向量指向左心室（V_1 导联记录到一个负向波，而 V_6 导联记录到一个正向波）
• 左前分支阻滞（LAFB）：QRS 终末向量指向左前上（Ⅱ 导联显示一个负向波，而 Ⅰ、aVL 导联显示正向波）
• 左后分支阻滞（LPFB）：QRS 终末向量指向右后（Ⅰ 导联显示负向波，而 Ⅱ、Ⅲ、aVF 导联显示正向波）

右束支传导阻滞

首先，思考一下如果切断右束支或者减慢其传导速度会有什么影响，结果是右心室的兴奋会延迟且 QRS 波群会增宽。右束支阻滞（RBBB）时 QRS 波群的形态就可以通过已知的原则推测出来。

正常情况下心室最早除极的部分是室间隔的左侧（见图 5.6A），在正常心电图中，这个间隔除极在 V_1 导联产生一个小 r 波，而在 V_6 导联则产生一个小 q 波（图 8.1A），因为左侧室间隔是通过左束支的一个分支来激动的，所以右束支阻滞不会影响室间隔的激动顺序。

心室兴奋的第二个阶段是左、右心室同时除极（见图 6.6B），右束支阻滞也不会影响该阶段，因为正常情况下左心室的电活动占优势，所以在右胸导联产生深 S 波，在左胸导联产生高 R 波（图 8.1B）。右束支阻滞导致 QRS 波群的变化是右心室总的兴奋时间延长所致，也就是说在左心室完成除极后，右心室还在继续除极。

右心室的延迟除极形成了心室兴奋的第三个阶段。此阶段的心电向量是指向右侧的，它代表了除极延迟和除极波在右心室的缓慢扩散。因此，放置在右胸导联（如 V_1 导联）记录到这个阶段心室的兴奋是一个宽的正向波（R′ 波），而由于右心室除极缓慢，向右侧扩散延迟，反映在左胸导联（如 V_6 导联）

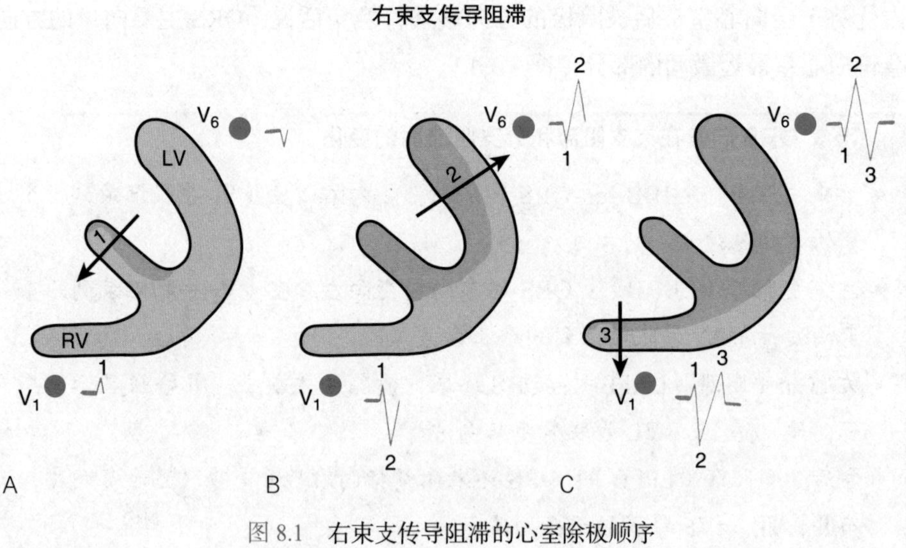

右束支传导阻滞

图 8.1　右束支传导阻滞的心室除极顺序

是一个宽的负向波（S波）（见图 8.1C）。

在逐步理解整个除极过程的基础上，可以推导出右束支阻滞时各胸前导联的波形。右束支阻滞时，V_1 导联的典型图形是一个宽 R′ 波的 rSR′ 波群，而 V_6 导联则出现有宽 S 波的 qRS 波群，右胸导联宽大的 R′ 波和左胸导联的深 S 波从胸部两侧表现了同一个问题：延迟除极的电流通过右心室缓慢扩散。

做出右束支阻滞的初步诊断，应着重观察 V_1 和 V_6 导联，这些导联 QRS 波群特征性的表现可以使诊断简单化。图 8.1 显示了右束支阻滞时心室除极延迟产生特征性心电图的机制。

总之，右束支阻滞时心室兴奋的过程可分为三个阶段，前两个阶段是正常的室间隔和左心室除极，第三个阶段就是右心室兴奋的延迟。右束支阻滞的心室激动的三个阶段在胸前导联表现为：

- V_1 导联显示包含一个宽 R′ 波的 rSR′ 波群。
- V_6 导联显示包含一个宽 S 波的 qRS 图形。

在右束支阻滞的心电图表现中，V_1 导联的 QRS 波群通常显示 rSR′ 波形（图 8.2），偶尔也会出现没有低于基线的 S 波，在 V_1 导联上表现为宽大而有切迹的复合 R 波（图 8.3），该复合波形的终末部分振幅最大。

右束支传导阻滞

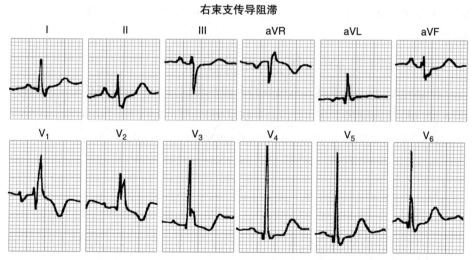

图 8.2 注意 V_1 导联的 rSR′ 波形和 V_6 导联的 qRS 波形。V_1~V_3 导联 T 波倒置在右束支阻滞中较常见。也应注意到左心房的异常波形（V_1 导联上双向 P 波中显著的负向波）和 V_5 导联高耸的 R 波，符合潜在的左心室肥大

图 8.2 和图 8.3 是右束支阻滞的典型例子。在分析中你会发现右胸导联的 T 波是倒置的。右胸导联的 T 波倒置是右束支阻滞的特征性表现。也可见到 ST 段轻—中度压低，有时很像心肌缺血，这些变化属于继发性的改变，是因为受到了心室除极延迟的影响，而发生的 ST-T 改变。相比之下，原发的 T 波

右束支传导阻滞变异

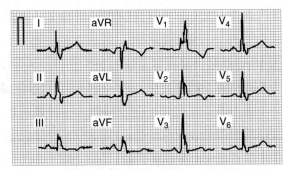

图 8.3　右胸前导联有时会出现宽而有切迹的 R 波（见 $V_1 \sim V_3$ 导联），而不是右束支阻滞中经典的 rSR′ 形。注意 $V_1 \sim V_2$ 导联继发的倒置 T 波

常反映的是复极的实际变化，与 QRS 波群的改变无关。原发的 T 波异常常见于局部缺血造成的 T 波倒置或某些电解质紊乱（如高钾血症、低钾血症）及药物（如洋地黄）影响造成的 ST-T 改变。

需要注意的是，某些心电图同时包含原发和继发的 ST-T 改变。在图 8.3 中基于右束支可以解释 T 波在 $V_1 \sim V_3$，Ⅱ、Ⅲ、aVF 导联中的倒置，因为 T 波倒置发生在伴有 rSR′ 波群的导联上。然而，在其他导联（V_4 和 V_5 导联）出现 T 波倒置或 ST 段压低，就表明是原发性的改变，可能是局部缺血或药物影响所致。

完全性和不完全性右束支传导阻滞

根据 QRS 波群的宽度，右束支传导阻滞可以分为完全性和不完全性两种。成人完全性右束支阻滞定义为 V_1 导联呈 rSR′ 波，V_6 导联呈 qRS 波，且时限 ≥ 0.12 s。不完全性右束支阻滞有同样的 QRS 波形，但 QRS 时限为 0.11~ 0.12 s。

临床意义

很多原因可以引起右束支阻滞。首先，一些没有任何心脏病的正常人可能有这种表现，因此右束支阻滞可以是这部分人唯一的异常表现。其次，右束支阻滞也可以是器质性心脏病的非特异性表现。几乎任何影响到心脏右侧的疾病都可以导致右束支阻滞，包括左向右分流的房间隔缺损，伴有肺动脉高压的慢性肺部疾患和心脏瓣膜病，如肺动脉瓣狭窄，以及心肌病和冠心病。在一些病例中（尤其是老年人），右束支阻滞可能是传导系统的慢性退行

性变所致。在心脏外科手术之后可能也会出现短暂或者永久性的右束支传导阻滞。

急性肺动脉栓塞可引起急性右心负荷过重，从而引起右心室传导延迟，且通常伴有窦性心动过速（见第 11 章）。

单纯的右束支阻滞本身不需要任何特殊治疗。右束支阻滞可以是永久的，也可以是暂时的，有时只有当心率超过某个临界值时它才会表现出来（频率相关性右束支阻滞），是一种非诊断性判断。然而需要注意的是：近期发生过伴有 ST 段抬高的急性前壁心肌梗死（AMI）的患者，如伴发新出现的右束支阻滞，尤其是当右束支阻滞合并左前分支或左后分支阻滞及 PR 间期延长，则表明发生完全性心脏传导阻滞的风险性增加。ST 段抬高的前壁心肌梗死伴发新出现的右束支阻滞是心肌广泛受损的标志，经常会出现心衰甚至心源性休克（见第 9 章，图 9.20）。

查加斯病是一种克氏锥虫感染的寄生虫病，大多流行于拉丁美洲，可能会引起重度的扩张型心肌病，并伴有心室内和房室传导异常，包括完全性心脏阻滞和快速性室性心律失常。在这种情况下出现右束支阻滞合并左前分支阻滞被广泛报道。

Brugada 图形是一种类似于右束支阻滞的特征性图形（伪右束支阻滞），其重要性在于它可能会增加快速性室性心律失常的风险（见第 21 章，图 21.9）。

注意：一种呈 rSr′ 波形的窄 QRS 波（成人时限 ≤ 100~110 ms）其在 V_1 或 V_1~V_2 导联有非常小的终末 r′ 波（≤ 1~2 mm），是一种正常的变异，而不应被过度解读为不完全性右束支阻滞。

左束支传导阻滞

左束支阻滞（LBBB）也会产生宽大的 QRS 波群，但是左束支阻滞的 QRS 波群明显不同于右束支阻滞。产生这种差异的主要原因是右束支阻滞主要影响心室激动的末期，而左束支同时影响了心室激动的早期。

回顾正常情况下心室兴奋的第一阶段——室间隔左侧的除极，开始于左束支的一个分支，当左束支发生阻滞，便改变了激动开始的正常顺序。室间隔除极变为由右向左而不是从左向右。因此，左束支阻滞产生的心电图首要

改变是 V_1 导联正常间隔的 r 波和 V_6 导联正常间隔的 q 波均缺失（图 8.4A）。而且左束支阻滞延长了左心室总的除极时间，导致 QRS 波群异常增宽。V_6 导联出现一个宽大且完全正向的（R）波（图 8.4B）。右胸导联（如 V_1）记录到一个负向的 QRS（QS）波，因为左束支阻滞时左心室的电活动仍占据优势，因此也会产生较右心室更高的电压。

因此，左束支阻滞时心室兴奋的全过程的电活动还是朝向左胸导联，也就是说，室间隔除极是由右向左的，且左心室占优势的电活动时间延长。图 8.4 说明了左束支阻滞时心室的激动顺序。

左束支阻滞时，V_1 导联 QS 波的尖端有时会有一个小切迹，从而形成了一个特征性的 W 形波。同样，V_6 导联的 R 波顶点也会出现一个切迹，形成一个独特的 M 形波。图 8.5 显示了一个左束支阻滞图形的例子。

正如右束支阻滞会出现继发性 T 波倒置一样，左束支阻滞也会出现这种情况。如图 8.5 所示，在高 R 波导联（如左胸导联）上 T 波倒置是左束支阻滞的特征。但是右胸导联的 T 波倒置就不能单独用左束支阻滞解释，其反映了原发性的 T 波异常，如局部的心肌缺血（见图 9.21）。

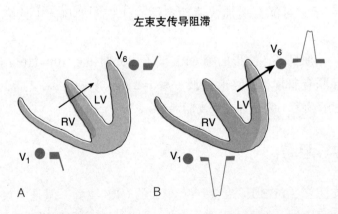

左束支传导阻滞

图 8.4 左束支阻滞早期（A）和随后（B）的心室除极顺序导致了 V_1 导联宽大的 QS 波和 V_6 导联宽大的 R 波。（注：一些作者认为经典的左束支阻滞诊断需要 QRS 起始到 R 波顶点，有时候也被称为类本位偏移或 R 波达峰时间。在 V_5、V_6 导联上大于 60 ms，正常情况下这种时间间隔为 40 ms 或更少。）然而，这个时间间隔很难测量，我们在这里没有正式使用

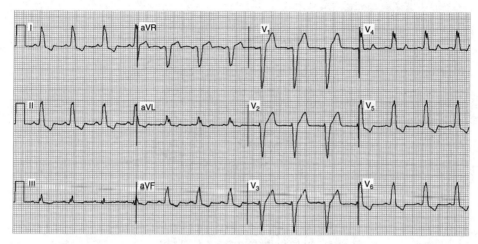

图 8.5　左束支阻滞（LBBB）的经典病例，窦性节律，频率大约为 80 次 / 分。注意 V_1 导联上的宽 QRS 波群和 V_5、V_6 导联上宽且有切迹的 R 波（V_4 为 M 形）。典型的左束支阻滞在主波为 R 波的导联出现 ST 段压低和 T 波倒置（继发性复极化异常），而在 V_1~V_3 导联出现轻度的 J 点 /ST 段抬高

完全性左束支阻滞的诊断是一个宽的 QRS 波群（ $\geqslant 0.12$ s），特点如下：

- V_1 导联通常显示一个完全负向的宽大的 QS 波群（少数显示为宽的 rS 波群，仅有个别小 r 波）。
- V_6 导联显示一个无 q 波的宽大 R 波。

一般情况下，从心电图上很容易区分左束支和右束支阻滞的经典图形（图 8.6）。但偶尔心电图可能显示不具有典型的左或右束支阻滞特征的宽 QRS 波群，此时，通常用室内传导延迟（IVCD）来解释（图 8.7）。

注意事项：

- 室内传导延迟（IVCD）在临床中被用于两个不同且容易混淆的方面。首先，它被用作对 QRS 波增宽（特别是 $\geqslant 0.12$ s）的总括，其次它在室上性心动过速中被广泛关注（如窦性心动过速，心房颤动，心房扑动，阵发性室上性心动过速）。就其本身而言，室内传导延迟包括典型的左束支和右束支阻滞，同时也包括更多的非典型的形态。
- 然而，室内传导延迟经常被用于表示一个没有典型右束支或者左束支阻滞图形的宽 QRS（图 8.7）。这种类型的 IVCD，特别像左束支阻滞，通常是

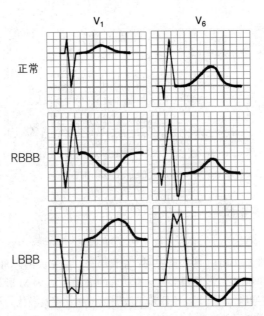

图 8.6　正常传导、右束支阻滞（RBBB）、左束支阻滞（LBBB）、V₁ 和 V₆ 导联图形的比较。正常时 V₁ 导联呈 rS 形，V₆ 导联呈 qR 形。右束支阻滞时，V₁ 导联呈较宽的 rSR′ 形，V₆ 导联呈 qRS 形。左束支阻滞时，V₁ 导联呈宽的 QS 形，V₆ 导联呈宽 R 波

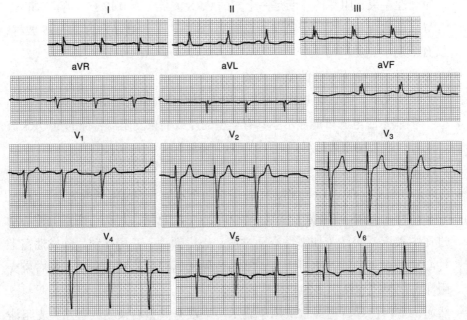

图 8.7　非特异性的室内传导延迟（ICVD）的 QRS 波群异常增宽（≥ 0.12 s），但不具有左或右束支阻滞特征的波形。该患者出现这种波形是因为前侧壁心肌梗死的 Q 波

重度左室肥厚，并且可能进展为完全性左束支阻滞的形态。左心室肥大、室内传导延迟和左束支阻滞有时难以区分。

完全性和不完全性左束支阻滞

与右束支阻滞一样，左束支阻滞也分为完全性和不完全性。完全性左束支阻滞时，QRS 波群出现上述特征性的表现，且时限 ≥ 0.12 s。不完全性左束支阻滞时，QRS 波群的时限为 0.10~0.12 s。因为不完全性左束支阻滞会出现 r 波的递增缓慢或者缺失，导致难以和梗死型 Q 波或左室肥厚鉴别。超声心动图可能有助于寻找梗死的证据。

临床意义

左束支阻滞不同于右束支阻滞。右束支阻滞可见于无心脏病的患者，而左束支阻滞通常是器质性心脏病的一种表现。左束支阻滞可发生于长期高血压心脏病，心脏瓣膜病（如二尖瓣环钙化，主动脉瓣狭窄或主动脉瓣反流）或各种心肌病患者（见第 12 章），也可见于冠心病患者且常与左心室功能受损有关。大多数左束支阻滞的患者都有潜在的左心室肥厚（见第 7 章）。传导系统的退行性变会导致左束支阻滞，特别是老年人，心脏外科手术损伤或炎症以及经导管主动脉瓣置换术（TAVR）也会导致左束支阻滞。临床上左束支阻滞通常不止一个因素引起，可能是多因素（如高血压和冠心病）共同促成的。

左束支阻滞患者经过各种检查，包括查体甚至有创性检查发现没有器质性心脏病的很少。左束支阻滞时，左、右心室激动异常，超声心动图显示收缩不同步；其他检查结果（例如瓣膜病、左心室肥大和由于心肌病引起的弥漫性室壁运动异常）也不少见。

如右束支阻滞一样，左束支阻滞可以是永久性的，也可以是暂时性的，也可能仅在心率超过某一临界值时出现（心动过速或加速依赖性左束支阻滞）。少数情况下，左束支阻滞仅发生在心率降低至某种临界值以下（心动过缓或减速依赖性左束支阻滞）。

要点

首发的左束支阻滞可能是以下四种疾病重要的第一线索：

- 严重的冠心病
- 瓣膜性心脏病（二尖瓣和 / 或主动脉瓣）
- 高血压性心脏病
- 心肌病

最后，左束支阻滞不仅是潜在心脏病的一个重要标志，由于这种传导异常引起的心室失同步本身就可以使心脏功能恶化，尤其是那些合并严重心脏疾病的患者。在第 22 章会讲述应用双心室起搏器使心室收缩同步来治疗左束支阻滞和心衰的患者。

要点

识别右束支和左束支阻滞最有效的单一导联是 V_1 导联。右束支阻滞时 V_1 导联的 QRS 波群终末部分（有时是整个波群）总是正向的。左束支阻滞时，V_1 导联的终末部分（通常是整个 QRS 波群）总是负向的。

束支传导阻滞的鉴别诊断

类似于完全性束支阻滞及室内传导延迟的宽 QRS 波群还可见于以下几种情况。例如，心室起搏时心电图呈左或右束支阻滞图形（见第 22 章）。起搏电极放置在右心室，如右室心尖部的起搏，会产生一个像左束支阻滞的 QRS 波群（右室的提前激动等同于左室的延迟激动）。可以推测出额面的平均 QRS 向量向左，Ⅰ 和 aVL 导联指向正极，在 Ⅱ，Ⅲ，aVF 导联远离正极。

双心室起搏（用于再同步治疗）通常是心室的两个电极几乎同步起搏，一个电极置于冠状窦或者左后外侧的冠状静脉，另一个在右心室。这样起搏的 QRS 波群会像什么？答案是：如果左心室导联除极早于右心室 5 ms，QRS 通常会像右束支阻滞的图形，在 V_1 导联有一个高的 R 波，在 Ⅰ 导联有一个负向的 QRS 波群。这样的波形符合除极向量从左向右及从后向前的方向（参看第 21 章）。

代谢及电解质紊乱的心电图也类似束支阻滞（左束支阻滞或右束支阻滞）

的波形，例如高钾血症（见第 11 章）以及某些药物毒性（如氟卡尼），阻滞钠离子流入浦肯野心肌细胞并减缓其传导速度。

心室预激(不是延迟激动)也会产生宽的 QRS，是 W-P-W 波形及 W-P-W 综合征的一个标志。宽 QRS 的鉴别诊断将在第 25 章中介绍。

最后，学生和临床医生应该注意用左束支阻滞或右束支阻滞图形去描述室性心动过速（VT）可能造成的混淆。一般来讲，要描述室性心动过速 QRS 波群的形态，而不是用束支传导阻滞来描述。不过右心室起源的室性心动过速通常显示为类似左束支阻滞的宽 QRS 波群形态。左室或者室间隔左侧起源的室性心动过速，通常会显示为类似右束支阻滞的宽 QRS 波群形态，这些重要的问题在第 16 章和第 21 章讨论。

分支传导阻滞（半支阻滞）

分支传导阻滞或半支阻滞是一个不很复杂但很重要的问题。在这方面，本章已经详细记述左束支系统似乎是一个单一的通路。其实该系统早在很多年前就已经被细分为前分支和后分支。相对而言，右束支是个单一通路，并且仅由一个主要束支组成。束支系统目前分为三支通路（一条右路和两条左路），在图 8.8 中进行说明。更实际些，三分支阻滞的概念也是过于简单化，束支本身结构上更为复杂，与其说是单个的通路不如说像扇形分布。

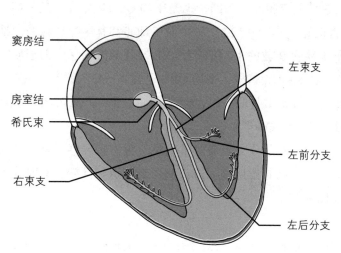

图 8.8　三束支传导系统。注意左束支分成了左前分支和左后分支

然而，临床上判断传导阻滞发生在三分支传导系统的任何一处或多处是有临床意义的。右束支阻滞的图形如前所述（图 8.2，8.3）。而左束支阻滞的图形可见于以下两种方式之一：左前分支阻滞或左后分支阻滞。

如果阻滞发生在左束支的左前分支或左后分支会发生什么变化？这种发生在左束支的任一分支的阻滞称为半支阻滞或分支阻滞。在心电图中分支阻滞的识别与电轴偏移密切相关。不过半支阻滞（不像完全的左束支阻滞或是右束支阻滞）的 QRS 波群没有显著的增宽。实验和临床观察表明切断这些分支主要影响的是 QRS 波群电轴，QRS 波群持续时间的增加仅是次要的。明确地说，左前分支阻滞（LAFB）引起显著的电轴左偏（-45° 或更多）；左后分支阻滞（LPFB）引起显著的电轴右偏（RAD）（+120° 或更多）*。

完全性左束支阻滞不同于分支阻滞（半支阻滞），不会导致 QRS 平均电轴的特征性偏移。相比之下，左前分支阻滞时，左心室左上部分兴奋延迟导致 QRS 电轴左偏；左后分支阻滞时，左心室右下部分兴奋延迟除极导致电轴右偏。因此在这两种情况下 QRS 电轴朝向延迟除极的方向偏移。

概括地说，分支阻滞是左束支系统的部分阻滞。包括左前分支阻滞或左后分支阻滞。分支阻滞的主要诊断依据是肢体导联（额面）的平均 QRS 电轴，这与完全性（或不完全性）左、右束支阻滞主要诊断依据为胸前导联（水平面）上特征性的 QRS 波群增宽明显不同。

左前分支阻滞

单纯的左前分支阻滞的诊断依据是平均 QRS 电轴左偏达 -45° 或以上，且 QRS 波群的宽度小于 0.12 s。一个简单却非常有用的经验是：Ⅲ 导联 S 波的深度大于 Ⅰ 导联 R 波的 1.4 倍或者 aVF 导联 S 波的深度大于或等于 Ⅰ 导联 R 波的高度（图 8.9），这样，平均 QRS 电轴 ≥ -45° 就容易识别了。Ⅰ 导联通常显示 qR 波群，aVL 导联有时也会显示 qR，Ⅱ、Ⅲ、aVF 导联显示 rS 波（如果存在下壁心梗则呈 QS 形）。

总之，单纯的左前分支阻滞非常常见，没有特异性异常。左前分支阻滞可见于高血压、主动脉瓣疾病、冠心病、老年退行性变，有时找不到明确的原因（图 8.10）。

---

* 一些作者认为左前分支阻滞的电轴左偏 ≥ -30°。然而，这种图形最初的描述界定 ≥ -45°，建议使用此标准。一些作者对于左后分支阻滞建议使用电轴右偏 ≥ +90° ~100°。然而，我们认为这些标准将会导致过多的假阳性的诊断。

左前分支阻滞（半支阻滞）

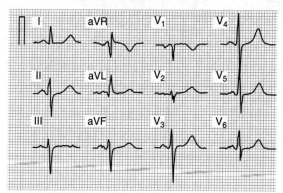

图 8.9　左前分支阻滞（半支阻滞）。QRS 电轴左偏，不伴有显著的 QRS 波群增宽（伴有左心房的异常）。左前分支阻滞与最常见的束支阻滞对比（图 10.8B），观察两者谁能导致电轴右偏

双束支阻滞：右束支阻滞合并左前分支阻滞

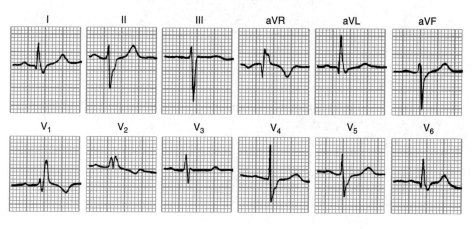

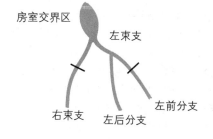

图 8.10　右束支阻滞合并左前分支阻滞。注意胸导联显示一个典型的右束支阻滞图形（V_1 导联 rSR′ 及 V6 导联 rS）。肢体导联显示电轴左偏（QRS 电轴约为 -45°），符合左前分支阻滞。因此出现了包括右束支（RBB）及左束支（LBB）前分支的双束支阻滞

左后分支阻滞

单独的左后分支阻滞诊断依据是平均 QRS 电轴 ≥ 120°，QRS 波群宽度小于 0.12 s。通常在 Ⅰ 和 aVL 导联显示 rS 波形，Ⅱ、Ⅲ、aVF 导联可见 qR 波形。但应注意，只有在排除导致电轴右偏的其他原因后，才能考虑左后分支阻滞的诊断（见第 25 章）。这些因素包括右室肥大（RVH）、正常变异、肺气肿及其他慢性肺源性疾病、侧壁心梗（见图 9.11）及急性肺栓塞（或其他引起急性或持续右室负荷过重的原因如重症哮喘和肺动脉狭窄）等。当然，左右手反接导致电轴右偏或重度右偏是假的，但并不少见，必须予以排除（见第 23 章）。

左前分支阻滞相对多见，单独的左后分支阻滞非常罕见，多伴有右束支阻滞，如图 8.11 所示。

双束支阻滞：右束支阻滞合并左后分支阻滞

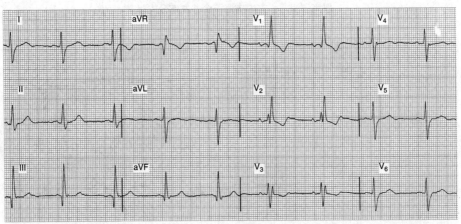

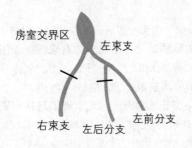

图 8.11　双束支阻滞（右束支阻滞合并左后分支阻滞）。胸导联显示典型的右束支阻滞图形，肢导显示显著电轴右偏（RAD）。二者合并（去除其他常见导致电轴右偏的因素，如右室肥厚或者侧壁心梗）符合慢性双束支阻滞。这位老年患者患有严重的冠心病。Ⅲ、aVF 导联显著的 Q 波提示下壁心梗

双束支和三分支传导阻滞

双束支阻滞是指三分支中的任何两支阻滞。例如右束支阻滞合并左前分支阻滞会产生右束支阻滞合并显著电轴左偏的图形（见图 8.10）。右束支阻滞合并左后分支阻滞会产生右束支阻滞合并电轴右偏的图形（除外其他原因引起的电轴右偏，尤其是右心室肥大和侧壁梗死）。同样，完全性左束支阻滞可以表明左前分支和左后分支都阻滞。临床上"双束支阻滞"的术语通常为右束支阻滞合并左前或左后分支阻滞。

双束支阻滞具有非常重要的临床意义。因为双束支阻滞时仅剩下一个分支，如剩下的第三个分支发生损伤就会产生三度房室传导阻滞（三分支阻滞的最严重形式）。

在急性心肌梗死出现急速发展的双束支阻滞通常是右束支阻滞合并左前分支阻滞（尤其是合并 PR 间期的延长）（见第 9 章和第 10 章），可能是即将出现完全性心脏阻滞的重要预警指标，为安装临时起搏器的指征。但是，正常窦性心律下慢性双束支阻滞进展为完全心脏阻滞的概率很低，并不是安装永久起搏器的指征。

一些无症状的患者（特别是老年人）的心电图类似于图 8.10 中显示的右束支阻滞合并电轴左偏的左前分支阻滞，这种类型的慢性双束支阻滞患者通常不需要安装永久起搏器，除非已发展为二度或三度房室传导阻滞。

在一份心电图中很少见到三分支阻滞伴有 1 ：1 房室传导。怎样能通过一份没有持续或间断发作的完全或高度房室传导阻滞的 12 导联心电图去推断三分支阻滞？答案是患者有时会出现交替的束支传导阻滞（右束支阻滞和左束支阻滞）。在一个心动周期的基础上或者在持续长时间监测中的不同时间段，这种类型的交替（注意不要把这误当作室性二联律！）是很少见的。因为有突然发生完全性心脏阻滞的高风险，交替出现的左束支阻滞和右束支阻滞是植入永久起搏器（见第 22 章）的指征。

注意：双束支阻滞（尤其是右束支阻滞合并左前分支阻滞）伴有 PR 间期延长通常会误诊为三分支病变，这种设想是不正确的。的确，一个非常长的 PR 间期合并有右束支阻滞和左前分支阻滞很可能表明房室结病变合并有双束支传导阻滞。但是三分支病变不能以这种组合为基础去推断。

束支传导阻滞时心脏肥大的诊断

存在束支传导阻滞的心室肥大的心电图诊断（见第 7 章）可能会造成一些特殊的问题，下面几条一般性的指导原则会有所帮助。

右心室肥大伴右束支阻滞时，通常存在电轴右偏。右束支阻滞时出现高尖 P 波，也暗示有潜在的右心室肥大。

右束支阻滞时，判断左心室肥大的电压标准通常依然适用。不过，右束支阻滞经常会掩盖这些典型的电压增加的表现。右束支阻滞同时出现左心房异常提示可能存在左心室肥大（见图 8.3）。

无论 QRS 波群电压如何，出现左束支阻滞就高度提示潜在的左心室肥大。当发现左束支阻滞伴有明显的 QRS 高电压及左房异常的迹象时，左心室肥大几乎就可以确诊了（见第 7 章）。

最后，再次强调超声心动图比心电图在诊断心脏扩大方面更加准确（见第 7 章）。

合并束支传导阻滞的心肌梗死的诊断

急性心肌梗死合并束支传导阻滞的心电图诊断将在第 9 章和第 10 章讨论。

（仲涛　译　陈清启　张雪娟　校）

第 9 章
心肌缺血与心肌梗死 I：ST 段抬高型心肌梗死与 Q 波综合征

本章和下一章探讨心电图分析和临床应用中最重要的课题之一，即心肌梗死和心肌缺血（缺血性心脏病）的诊断，包括 ST 段抬高型心肌梗死（STEMI）。

首先简要讨论基本术语和概念。

心肌缺血：概论

心肌细胞需要氧气和其他营养物质来维持其功能。氧合血液由冠状动脉供血。冠状动脉的严重狭窄或完全堵塞会导致血流减少，不足以满足心肌细胞对氧气和营养的需求，就会发展为心肌缺血。也就是说，缺血的概念就是"供应 / 需求的不匹配"，需大于供。

判定左心室心肌对氧要求的三个关键因素是：①心率（心率变时状态）；②收缩力（收缩性或收缩状态）；③在主泵室产生的收缩压（决定室壁张力的重要变量）。

心肌缺血可短暂发生。例如经历过典型心绞痛（如胸部中心区域不适）的患者通常会在劳累时主诉该症状，劳累增加了以上三个心肌氧需求的决定因素。持续而严重的缺血是心肌部分坏死（心肌梗死）的原因。

急性冠脉综合征（ACS）是指与有效冠状动脉灌注突然减少有关的疾病，包括不稳定型心绞痛（尤其是发生在静息时，伴有严重程度增加或持续时间延长）、急性心肌梗死（AMI）和急性心肌缺血导致的心搏骤停。

本书"心脏病发作"是指心肌梗死。然而，患者甚至是陪护人员所说的"心脏病发作"可能是也可能不是真的心肌梗死。请记住，临床资料是确诊心肌梗死的必要手段，特别是心电图、血清心肌酶水平，以及相关的无创性和有创性的检查。

本章主要探讨左心室（主泵室）的缺血和梗死。简要讨论右心室梗死。本章将讲解心电图 ST 段抬高和 QRS 波群的典型序列改变。第 10 章探讨缺血相关的心电图变化，突出非 ST 段抬高型心肌缺血 / 梗死和非 Q 波梗死。

透壁性缺血和心内膜下心肌缺血

简易的左心室横截面图见图 9.1，可以注意到左心室由外层（心外膜）和内层（心内膜）组成。这种划分非常重要，因为心肌缺血可能主要影响到一部分内层，或者严重到影响整个心室壁全层：心内膜和心外膜。这种"穿透"的组合被称为透壁性缺血。

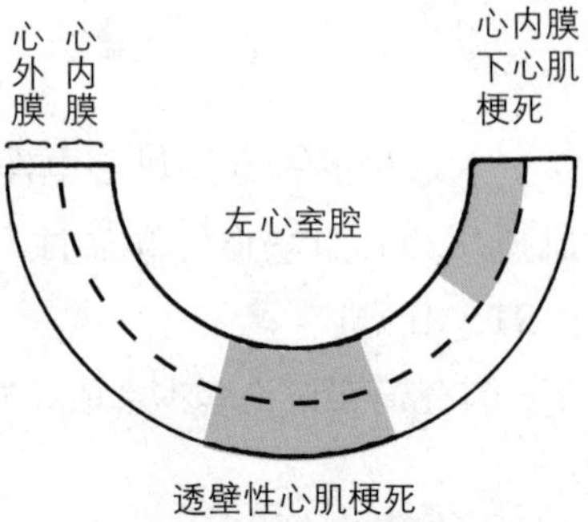

心肌的血液供应

心脏的血液供应由三支主要的冠状动脉及其分支供给（图 9.2）。心肌梗死常局限于这些动脉中的一个或其主分支支配左心室的区域（如前壁或下壁）。右冠状动脉供应心脏的下（膈）部和右心室。左主干冠状动脉短且分成①左前降支（LAD）：供应室间隔和大部分左心室游离壁；②左回旋支（LCX）：供应左心室侧壁。但有个体差异性，大部分个体中，右冠状动脉也会供应后侧壁甚至部分侧壁，有少数人的回旋支可供应左心室的下后壁。

图 9.1 左心室横截面图显示了心内膜下心肌梗死与透壁性心肌梗死的不同，前者涉及心室壁的内半层，后者涉及心室壁的全层或几乎全层。如文中所示，病理性 Q 波可能是透壁性心肌梗死的特征性表现，但并非所有的透壁性心肌梗死都产生病理性 Q 波。此外，在某些病例中，非透壁性心肌梗死也有 Q 波

ST 段抬高型心肌缺血和急性心肌梗死

ST 段抬高型心肌梗死（STEMI）的特征是：左心室（有时是右）室壁全层（或近乎全层）的严重缺血并最终坏死。大部分急性 ST 段抬高型心肌梗死的患者具有潜在性冠状动脉粥样硬化性心脏病。STEMI 有时会进展为 Q 波型心肌梗死，大部分与冠状动脉粥样硬化斑块破裂（或溃疡）形成凝块，阻塞其

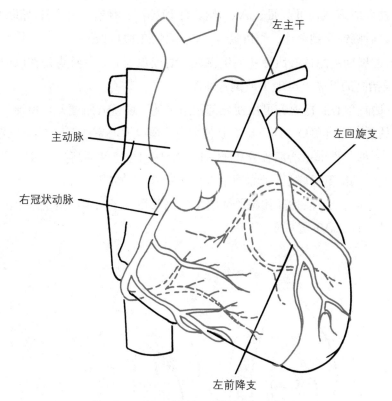

左主干

左回旋支

主动脉

右冠状动脉

左前降支

图 9.2　供应心脏的主要冠状动脉

中一根冠状动脉有关。"罪犯"血管里的血凝块是由血小板和纤维蛋白组成。

　　除斑块破裂外，有多种因素可引发或导致急性 STEMI，包括冠状动脉夹层（产后罕见事件、结缔组织病、经皮冠状动脉治疗），冠状动脉栓子，自发或药物（如可卡因）诱发冠状动脉痉挛，以及应激综合征（Takotsubo 心肌病）（见第 10 章）。

　　广泛和严重的心肌梗死极可能产生心肌复极改变（ST-T）和去极化（QRS 波群）改变。急性透壁性心肌缺血 / 梗死时心电图最早典型表现在 ST-T 上，有 2 个主要而连续的时期。

　　（1）急性期：其特点是相关导联（通常两个或更多）ST 段抬高和时有的正向高耸 T 波（所谓的超急性期）。STEMI 指的是新发或者增高的 ST 段，有时伴有明显的 T 波，这通常与心外膜冠状动脉完全或接近完全闭塞有关。对应导联的 ST 段下移可能出现在 ST 段抬高导联的 180° 正向导联上。因此，下壁心肌梗死时表现出Ⅱ、Ⅲ、aVF 导联 ST 段抬高，伴有Ⅰ和 aVL 导联 ST 段压低。若后侧壁受到牵连，则可见 V₁~V₃ 导联 ST 段压低。

（2）进展期：急性心肌梗死发生在数小时或数天后，其特点是在以前表现为 ST 段抬高的导联上出现 T 波倒置加深。

ST 段抬高型心肌梗死亦可用梗死部位来描述：前壁心肌梗死是指梗死累及左心室的前壁和外侧壁，而下壁心肌梗死是指累及左心室的下壁（膈肌壁）（图 9.3）。如急性前壁心肌梗死中的 ST 段抬高和超急性期高尖 T 波会出现在两个或更多的前壁导联上（胸前导联 V₁~V₆ 及肢体导联Ⅰ、aVL）（图 9.4）。下壁心肌梗死时，ST 段抬高和超急性期 T 波高耸可见于两个或两个以上的下壁导联（Ⅱ、Ⅲ、aVF 导联）（图 9.5）。

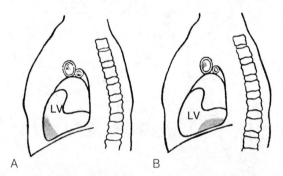

图 9.3　心肌梗死通常局限于左心室前壁（A）或其下壁（B）

前壁 Q 波型心肌梗死的心电图演变

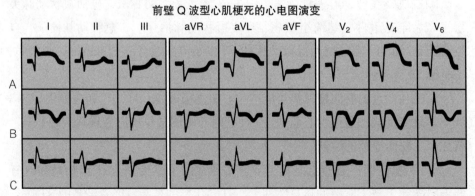

图 9.4　A. 前壁 ST 段抬高型 /Q 波型心肌梗死的急性期：ST 段抬高和新发的异常 Q 波。B. 演变期：T 波深倒。C. 修复期：部分或全部 ST-T 改变逐渐恢复（有时连带 Q 波）。图 A 和图 B 中可见下壁导联（Ⅱ、Ⅲ、aVF）的对应性 ST-T 改变

下壁 Q 波型心肌梗死的心电图演变

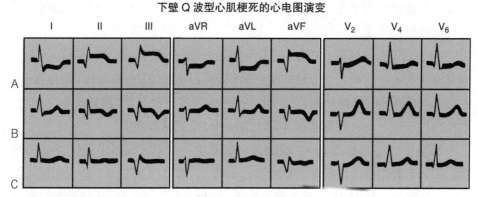

图 9.5 A.下壁心肌梗死急性期：ST 段抬高和新发的异常 Q 波。B.演变期：T 波深倒。C.修复期：部分或全部的 ST-T 改变逐渐恢复（有时连带 Q 波）。图 A 和图 B 可见前壁导联（I、aVL 和 V₂、V₄）的对应性 ST-T 改变

急性心肌梗死所见到的 ST 段抬高在学术上称为损伤电流，表明严重缺血已损伤至心外膜（外层）。急性心肌梗死导致 ST 段抬高的确切原因复杂且未完全清楚。以下对 ST 段改变的损伤电流机制进行简要概述。

在正常情况下，ST 段被记录时无净电流产生，因为心肌纤维在心室动作电位的平台期全部达到相同的电压水平。严重心肌缺血（不管是否有真实的梗死）会改变心肌细胞膜上的电荷平衡。因此，正常细胞和缺血细胞之间在动作电位平台期（或其他时期）存在电压差。这种电压差造成电流流动，即损伤电流。体表心电图 ST 段偏移的出现与这些细胞的损伤电流有关。

急性心肌梗死的 ST 段抬高可有不同的形态（图 9.6）。注意:ST 段可能是平顶状或圆顶状，有时是上斜形抬高，或可保留凹面形态（明显的 ST 段抬高伴 T 波高耸的 STEMI 有时被称为"墓碑"形，因其外观和不祥的预后，

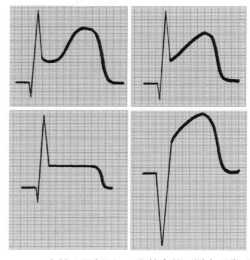

图 9.6 急性心肌梗死 ST 段抬高的不同表现类型

更专业的术语是单相的损伤电流型。此外，同一 STEMI 患者 ST 段抬高的形态可能随时发生变化。

病理性 ST 段抬高（和对应 ST 段压低）是心肌梗死最早的心电图征象，而且通常在血流阻断后几分钟内即可见到。值得注意的是，高耸的（超急性期）T 波也可在这一时间内见到（图 9.7，9.8）。这些 T 波与 ST 段抬高意义相同。在某些情况下，超急性期 T 波实际上发生于 ST 段抬高之前。

指南中提出评价是否 ST 段抬高（和相关 J 点）应归因于急性缺血。然而，因为有假阳性（因正常变异、左心室肥大、左束支阻滞等）和假阴性（如 T 波正向也可以早于 ST 段抬高发生或 ST 段抬高小于 1~2 mm）的情况存在，严格的标准是有限的。（思考一下，下壁心肌梗死时可见 II、III、aVF 和 V_6 导联 ST 段抬高，或左主干心肌梗死时主要可见 aVR 和 V_1 导联 ST 段抬高。上述导联非"毗邻"关系。）

临床医生也应该意识到急性心肌缺血时 ST 段改变可能进展迅速，应严密观察。若最初的心电图变化不能支持 STEMI 的诊断，但患者持续存在心肌缺血的症状，强烈推荐间隔 5~10 min 进行连续的心电图检查（或连续同步 12 导联心电监护）。

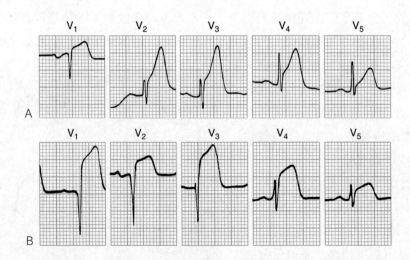

图 9.7　急性前壁 ST 段抬高型心肌梗死（STEMI）患者的胸前导联心电图改变。A. 梗死早期，V_1~V_5 导联可见高尖正向的超急性期 T 波。B. 数小时后，胸前导联出现明显的 ST 段抬高（损伤电流图形），同时 V_1 和 V_2 导联出现异常 Q 波

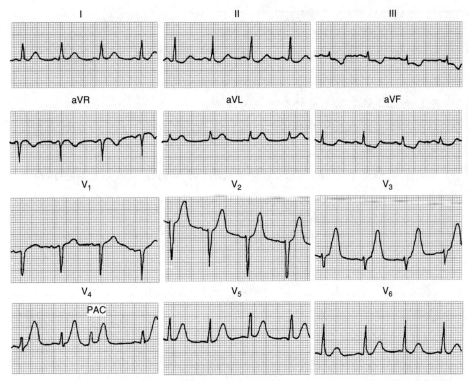

图 9.8　伴有超急性期 T 波的急性前壁心肌梗死心电图。该患者自述剧烈胸痛，注意胸前导联出现高尖（超急性期）T 波。此外，aVL 导联出现轻微的 ST 段抬高，Ⅱ、Ⅲ 和 aVF 导联对应的 ST 段压低，同时，V₄ 导联出现房性期前收缩

经过一段时间后（通常是数小时到数日），抬高的 ST 段逐渐开始回落至基线。同时，在 ST 段抬高的导联上，T 波变为倒置，此阶段被称为梗死演变期。前壁心肌梗死者，其 T 波倒置表现在前壁组的一个或多个导联（V₁~V₆、Ⅰ、aVL）；下壁心肌梗死时，T 波倒置表现在下壁组的一个或多个导联（Ⅱ、Ⅲ、aVF）。T 波倒置的图形见图 9.4，9.5。自发性的 ST-T 演变可能被介入治疗（闭塞冠状动脉的再灌注）而改变。

避免词义混淆：缺血 vs 损伤 vs 梗死

因这些术语被不同作者以不同方式使用着，学生和临床医师混淆是可以理解的。基于目前的证据，我们赞成以下几点：

- 避免使用心肌损伤：非特异性且易混淆。
- 损伤电流：用来表述急性心肌缺血引发的异常电流。由于心肌缺血表现为 ST 段的抬高或压低。
- 心电图显示电流损伤型，记录缺血性 ST 段抬高或压低，然后要指出有这些变化的导联。请记住心电图中梗死的证据不但有 ST 段偏移（损伤电流型），也有 T 波倒置，有时是病理性 Q 波。

—— 临床要点 ——

- 急诊再灌注治疗（经皮冠状动脉治疗或溶栓治疗）已显示出持续改善急性 STEMI 的死亡率。
- 急性 STEMI 发作初始越早进行治疗越可能减少梗死面积和主要并发症（包括心力衰竭与死亡）的风险。
- STEMI 最成功的再灌注治疗与缺血性 ST 段抬高的迅速回落和新发 Q 波的消失有关。

QRS 波群的改变：梗死性 Q 波

心肌梗死，特别是大面积和透壁性心肌梗死时，常产生 QRS 波群（去极化）特征性改变，即新发 Q 波。心肌梗死为什么会出现病理性 Q 波？前文已述，Q 波仅是 QRS 波群初始的负向波。若整个 QRS 波群都是负向的，则称为 QS 形 QRS 波群，如下图：

在任何导联中出现的 Q 波（即 QRS 波群的初始负向波）都表明心室除极的初始电流背向该导联。透壁性心肌梗死时，心肌坏死发生在心室的局部区域，导致此部分心肌除极产生的电流消失。因此在该导联上便可描记到异常 Q 波

（QR 或 QS 形 QRS 波群）。

　　如下一章所论，临床上通常简单地将病理性 Q 波与透壁性心肌梗死视为等同。其实，并非所有的透壁性心肌梗死都导致异常 Q 波；同样，也绝非所有的 Q 波梗死都是透壁性坏死。

　　新发的异常 Q 波通常出现在急性梗死的第一天或以后的几天。急性前壁梗死时，异常 Q 波出现在 V_1~V_6、I 和 aVL 中一个或多个导联（见图 9.4）。而在下壁急性心肌梗死时，新发的异常 Q 波可在 II 、III 和 aVF 导联中表现（见图 9.5）。

　　总之，异常 Q 波是心肌梗死的特征性表现，表明由于心肌坏死导致心室除极初始正向电压的消失。

心肌梗死的心电图定位

　　如前所述，心肌梗死多发生在左心室的某个特定区域，以左室的前壁和下壁最为多见。前壁梗死时，根据表现心肌梗死特征导联的不同，可进一步分为前间壁梗死、前壁梗死和高侧壁梗死（图 9.9~9.11）。然而，这些传统的心电图—心肌梗死的相关性，譬如前外侧壁或间隔部，充其量是近似的，往往会误导或产生异议。确切的梗死定位方法是现代成像（超声或磁共振）研究或尸体解剖。

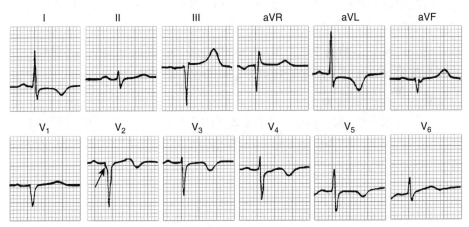

图 9.9　前壁心肌梗死。V_1 和 V_2 导联呈 QS 形，提示为前间壁心肌梗死，在 V_2 导联上可见特征性的 QS 切迹（箭头所示）。此外，在 I 、aVL 及 V_2~V_5 导联上都表现有缺血性 T 波倒置，提示广泛前壁心肌缺血或无 Q 波心肌梗死

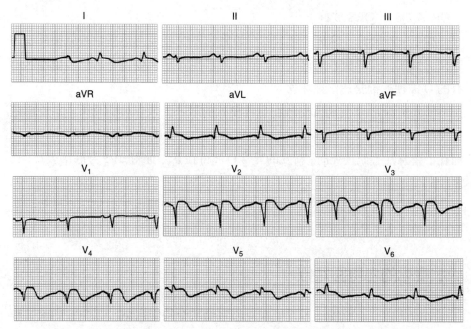

图 9.10　前壁心肌梗死演变期。该患者急性心肌梗死病史 1 周，注意其异常 Q 波（ I 、aVL 及 V₂~V₅ 导联）伴有 ST 段轻微抬高和 T 波深倒，也可见左前分支阻滞导致的电轴左偏

前壁 Q 波心肌梗死

前壁 Q 波心肌梗死的特征是至少 2 到 3 个胸导联上 R 波消失。正常情况下，V₁~V₆ 导联上 R 波的振幅（R/S 比值）逐步增加，前壁心肌梗死会中断这一过程，在一个或更多的胸导联上出现病理性 Q 波。在临床实践中，心脏病医生通常根据出现异常 Q 波的导联进一步定位前壁心肌梗死。

前间壁心肌梗死

在第 5 章已讲到，室间隔的除极是从左向右的，在 V₁ 和 V₂ 导联会有小的正向 r 波，又称间隔 r 波。如果室间隔受到损伤会出现什么情况呢？显而易见，就是间隔的初始除极电压消失，因此在 V₁ 和 V₂ 导联上，间隔 r 波就会消失，出现一个完全负向的 QS 形 QRS 波群。

室间隔由冠状动脉的左前降支供血，室间隔发生梗死，提示左前降支或其分支发生了堵塞。

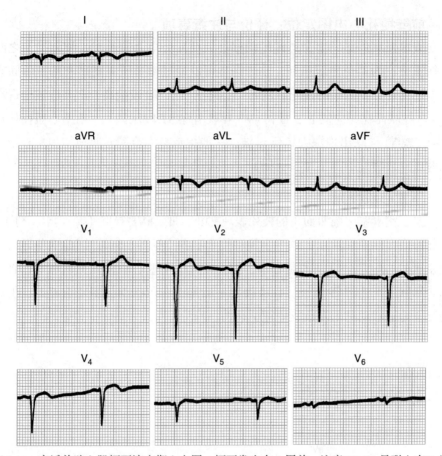

图 9.11 广泛前壁心肌梗死演变期心电图。梗死发生在 1 周前，注意 V_1~V_5 导联上有 R 波递增不良及 I、aVL 导联的异常 Q 波，同时在这些导联中 T 波轻微倒置。该心电图显示电轴右偏是有由于心室侧壁的向量缺失，在 I 和 aVL 导联出现 Q 波

前侧壁或前壁心尖部心肌梗死

前侧壁或前壁心尖部心肌梗死通常在胸导联更中心与侧面的胸导联上产生变化，病理性 Q 波出现在 V_3~V_6 导联（见图 8.7）。此部位的心肌梗死通常由左冠状动脉前降支的一个或多个对角支闭塞引起。

高侧壁心肌梗死

在 I 和 aVL 导联上出现 ST 段抬高和病理性 Q 波时，常被称为"高侧壁"心肌梗死，其"罪犯血管"通常是左前降支的对角支或左回旋支的分支。

前壁梗死心电图定位：评价与注意事项

值得强调的是，上文所述的前壁心肌梗死分类并非绝对，梗死类型之间往往重叠。为避免主观臆断，临床医生可以通过参考所见图形和特定导联有效地描述疑似或确诊的梗死。例如"心电图显示 ST 段抬高 / 异常 Q 波出现在 V_2~V_5 导联而在相应的 II、III 和 aVF 导联出现 ST 段压低"。前壁心肌梗死在 V_1~V_5 或 V_6 导联出现深大坏死 Q 波，一般提示有大范围心肌损伤和左心室功能射血分数明显下降（见图 9.11）。

下壁心肌梗死

左心室下壁（膈肌面）的梗死表现在 II、III、aVF 导联（图 9.12~9.14）。正如额面六轴系统所示，这三个导联位于下方（见图 6.1）。因此这些导联上记录到的心电信号反映的是心室下壁。较大的下壁心肌梗死更易在 II、III、aVF 导联上产生异常 Q 波。此类梗死一般是由右冠状动脉闭塞引起的，少数情况下是冠状动脉的左旋支闭塞引起的。

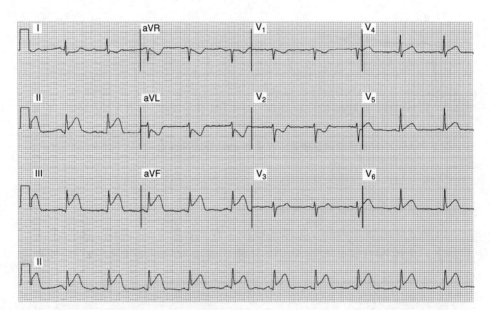

图 9.12　ST 段抬高型急性下壁心肌梗死（STEMI）的心电图。注意 II、III 和 aVF 导联出现 ST 段抬高，值得注意的是：在 V_5 和 V_6 导联上也出现了 ST 段抬高，而在 I、aVL 导联和 V_1~V_2 导联上出现了对应性 ST 段压低，后者发现可能与侧壁或后壁缺血有关

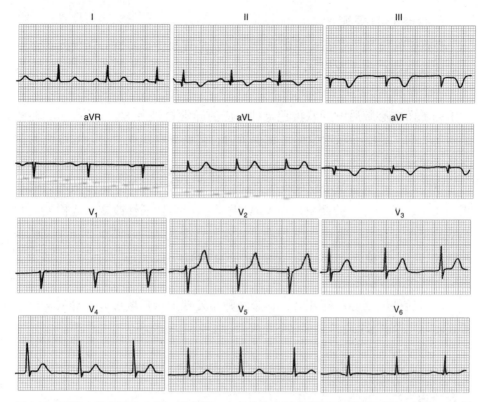

图 9.13 下壁心肌梗死心电图。该患者 1 个月前发生了心肌梗死，可见到 Ⅱ、Ⅲ 和 aVF 导联的异常 Q 波和对称性 T 波倒置及 V₆ 导联的 T 波低平。心肌梗死后，异常 Q 波和 ST-T 改变可较长时间存在，也可部分或全部恢复

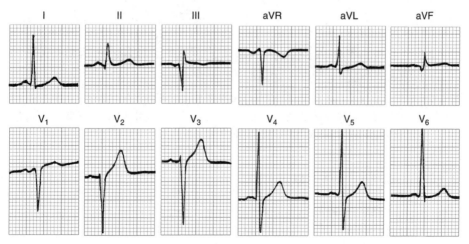

图 9.14 陈旧性下壁心肌梗死。患者于 1 年前发生心肌梗死，心电图可见 Ⅱ、Ⅲ 和 aVF 导联仍有明显的异常 Q 波，而 ST-T 改变基本恢复正常

正后壁心肌梗死

心肌梗死可发生在左心室的后面，也就是背面。正后壁心肌梗死的诊断可能比较困难，因为在常规十二导联中，特征的异常 ST 段抬高不会出现在任何一个导联上，但可间接地表现在 V_1 和 V_2 导联上，出现高大的 R 波和 ST 段压低（而在心脏后背导联可记录到对应的异常 Q 波和 ST 段抬高）。在梗死的演变期，后壁导联组发生 T 波倒置时，前胸导联组就会显示对应性的正向高尖 T 波（图 9.15）。

单纯的左心室后壁心肌梗死（真后壁）是比较罕见的。大多数的后壁心肌梗死可以牵涉心室的侧壁，在 V_5/V_6 导联上产生特征性改变；或伸展到左心室的下壁，在 II、III 和 aVF 导联产生特征性变化（图 9.15）。由于下壁、侧壁和后壁心肌梗死重叠出现，通过涉及的导联，可以用到"下后壁"或"后侧壁"这样的诊断术语。

发生后外侧壁心肌梗死时，临床医师会发现加做后壁 V_7~V_9 导联，可以提高心电图诊断 ST 段抬高的敏感性（框 9.1）。

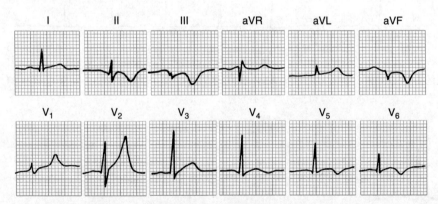

图 9.15　后壁心肌梗死。注意 V_1 和 V_2 导联可见高 R 波。该患者存在陈旧性下壁心肌梗死（II、III、aVF 导联可见异常 Q 波），还可以合并侧壁心肌梗死（V_4~V_6 导联可见 T 波倒置）。应注意胸前导联 V_1 和 V_2 对应性的正向高尖 T 波

框 9.1　心肌梗死的后壁导联		
V_7	位于左腋后线，与 V_4~V_6 导联电极在同一水平面上	
V_8	位于左肩胛线，与 V_4~V_6 导联电极在同一水平面上	
V_9	位于左脊柱旁线，与 V_4~V_6 导联电极在同一水平面上	

右室心肌梗死

临床影像和尸检表明，下壁心肌梗死患者常伴有右心室的受累。下壁心肌梗死中有多达三分之一的患者可累及右室。临床上，右心室梗死的患者由于其右心室舒张期充盈压异常升高，可能会出现中心静脉压升高，如颈静脉怒张等。如果右心室损伤严重，还会出现低血压，甚至是心源性休克，在此情况下，房室传导阻滞并不少见，包括房室文氏型阻滞，时有完全性房室阻滞。急性下后壁心肌梗死的患者若出现颈静脉怒张或者使用硝酸甘油后出现血压骤降，通常提示存在右室心肌梗死。多数患者在反映右心室的右胸导联组上也表现为 ST 段抬高，如 V_1 和 V_{3R}~V_{6R}，如图 9.16 所示（参见第 4 章）。

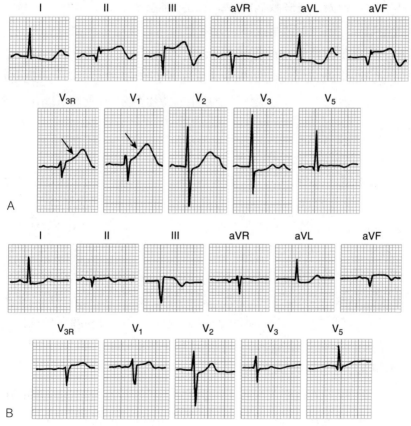

图 9.16　急性右心室缺血伴下壁心肌梗死心电图。A. Ⅱ、Ⅲ和 aVF 导联的 Q 波和 ST 段抬高，伴有右胸导联（V_{3R} 和 V_1）对应性 ST 段抬高；V_5 导联 ST-T 改变与侧壁心肌缺血相符；Ⅰ 和 aVL 导联的 ST 段压低可能是下壁导联 ST 段抬高的对应改变。B. 次日心电图显示 ST 段改变减轻

急性 STEMI 患者的 ST-T 改变及 Q 波的经典演变规律

针对这一点，本章已分别讲述了急性心肌梗死时心室除极（QRS）和复极（ST-T）产生的变化，如图 9.4，9.5。这些变化常有其特定的演变顺序。

一般情况下，透壁性心肌缺血的最早征象是 ST 段抬高（伴随有对应导联的 ST 段压低）。ST 段抬高（损伤电流图形）通常会持续数小时或数天，同时，在 ST 段抬高的导联上开始出现 Q 波，ST 段一旦开始回落到基线并且 T 波开始倒置时，梗死就进入演变期。

心肌梗死后数周或数月，你会期待何种 Q 波和 ST-T 改变呢？答案是无法给出确切的预测。在多数病例中，急性心肌梗死后，异常 Q 波会持续存在数月甚至数年。但在少数情况下，异常 Q 波可以减小甚至完全消失。在某些病例中，异常 T 波倒置会长期存在，也有的病例中 T 波倒置会出现改善，而较小的非特异性 ST-T 异常（如轻微的 T 波低平）可能持续存在。心肌梗死（尤其是前壁心肌梗死）之后出现数月至数年的持续性 ST 段抬高可能代表发生了室壁瘤。

正常与异常 Q 波：简要概述

在心肌梗死的临床诊断中，经常遇到的一个问题就是辨别心电图 Q 波是否异常，并非所有的 Q 波都代表心肌梗死。例如，aVR 导联出现 Q 波是正常的，此外，小的"间隔 q 波"也经常出现在左胸导联（Ⅰ、aVL 和 V_4~V_6），Ⅱ、Ⅲ和 aVF 中一个或多个导联可出现正常变异。

回想一下第四章中这些间隔 q 波的意义，室间隔的除极从左到右，在左胸导联上会出现一个小的负向 q 波，提示所记录的电位是从左向右扩散，这个 q 波是 qR 波形的一部分，此 R 波表示左心室的电激动朝向导联的方向。当电轴呈水平位时，如此 qR 波群可见于Ⅰ和 aVL 导联。当电轴呈垂直位时，qR 波群可见于Ⅱ、Ⅲ和 aVF 导联。

正常的间隔性 q 波必须与梗死的病理性 Q 波区别开来。正常间隔 q 波的特征是波形狭窄和振幅低。原则上，间隔性 q 波的持续时间 <0.04 s。在Ⅰ导联和三个下壁导联（Ⅱ、Ⅲ、aVF）或胸前导联 V_3~V_6 上，Q 波的持续时间若是 0.04 s 或更多，那么该 Q 波多是异常的。

如果在 V_1 和 V_2 导联出现持续的 0.04 s 或更长的 Q 波代表什么呢？在 V_1

导联出现一个宽大的 QS 波群可能是正常变异，但正常人在 V_1 和 V_2 导联同时出现的情况很少。然而，在这些导联的 QS 波可能是前间壁梗死的唯一证据。由梗死引起的异常 QS 波群有时会在降支出现一个切迹或者顿挫，而不是突然下降和上升（见图 9.9）。进一步区分这些导联中正常和异常 Q 波的标准超出本书的讨论范围，但下面的简述可作为一般性的指南或经验法则：

- 只有当异常 Q 波在 Ⅱ、Ⅲ、aVF 三个导联上同时出现时，才可以确诊下壁心肌梗死。如果显著的 Q 波只出现在 Ⅲ 和 aVF 导联，那么同时在三个导联中出现了异常 ST-T 改变或侧壁导联上出现了异常 Q 波，可以增加下壁心肌梗死的可能性。

- 仅依靠 aVL 导联不能诊断前壁心肌梗死，需要在其他前壁导联（如 Ⅰ、V_1~V_6）中寻找是否有异常 Q 波和 ST-T 改变才能确定。

此外，正如不是所有心肌梗死患者都有异常 Q 波一样，有异常 Q 波也不一定都是心肌梗死造成的。例如，胸前导联 R 波递增不良，在右胸至正中胸导联（如 V_1~V_3）有时出现 QS 波群，可见于左束支阻滞（LBBB）、左心室肥大、淀粉样变性和慢性肺部疾病，不一定是心肌梗死。显著的非梗死性 Q 波也常常是肥厚型心肌病患者的心电图特征（图 9.17）。非梗死性 Q 波也可见于扩张型心肌病（见图 12.4）。如前所述，正常人的心电图有时会在 V_1 导联出现 QS 波群，但很少在 V_1 和 V_2 导联同时出现。在无心肌梗死时出现显著 Q 波有时称为假性心肌梗死图形（见第 25 章）。

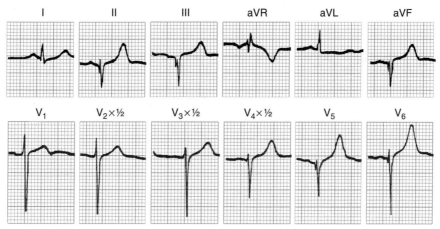

图 9.17 梗阻性肥厚型心肌病（HOCM）患者心电图。注意间隔肥厚导致的显著假梗死样 Q 波

室壁瘤

一些患者在大面积心肌梗死（尤其是前壁）后会出现室壁瘤，它是心肌梗死后不能正常收缩的严重瘢痕部分。当心室收缩时，室壁瘤部分向外膨出，而其他部分正在发生收缩。室壁瘤多发生在心脏的前壁和下壁。

心电图对心肌梗死出现室壁瘤的诊断有一定的帮助。合并室壁瘤的患者通常会在梗死后存在持续性 ST 段抬高。如前所述，急性心肌梗死后 ST 段抬高多在数天内回落。若 ST 段抬高持续数周或更长时间，提示存在室壁瘤（图 9.18）。但没有持续 ST 段抬高，不能排除室壁瘤的可能性。

室壁瘤的临床重要性是因为它可导致慢性心力衰竭；可伴有严重的室性心律失常；室壁瘤内可以形成血栓并破碎，引起中风或其他栓塞并发症。

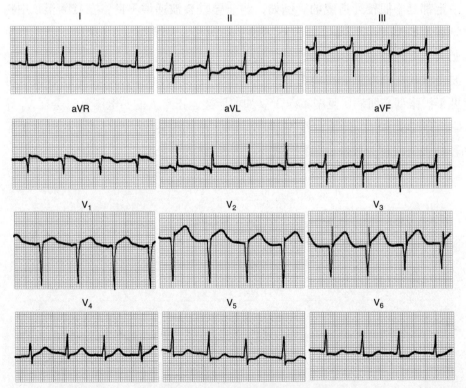

图 9.18 前壁动脉瘤心电图。该患者数月前发生过心肌梗死。注意 V_1~V_3 及 aVL 导联可见显著的 Q 波、持续的 ST 段抬高及下壁导联（Ⅱ、Ⅲ和 aVF）对应性 ST 段压低。心肌梗死后 ST 段持续抬高 2~3 周以上，应怀疑室壁瘤的存在

多发 Q 波心肌梗死

进展性的冠状动脉粥样硬化性心脏病患者在不同时期可能会存在两处或多处心肌梗死。例如,既往发生过下壁心肌梗死的患者可以新发前壁心肌梗死,其心电图最初表现为 Ⅱ、Ⅲ 和 aVF 导联上有异常 Q 波,在新发前壁心肌梗死时,新的异常 Q 波和 ST-T 改变可出现在前壁组导联上(多发性前壁和下壁梗死患者的心电图表现见图 9.19)。

无痛性心肌梗死

绝大多数急性心肌梗死患者伴有症状,会出现典型的胸骨后压榨性疼痛,然而,非典型的表现也常有发生(如类似消化不良的感觉、上背部痛或下颌痛)。甚至患者可能没有任何症状,即"无痛性"心肌梗死。在无明确心肌梗死病史的患者中,心电图上发现陈旧性梗死的异常 Q 波并不罕见。因此,临床医师必须警惕。

束支阻滞合并心肌梗死的诊断

当患者的心电图显示有束支阻滞或由于心肌梗死并发束支阻滞,心肌梗死的诊断会更加困难。在束支阻滞存在的情况下诊断心肌梗死极具挑战性,而且心电图表现会变得更复杂。

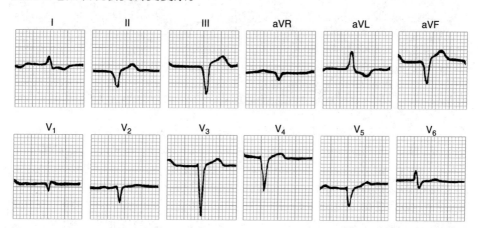

图 9.19　多发心肌梗死心电图。该图显示了陈旧性前壁和下壁心肌梗死的心电图表现。注意胸前 $V_1 \sim V_5$ 导联 R 波递增不良并呈 QS 形,Ⅱ、Ⅲ 和 aVF 导联亦呈 QS 形

右束支阻滞合并心肌梗死

在右束支阻滞（RBBB）时，心肌梗死的诊断相对容易一些。RBBB 主要影响心室除极的末期，在右胸导联产生一个宽大的终末 R′ 波，在左胸导联则表现为 QRS 波群终末端宽顿的 S 波。心肌梗死主要影响心室除极的初期，产生异常 Q 波。当右束支阻滞和心肌梗死同时存在时，将会看到这些表现的组合：右束支阻滞导致 QRS 波群异常增宽（0.12 s 或更多），V_1 导联显示 QRS 波群的终末有一高大的正向波，V_6 导联显示一个宽顿的 S 波。如果心肌梗死发生在前壁，则前壁导联上表现为异常 Q 波，而 R 波递增不良，伴有典型的 ST-T 改变。若心肌梗死发生在下壁，Ⅱ、Ⅲ 和 aVF 导联可见病理性 Q 波和 ST-T 改变（前壁梗死合并 RBBB 见图 9.20）。

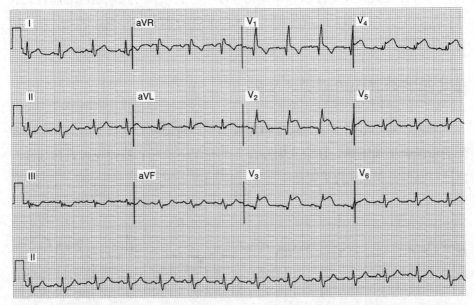

图 9.20　急性前壁 ST 段抬高型心肌梗死（STEMI）合并右束支阻滞（RBBB）心电图。增宽的 QRS 波群（时间大约为 120 ms）在 V_1 和 V_2 导联上可见终末高 R 波，在 V_5 导联有宽顿 S 波，提示存在 RBBB。急性心肌梗死的指示性改变有：V_1~V_4 导联 ST 段抬高（Ⅰ、aVL 导联上轻微抬高），V_1~V_3 导联出现异常 Q 波，下壁导联可见对应性 ST 段压低，并可见临界性电轴左偏。上述诸多心电图表现高度提示患者左冠状动脉前降支血管几乎完全堵塞并伴有大面积的心肌缺血或梗死，并预警患者极有可能发生突发的高度房室阻滞，其阻断部位较低，在房室结以下水平（见第 18 章）

左束支阻滞合并心肌梗死

左束支阻滞（LBBB）合并心肌梗死的诊断要比右束支阻滞复杂得多，因为左束支阻滞影响了心室兴奋的早—中期和晚期（见第 8 章），而且也会产生继发性 ST-T 改变。一般情况下，左束支阻滞可能会掩盖心肌梗死的表现，因此一个慢性左束支阻滞的患者发生急性心肌梗死时，可以没有本章或下一章中所描述的心肌梗死的典型心电图表现。

少数情况下，LBBB 患者的心电图可能有原发性 ST-T 改变，提示存在心肌缺血或心肌梗死。回顾一下第七章，单纯的左束支阻滞所继发的 T 波倒置，通常在显著高 R 波的导联上，例如 V₄~V₆ 导联。然而，V₁~V₃ 导联 T 波倒置伴有明显 S 波时，提示是原发性异常，不能归因于束支阻滞本身（图 9.21）。

心肌梗死合并左束支阻滞时诊断问题就变得更加复杂，因为左束支阻滞形态特点与心肌梗死时非常相似。因此，左束支阻滞形态可以模拟心肌梗死形态。正如第 8 章中所述，典型的 LBBB 在右—中胸部导联上可见 R 波递增不良，这是由于室间隔兴奋的顺序颠倒（即从右到左，与正常方向相反）。因此，左束支阻滞时可见右胸导联上正常的间隔 R 波消失，与前壁心肌梗死的胸前导联 R 波递增不良极为相似。

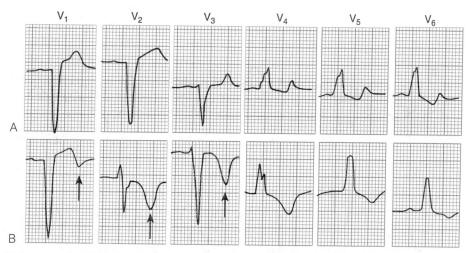

图 9.21　A. 典型的左束支阻滞。注意右胸导联 R 波递增不良以及 QRS 波群与 ST-T 向量的不一致性，右胸导联 ST 段抬高而左胸导联 ST 段压低伴有 T 波倒置。B. 随后该患者心电图出现前壁心肌缺血或可能的梗死导致 V₁~V₃ 导联上原发性 T 波倒置（箭头所示）

图 8.5 显示的是 R 波递增不良的左束支阻滞。在本例中，不存在前壁心肌梗死。同时应注意到，该例右胸导联 ST 段抬高与心肌梗死超急性期或急性期心电图形态非常相似。这种不合并心肌梗死的 LBBB 中，右胸导联出现 ST 段抬高也很常见。

一般情况下，对于 LBBB 患者，不能仅仅因为其在右胸导联上出现 R 波递增不良或出现 ST 段抬高就简单地诊断为发生过心肌梗死。然而，当 LBBB 时，在左胸导联（V_4~V_6）上出现异常 Q 波（QRS 呈 QR 形），则提示潜在的心肌梗死（图 9.22）。此外，左胸导联上出现 ST 段抬高或其他导联出现明显的 R 波增高，则提示存在心肌缺血（见图 9.22 的 V_5 导联）。同样，同时在右胸导联上出现 ST 段压低或 T 波倒置，或其他导联上出现 rS 或 QS 形态。心肌缺血和心肌梗死的心电图将在第 10 章继续讨论，重点讨论心内膜下缺血和非 Q 波型心肌梗死图形改变。

ST 段抬高型心肌梗死：非动脉粥样硬化性原因

根据临床相关事实证明，并非所有的 ST 段抬高事件都归因于动脉粥样硬化斑块破裂或坏死导致心肌缺血和心肌梗死。有一部分患者出现 ST 段抬高伴

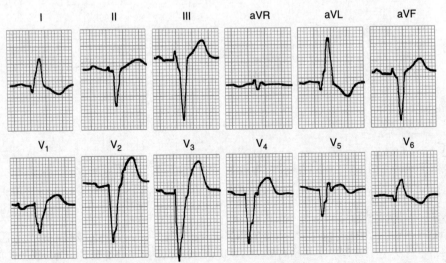

图 9.22　陈旧性前壁心肌梗死伴左束支阻滞。注意看左胸导联上的显著异常 Q 波，QRS 波群呈 QS 形改变（见正文）

有心肌梗死，且血清酶标志物升高，而没有冠状动脉疾病（如外伤性心肌损伤或急性重症心肌炎），或有非动脉粥样硬化性冠状动脉疾病（如异常起源的冠状动脉，冠状动脉炎、冠状动脉痉挛，takotsubo 心肌病）。表 9.1 总结了其中的一些实例，将在下一章中讨论。

表 9.1　STEMI：非动脉粥样硬化的原因

1. 冠状动脉起源异常
2. 一氧化碳中毒
3. 心脏创伤：穿透性或非穿透性；外科手术
4. 冠状动脉夹层，如妊娠晚期或产后状况、主动脉夹层或结缔组织病、经皮冠状动脉介入治疗
5. 冠状动脉栓塞：感染性或非感染性
6. 冠状动脉痉挛，如药物性（麦角生物碱或曲坦类药物，5–氟尿嘧啶，可卡因）或自发性发生伴或不伴冠心病
7. 川崎病（冠状动脉血管炎和其他原因）
8. 急性心肌炎（如病毒性）
9. 肺栓塞（大块状，伴右—中胸前导联 ST 段抬高）
10. Takotsubo（应激性心脏病）综合征

注：所列情况可能均与急性心肌梗死（坏死）相关，由 ST 段抬高和升高的血清心肌酶标记物证实，心电图与典型的动脉粥样硬化型 STEMI 相同。

（范靓靓　译　陈清启　张雪娟　校）

第 10 章
心肌缺血与心肌梗死 II：非 ST 段抬高型心肌梗死与非 Q 波心肌梗死综合征

心肌梗死（MI）通常表现为经典的 ST 段抬高型（STEMI），例如第 9 章中描述的一样，通常随后会出现 T 波倒置。Q 波可以出现在一个或者多个导联上。然而，在许多情况下，心肌缺血（伴或不伴真正的心肌梗死）会出现 ST 段下移而不是出现特征性的 ST 段抬高。心肌缺血影响的部位可能位于左心室肌层内部（心内膜下心肌），在这种情况下，可能没有 Q 波的形成。相比之下，严重的缺血累及心肌的全层，包括累及心肌外层（心外膜），因此很有可能出现 ST 段抬高。如后所述，非 ST 段抬高心肌梗死可以不伴特征性的 ST-T 改变（ST 段位于基线，或者非特异性 ST-T 改变）。在某些情况下，也可见不伴 ST 段改变的深倒 T 波。

这一章节继续讨论急性冠脉综合征（ACS）以及相关情况（例如心肌病 / 应激性心肌病，冠状动脉痉挛），其心电图的改变通常是因为动脉粥样硬化为基础的冠状动脉闭塞。ACS 与 ST 段抬高型心肌梗死的鉴别诊断，ST 段压低伴 T 波倒置标志心肌缺血的复极异常，然后描述急性缺血性心脏病和慢性缺血性心脏病的心电图表现。

心内膜下心肌缺血

在非透壁性心肌缺血的情况下，心内膜下心肌缺血是怎样发生的呢？心内膜下心肌缺血的情况是特别危险的，因为心肌是心外膜供血，心内膜下距离冠状动脉供血最远却直接接触心室腔的高压。因此，心内膜缺血可以在心外膜血管灌注正常的情况下发生。

最常见的心内膜下心肌缺血的主要心电图改变是 ST 段压低（图 10.1）。

ST 段改变主要局限在 Ⅰ、aVL
和 $V_1\sim V_6$ 导联或局限于 Ⅱ、Ⅲ、aVF
导联上，或者广泛地表现在这两组导
联上。如图 10.1 所示，ST 段压低多
数提示心内膜下心肌缺血，有特征性
的水平或下斜形压低。

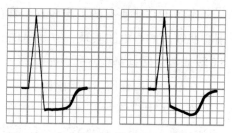

图 10.1　心内膜下心肌缺血可以表现为多
个胸导联和肢体导联上 ST 段压低

回顾第 9 章讲到的，急性透壁性
心肌缺血可见 ST 段抬高，称为心肌
损伤性改变，其特征性表现为 ST 段抬高，主要由心室心外膜 / 心外膜下层产
生损伤电流引起。与其正好相反的是，单纯心内膜下心肌缺血多表现为 ST 段
压低，aVR 导联表现为 ST 段抬高。

总而言之，心肌缺血包括伴有 ST 段压低的心内膜下心肌缺血，而急性重
症心肌缺血累及心外膜 / 心外膜下心肌时通常会有 ST 段抬高，损伤电流的向
量方向是不同的，如图 10.2。

心绞痛的心电图改变

心绞痛（第 9 章所示）指的是由于心肌缺血导致的短暂的心前区不适发作。
心绞痛是器质性冠状动脉病变的一种症状。典型疼痛是一种钝痛、灼热感或
胸骨下压迫感，可向颈部和咽部放射，或者向一侧和两侧臂部放射。这种症
状通常是因为劳累、情绪紧张或者遇冷受凉后出现，休息或含化硝酸甘油后
缓解。

心内膜下心脏损伤：ST 段压低　　　　透壁性（心外膜）心肌损伤：ST 段抬高

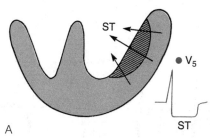
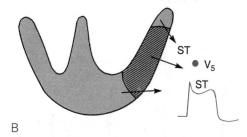

图 10.2　A. 急性心内膜下心肌损伤的电流（箭头）指向心脏的内层，表现在面向心肌的外
表面 V_5 导联 ST 段压低。B. 急性透壁性（心外膜）心肌损伤，损伤电流（箭头）ST 段直
接指向外层心肌，在相应的导联上 ST 段抬高

许多（并非所有的）患者在经典的心绞痛发作期间，有特征性的心内膜下心肌缺血的心电图表现，有新出现或者加重的 ST 段压低。当疼痛消失时，ST 段通常会回到基线水平，症状缓解和心电图表现之间会不同步（图 10.3 所示，在心绞痛发作时 ST 段压低）。

临床医生应该意识到也有一些伴有心绞痛的患者在胸痛的时候不表现为 ST 段压低，因此，如果有一个有原发性胸痛的患者，即使心电图是正常的也不能排除存在潜在的冠状动脉病变。然而，有特征性心绞痛的患者伴有胸部不适，在心电图上出现短暂的 ST 段压低，高度提示心肌缺血。

运动试验和冠心病

很多冠心病患者在休息时心电图正常，然而在运动时，由于心肌需氧量增加而发生心肌缺血。则有助于诊断冠心病，心脏病专家在严密监测活动量的情况下，通常会记录下心电图的变化。负荷心电图是患者在平板或者自行车踏板上行走，不断增加运动量。当患者出现进行性心绞痛、疲劳、劳力性呼吸困难以及有意义的 ST 段改变，或者患者请求停止运动时，运动试验结束。在运动试验时无胸痛症状以及 ST 段改变，运动试验阴性，通常根据患者年龄标准达到该年龄最大预定心率的 85% 或者更快时（或其他预定目标）。

图 10.4A 所示的是患者静息时的正常心电图，图 10.4B 所示当某些患者活动后出现 ST 段压低（图中箭头所示），出现 ST 段压低是阳性（异常）的结果。多数心脏病学专家认为 ST 段水平或下斜压低大于及等于 1 毫米，持续至少 0.08 秒（两个小格，80 毫秒）是阳性（异常）试验结果（如图 10.4B）。ST 段压低小于 1 毫米（或仅有 J 点下移）伴有快速上斜型 ST 段抬高考虑为阴性（正常）或者无诊断意义的心电图试验结果（图 10.5）。

V₄ 导联

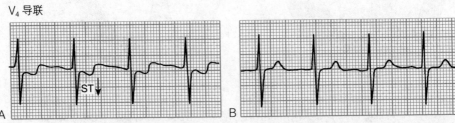

图 10.3　A. V₄ 导联上标记的 ST 段压低，是一个主诉胸痛的患者所做的心电图。B. 患者舌下含化硝酸甘油 5 分钟之后，疼痛缓解，ST 段变为正常

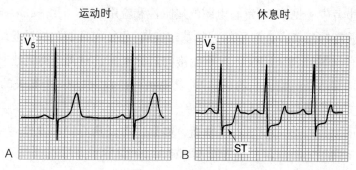

图 10.4 A.冠状动脉病变患者运动试验阳性在基础节律时的表现。B.图中用箭头标记出的 ST 段，在运动时，心率稍快即出现 ST 段压低

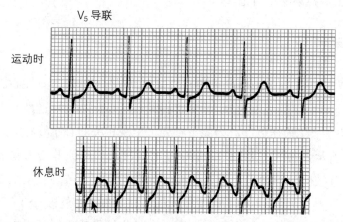

图 10.5 V₅导联示活动后发生生理性 ST 段压低。J 点压低并伴有快速上斜型 ST 段抬高

　　在低运动量时即出现显著的缺血型 ST 段改变，无论有无症状，都非常危险。有时，这些改变是由血压降低引起的。这一发现可以提示患者伴有严重的冠状动脉三支病变，有时也表明左冠状动脉主干的阻塞。

　　运动心电图有助于诊断冠状动脉疾病。然而，正如所有的药物试验一样，都会产生假阳性和假阴性结果。例如，多达 10% 的正常男性并没有潜在的冠脉阻塞，甚至更高比例的健康女性会出现假阳性试验结果。假阳性试验（没有冠脉疾患的情况下 ST 段压低）结果也会出现在服用洋地黄、低钾血症、左室肥厚（LVH）、心室传导阻滞（左束支阻滞，WPW 综合征）以及心室起搏心律的患者中（见第 24 章心电图的局限性和应用）。

尽管有些患者存在严重的冠脉基础疾病，仍能出现假阴性试验结果。因此，运动负荷试验正常（阴性）并不能排除冠脉疾病。对入选患者进行影像学检查可以增加运动试验诊断的精确度。药物负荷试验，也是一个相关的重要方法，不在本文中涉及。

总的来说，心内膜下心肌缺血，如果伴有经典心绞痛发作时（或者经负荷试验可诱发心绞痛），通常在多导联上会伴有 ST 段压低。

无症状性心肌缺血

冠心病患者有时会有心肌缺血但可能不伴有心绞痛，称为"无症状性心肌缺血"。主要在第 9 章讨论。

非 Q 波心肌梗死

如果心内膜下局部区域有严重的心肌缺血，就有可能发生急性心肌梗死。在这种情况下，心电图表现为 ST 段更加持续性压低而不是可逆性心内膜下心肌缺血的一过性 ST 段压低。心内膜下梗死可出现相关的心肌酶异常升高。

图 10.6 所示伴有 ST 段压低的非 Q 波心肌梗死。单纯的心内膜下梗死有可能会出现 Q 波吗？答案是：如果只有内侧半层左右区域心肌发生梗死，异常 Q 波通常不会出现。心内膜下心肌梗死通常只影响心室复极（ST-T 形成），而不影响除极（QRS 波的形成）。然而，在章节的最后我们所讨论的，有时会有特殊情况，被称为不典型心肌梗死。梗死区域大的也有可能出现 Q 波。

另外非 Q 波梗死的心电图中可见 T 波倒置，伴或不伴 ST 段压低。图 10.7 所示 T 波深倒的心肌梗死图形。T 波倒置可以在无心肌梗死的心肌缺血情况下出现。

总的来说，非 Q 波心肌梗死的主要心电图改变有 ST 段压低和 / 或 T 波倒置。

心肌缺血的其他心电图改变

除了刚刚研究结果中描述的改变，心肌缺血还有心室复极波的许多其他改变。

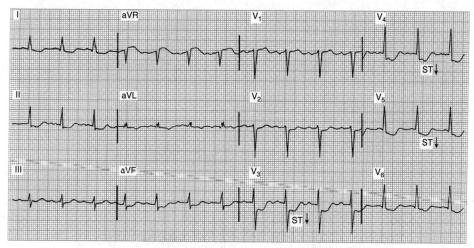

图 10.6　非 Q 波心肌梗死的患者诉有严重胸痛。注意标记的地方，在Ⅰ、Ⅱ、Ⅲ、aVL、aVF 和 V_2~V_6 导联上 ST 段压低，aVR 导联上 ST 段抬高。这些结果表明，当严重缺血时，要提高对多支病变和左主干病变的关注。其他无关的异常包括 PR 间期延长（0.28 秒），左房压力异常

　　值得注意的是，一些患者在经历心肌缺血时心电图会持续正常。另外，还有一些患者只出现 ST-T 轻度改变。例如可能只有 T 波轻度低平或者轻度 T 波倒置。这些都被称为非特异性 ST-T 改变（见第 11 章）。

　　非特异性 ST-T 改变可以是异常的，但是并不能作为急性或慢性缺血性心脏病的明确指标。也可以由其他情况导致非特异性 ST-T 改变，包括生理性改变、药物反应、肺部疾病、心包疾病、心肌病、电解质紊乱、代谢性异常（见第 11 章）等。因此，不能仅仅通过心电图上的非特异性 ST-T 改变来诊断心肌缺血。

变异型（变异或血管痉挛性）心绞痛

　　变异型心绞痛是另一种形式的非梗死性心肌缺血。回顾一下经典心绞痛的心电图表现为 ST 段压低的心内膜下心肌缺血的图形。变异型心绞痛（由 Myron Prinzmetal 博士及同事在 1959 年首次系统报道）患者虽然数量不多但是很重要。变异一词被采用是由于这些患者在发作时 ST 段抬高，曾经以为是急性心肌梗死，然而 Prinzmetal 博士发现这些 ST 段抬高是短暂的。在胸痛发作之后，ST 段通常会回到基线上，没有进展为心肌梗死时特异性的 Q 波和 T

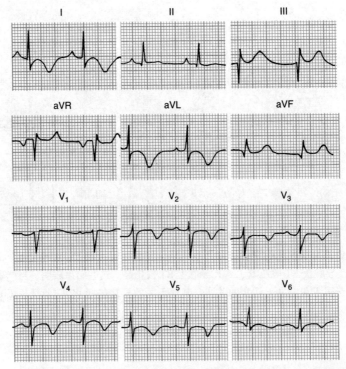

图 10.7　进行性 / 急性非 Q 波心肌梗死的心电图。患者主诉有胸痛，心肌酶谱异常增高。在Ⅰ、aVL、V₂~V₆ 导联（在代表心脏下壁的Ⅲ、aVF 导联上有明显的 Q 波）上有深倒的 T 波。有的急性心肌梗死患者可以有 ST 段压低，T 波倒置而不伴有 Q 波

波倒置。因此，变异型心绞痛从心电图表现上来说，是 ST 段抬高而不是经典心绞痛的 ST 段压低。

变异型（血管痉挛性）心绞痛是一种非典型性心绞痛，因为这类患者胸痛发生在休息时或者夜间，而不是发生在劳累或者情绪激动时。变异型心绞痛是一种很重要的类型，因为它主要是冠状动脉痉挛引起的短暂透壁性心肌缺血。这种症状可以发生在冠状动脉正常的年轻成人。在其他情况下，血管痉挛与高度的冠状动脉阻塞有关（图 10.8）。易感人群服用麦角新碱和相关药物也可以引起血管痉挛。越来越多的证据表明服用可卡因是冠脉痉挛的另一个原因，有时候也会引起心肌梗死。

图 10.9 总结了急性冠脉综合征患者心肌缺血时的各种心电图改变。

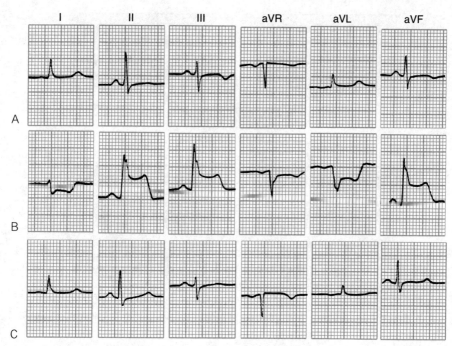

图 10.8 30 岁男性患者，出现变异型心绞痛伴有短暂 ST 段抬高，有静息和运动时心绞痛发作史。A. 静息时心电图显示下壁导联 ST-T 改变。B. 胸痛时，在 Ⅱ、Ⅲ、aVF 导联上 ST 段明显抬高，Ⅰ、aVL 导联 ST 段对应性压低。电轴右偏及 QRS 波群轻微增宽与左后分支阻滞相一致（见第 8 章）。C. 给予硝酸甘油治疗后 ST 段回到基线，心导管检查显示右冠状动脉严重狭窄伴一过性痉挛，导致血管完全阻塞，出现一过性 ST 段抬高

急性应激性 /Takotsubo 心肌病

实习医生和临床医生应该知道一种特别的非动脉粥样硬化综合征，其拥有多个名字，包括急性应激性心肌病或 Takotsubo 心肌病。多数应激性心肌病患者为中老年女性，这些患者出现胸痛和心电图改变（ST 段抬高或压低，T 波倒置），心肌酶谱升高，与经典的急性或急进性心肌梗死极为相似（图 10.10）。影像学（超声心动图和血管造影）检查可发现左室心尖部运动减弱或运动障碍（没有收缩或向外膨出）。应激性心肌病不存在心外膜的冠状动脉疾病。目前认为可能与精神紧张或身体劳累时神经因子介导的冠脉痉挛或心肌损伤有关（公众将其称为心碎综合征）。

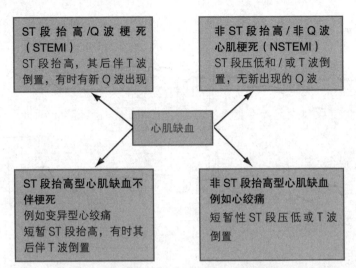

ST 段 抬 高 /Q 波 梗 死（STEMI） ST 段抬高，其后伴 T 波倒置，有时有新 Q 波出现	**非 ST 段抬高 / 非 Q 波心肌梗死（NSTEMI）** ST 段压低和 / 或 T 波倒置，无新出现的 Q 波
心肌缺血	
ST 段抬高型心肌缺血不伴梗死 例如变异型心绞痛 短暂 ST 段抬高，有时其后伴 T 波倒置	**非 ST 段抬高型心肌缺血例如心绞痛** 短暂性 ST 段压低或 T 波倒置

注意：应激性心肌病的症状可与以上任一情况类似

图 10.9　急性冠脉综合征中的心肌缺血或心肌梗死产生的各种心电图改变。T 波倒置可以发生在梗死或者非梗死性缺血中，有时心电图正常，或仅表现为非特异性 ST-T 改变

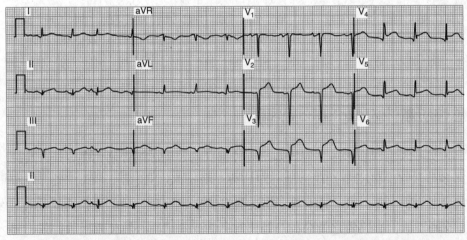

图 10.10　应激性心肌病。老年女性，伴有胸痛、心衰症状，心电图显示前壁 ST 段抬高型心肌梗死（下壁、前壁有病理性 Q 波）。超声心动图显示左心室壁运动异常。冠脉造影显示冠脉正常，血清心肌酶升高。第三个心搏是房性期前收缩

─────────────── 要点 ───────────────

急性缺血性心脏病也叫急性冠脉综合征（ACS），有多种心电图改变（见图 10.9）：

- 明显的 ST 段偏离：ST 段抬高和 / 或压低
- 明显的 T 波改变：T 波倒置或高尖
- 非特异性 ST-T 改变
- 病理性 Q 波
- 心电图正常或无诊断意义

──────────────────────────────────

心电图鉴别诊断缺血和梗死：类似心肌梗死时的 ST-T 改变

ST 段抬高

图 10.11 所示是一个正常年轻的成人心电图，可见 ST 段明显抬高。但这并不是心肌缺血而是一种正常变异，被称作早期复极。早期复极时，在胸前导联上 ST 段可以抬高至基线以上 2~3 mm。这种 ST 段抬高在很多年轻人中常见，但也可发生于老年人，类似的图形见于急性心肌梗死或心包炎。然而这种抬高是稳定的，没有急性心肌梗死或心包炎时的演变过程（见第 11 章），而且也没有对应性的 ST 段压低（aVR 导联除外），这与通常在急性心肌梗死时见到的改变相反。

类似于心肌梗死或心包炎的 ST 段抬高也可见于急性心肌炎（见第 12 章）。室壁瘤可能与持续数月至数年的 ST 段抬高有关。

V_1 和 V_2 导联的持续性 ST 段抬高见于左心室肥大或左束支阻滞（见第 8 章）。

其他能引起 ST 段抬高的原因包括低体温（J 波或 Osborn 波，见第 11 章）和 Brugada 样改变（见第 21 章）。在第 25 章将给出关于 ST 段抬高鉴别诊断的综合复习。

ST 段压低：鉴别诊断

心内膜下心肌缺血通常以 ST 段压低为特点，但不是所有的 ST 段压低都是心内膜下心肌缺血的指征。例如与左心室肥厚相关的 ST-T 改变在第 7 章

早期复极

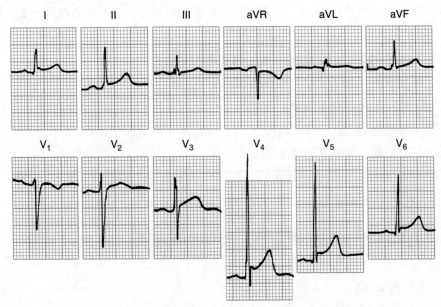

图 10.11　胸导联出现的 ST 段抬高有时是正常变异。这种早期复极心电图容易与急性心肌梗死或心包炎的 ST 段抬高混淆

已经讨论过。如图 7.12 所示，左心室肥厚时 ST 段可能会长期压低，类似急性冠脉综合征。

　　急性透壁性心肌缺血是 ST 段压低的另一个原因。要牢记前壁缺血可表现为 Ⅱ、Ⅲ、aVF 导联一支或多支对应性 ST 段压低；相反地，急性下壁缺血可表现为 Ⅰ、aVL、V_1~V_3 导联一支或多支对应性 ST 段压低。因此，每当看到 ST 段压低时，要观察所有导联来评估这些变化的意义。

　　ST 段压低还有两个常见的主要原因：洋地黄（常用剂型为口服地高辛）效应和低钾血症（见第 11 章）。显著 U 波可能同时存在。某些情况下，可能会很难辨别出 ST 段压低的原因。例如左心室肥厚和收缩功能障碍的患者可能同时服用地高辛，也可能有心肌缺血的表现。

　　第 25 章将对 ST 段压低的鉴别诊断进行全面总结。

T 波深倒置

T 波深倒通常发生在 Q 波心肌梗死的演变过程（见图 9.4B），有时也可见于非 Q 波心肌梗死（见图 10.7）。这些深倒的 T 波都是局部缺血损伤引起复极延迟的结果。

缺血性胸痛的一个重要特点是多导联上可见 T 波深倒置（如 V₁ 或 V₂~V₄ 或 V₅ 导联），伴或不伴心肌酶升高，伴有轻微的或者不伴 ST 段抬高（图 10.12）。这种图形被称为 Wellens 综合征或者左前降支 T 波倒置图形，通常是由于左前降支近端狭窄（堵塞）引起的。这些改变通常可见于间歇性胸痛患者的疼痛间歇期。

然而，正如不是所有的 ST 段抬高都会反映缺血一样，也不是所有的 T 波深倒都是异常的。例如，出现负向 QRS 波的导联（如 aVR 导联）中的 T 波倒置就是正常的。在成年人中，V₁ 导联，有时 V₂ 导联中出现 T 波倒置也是正常的。此外，如第 5 章所述，有的成年人，尤其是年轻人，甚至中年女性患者会保持幼稚性 T 波倒置，即在右胸和中间胸导联有负向 T 波（V₁~V₃ 导联）。

另外，并不是所有的 T 波异常倒置都是由心肌梗死造成的。在右胸导联的 T 波倒置可能由于右心负荷过重所致（例如急慢性肺栓塞）。在左胸导联则可能由于左心室负荷过重引起，广泛的 T 波倒置见于心包炎的演变期（早期）。

左前降支 T 波（Wellens 综合征）图形

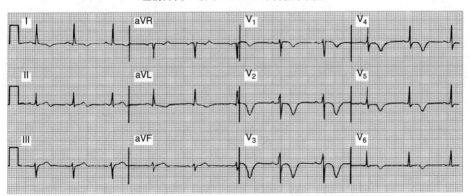

图 10.12　左前降支近端严重狭窄的患者，伴有胸部不适，前壁 T 波深倒。心肌酶正常或轻度抬高，符合左前降支 T 波图形或 Wellens 综合征表现

在一些脑血管意外（CVA）的患者可以见到特别深倒的 T 波（伴长 QT 间期，有时可见明显的 U 波），特别是蛛网膜下腔出血的患者（图 10.13）。这些在脑血管损伤时出现的显著复极改变的原因尚不明确，但他们可能反映了自主神经系统的改变。

如第 8 章所述，继发性 T 波倒置（异常除极引起）见于伴右束支阻滞的右胸导联或左束支阻滞的左胸导联。

深倒置的 T 波可见于（V_1~V_4 导联）右心室起搏或者伴左束支阻滞的正常心搏（见第 21 章）。

本章节讨论的引起 T 波倒置的非梗死性因素并不完全。然而，这已经表明 T 波倒置并不总是意味着心肌缺血。此外，在一些病例中，深倒的弥漫性（全部）T 波可能没有任何明确的原因。对 T 波倒置的鉴别诊断将在第 25 章中给出。

心肌梗死的并发症的心电图表现

心肌梗死的主要并发症包括机械性 / 结构性并发症和电生理并发症。机械并发症包括心力衰竭、心源性休克、左心室室壁瘤、心脏破裂、心包炎、乳头肌功能紊乱、梗死延展和扩展等。电生理并发症包括缺血和梗死引发的心律失常、房室阻滞和束支传导阻滞等。心肌梗死可以导致各种心律失常，包括持续性室性心动过速（VT），心室颤动以致心搏骤停。急性心肌梗死可以

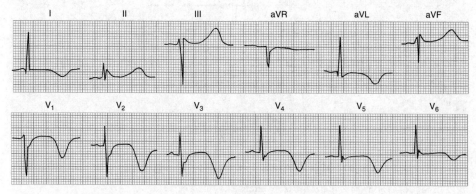

图 10.13　蛛网膜下腔出血患者心电图，T 波深倒，伴长 QT 间期，类似心肌梗死的心电图改变

导致多形性室速。在临床上有冠心病背景的持续性单一室性心动过速（VT）表明心肌梗死前存在潜在的心室瘢痕。室性心律失常和心搏骤停将在本书的第二部分中详述。束支阻滞和房室阻滞会在第 8 章和第 17 章论述。电生理并发症和机械并发症可以同时发生，尤其是在严重的心肌缺血和广泛的心肌梗死时。

冠状动脉再灌注后的心电图

及时辨别急性心肌梗死后的心电图非常重要，因为这种患者通常可以选择急症冠脉再灌注治疗，也就是导管插入或血管成形术或溶栓疗法。在第 9 章提到，急性经皮溶栓疗法仅对 ST 段抬高的心肌梗死（STEMI）有效。当前研究发现，急性经皮冠脉介入治疗（冠脉成形术 / 冠脉支架术）比系统溶栓会更有效。对于经过选择的非 ST 段抬高的心肌梗死患者也可能同样有用。

急症再灌注治疗可能会改变心电图的一般演变规律。急性心肌梗死后早期成功再灌注治疗可以使抬高的 ST 段回到基线，而没有 Q 波出现。在 ST 段抬高的导联可能会逐渐出现深倒 T 波。然而，即使再灌注治疗成功，减少了梗死的心肌数量，Q 波也常会出现。通常，在缺血或梗死发生后时间越久，再灌注对于血氧饱和度影响越小，急性或演变期心电图改变影响越小。最后，加速性心室逸搏心律（AIVR）的出现是冠状动脉再灌注后很常见的（见第 16 章）心电图改变。

心肌梗死心电图：临床概述

临床医生应该知道心电图在诊断心肌梗死时是敏感的但并不完美的方法。多数急性心肌梗死和严重心肌缺血的患者可以见到如第 9 章和第 10 章描述的心电图改变。然而，在心肌梗死早期的几分钟或几个小时，心电图可能是无特征性改变，甚至是正常心电图。完全性左束支阻滞或起搏器心电图图形可以完全掩盖急性心肌梗死的心电图改变。在心肌梗死后的数周至数月，心电图的敏感性也下降。

心电图必须始终结合临床经验和严格的分析，不是所有的急性心肌梗死患者都会显示特征性改变。因此，急性心肌缺血或梗死不能简单地仅通过心电图的经典改变来诊断，连续记录的心电图通常比常规心电图获得更多的信息。另一方面，酷似缺血或者酷似心肌梗死的心电图改变可在正常个体或者其他没有冠心病的个体见到。

另外，就像前面所提到的，传统上根据心电图将心肌梗死分为透壁性心肌梗死和心内膜下（非透壁性）心肌梗死过于简单。有些患者，可能发生广泛的心肌梗死，但无 Q 波出现，另一些非透壁性损伤的急性心肌梗死患者可出现 Q 波。而且，已有证据表明心内膜下心肌梗死可能具有和透壁性心肌梗死一样的长期预后。

基于上述原因，心脏病学专家在临床诊断心肌梗死时已经开始放弃使用透壁性心肌梗死和心内膜下心肌梗死这样的术语，而是用更恰当的术语描述，即 ST 段抬高型心肌梗死和非 ST 段抬高型心肌梗死。另外，他们支持用可以显示出向量变化的导联。当一个急性心肌梗死或陈旧性心肌梗死的患者出现 Q 波时，该导联会发现异常除极和明确的变化。

最后，临床医生参与危重患者治疗时应注意经典急性心肌梗死伴有 ST 段抬高或 ST 段压低有可能会误诊。例如，由于左主干阻塞（图 10.14）或者严

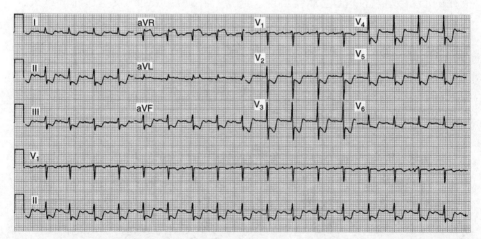

图 10.14 左主干冠脉病变引起的急性冠脉综合征（ACS）。老年男性，胸痛，晕厥。心电图示窦性心动过速，心率约 110 次 / 分，PR 间期延长（200~210 ms），电轴左偏（约 -30°），左心房异常。最显著的是在 I、II、III、aVL、aVF 导联和 V_2~V_6 导联上有广泛的、明显的下斜型 ST 段压低，在 aVR（超过 V_1 导联）导联上有对应的 ST 段抬高。这些都高度提示严重的三支血管病变和 / 或左主干病变。患者的血清心肌酶升高，在冠状动脉造影下行心导管检查显示左主干远端有严重的病变，左前降支中段伴有严重病变

重的三支血管病变引起的急性缺血可以同时存在以下改变：在大多数的前壁和下壁导联有 ST 段压低，在 aVR 导联上伴有 ST 段抬高，有时 V_1 导联也可见 ST 段抬高。

后侧壁的 ST 段抬高型心肌梗死可能与 V_1~V_3 导联 ST 段压低对应抬高改变有关。如果不能及时诊断主要的 ST 段抬高型心肌梗死综合征，可能会延误急诊再灌注治疗的宝贵时间。

（邢晓燕　译　张雪娟　陈清启　校）

第 11 章
药物影响，电解质异常及代谢紊乱

很多因素能影响心电图，包括药物的作用、电解质异常以及代谢紊乱等。心电图可能是能够最初发现诸如高钾血症、三环类抗抑郁药物中毒等威胁生命的重要工具。本章将着重讲解这些因素对 ST–T 改变的影响。

药物影响

治疗心律失常的药物

很多药物能引起心电图改变，包括治疗心脏病的药物及与治疗心脏病不相关的药物。这些药物对起搏器的电活动、心脏的特殊传导系统、心房肌或心室肌细胞特性产生影响。改变自主神经系统活动（迷走神经和／或交感神经）的药物也可能影响心脏的起搏及传导特性。

在治疗心律失常时，心内科医生经常会用到抗心律失常药物分类法（框 11.1）。尽管这个分类法有一些不足之处，但仍被广泛地应用于临床，所以临床医生和实习医生需要牢牢记住它。

Ⅰ类抗心律失常药物：阻断快速钠通道，延长 QRS 时间，分为 A、B、C 三组。ⅠA 类药物有奎尼丁、普鲁卡因胺和丙吡胺。这类药物还可通过钾通道阻断作用延长复极，延长了 QT（U）间期，增加了引起尖端扭转型室性心动过速和心脏骤停的风险（详见第 16 章和第 21 章）。ⅠB 类药物包括利多卡因和美西律。ⅠC 类药物，如氟卡尼和普罗帕酮，用于治疗房颤和其他室上性心动过速，由于其显著的钠通道阻断作用，有可能产生临床上重要的宽 QRS 波群心动过速（室内传导延迟）。

所有的Ⅰ类抗心律失常药物（钠通道阻断剂）改变了心肌细胞的基础电生理活动，可引起或诱发致命性室性心律失常，被称为药物的致心律失常作用，在临床上有着重要的意义。在后面的第 16 章和第 21 章将会进一步讨论。

QT（U）间期延长具有威胁生命的危险性，可以是先天性的，也可由于

| 框 11.1 | **常用抗心律失常药物的分类** |

- Ⅰ类药物：阻断钠通道（传导速度）
  - ⅠA：这类药物也可阻断钾通道（复极化），如奎尼丁、丙吡胺、普鲁卡因胺
  - ⅠB：这类药物对阻断钠通道作用效果平缓（如利多卡因、美西律、苯妥英钠）
  - ⅠC：这类药物对阻断钠通道的作用很强［例如：普罗帕酮（也有 β 阻断作用）、氟卡尼］
- Ⅱ类药物：β 受体阻滞剂（如阿替洛尔、卡维地洛、美托洛尔、普萘洛尔）
- Ⅲ类药物：阻断钾通道与延长复极（如胺碘酮、多菲利特、决奈达隆、伊布利特、索他洛尔）
- Ⅳ类药物：钙通道阻滞剂（如地尔硫卓、异搏定）
- Ⅴ类药物：其他药物（如地高辛、腺苷等）

某些药物引起，特别是伊布利特、多非利特、索他洛尔、胺碘酮和决奈达隆。QT（U）间期延长可增大跨心室壁的复极离散度，进而触发早期后除极和尖端扭转型室性心动过速的发生。β 受体阻滞剂（Ⅱ类）和某些钙通道阻滞剂（Ⅳ类）对窦房结和房室传导有阻滞的作用（图 11.1）。药物联合用药（如美托洛尔和地尔硫卓）可能会产生明显的窦房结频率减慢或房室阻滞，尤其是老年人。卡维地洛具有 β 受体和 α_1 受体阻断作用，使低血压成为一种特殊的危险。

这个分类法的不足之处在于它没有统计出像胺碘酮和索他洛尔两药联用的叠加作用，还有一些重要的药物如腺苷和地高辛没有统计在内，而是把它们归在了Ⅴ类药物或其他分类中。最重要的是要考虑抗心律失常药具有潜在的对生命构成威胁的致心律失常的影响（见第 16 章和第 21 章）。

精神类药物和相关药物

精神类药物（如吩噻嗪类和三环类抗抑郁药）可以引起心电图的明显改变。到了中毒剂量则会诱发昏厥和心脏骤停，导致快速性室性心律失常和猝死。

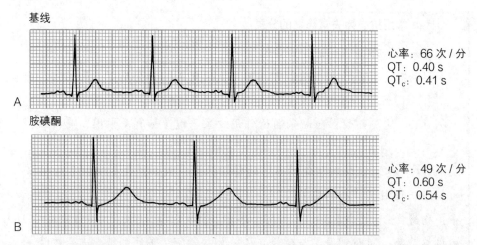

图 11.1 胺碘酮的作用。注意：该房颤患者应用治疗剂量的胺碘酮引起明显复极延长（长QT），并且由于药物的 β 受体阻滞作用引起心率减慢

这些药物也可能延长 QRS 间期，引起束支阻滞样改变，也可延长复极［长QT（U）间期］，诱发尖端扭转型室速。图 11.2 是一个典型的过量服用三环类抗抑郁药的经典心电图。注意延长的 QRS 间期和 QT 间期以及窦性心动过速。

在精神科实践中，使用的各种药物可以延长 QT 间期，诱发尖端扭转型心动过速。这些药物包括美沙酮和所谓的"非典型的"或者第二代作用于精神疾病的药物（例如利培酮和喹硫平）将在第 16 章中进一步讨论，并作为重要的临床课题的一部分。

碳酸锂广泛应用于双极性疾病的治疗，可能导致窦房结起搏功能障碍或窦房阻滞，导致严重的心动过缓（第 13 章）。多奈哌齐用于治疗老年痴呆症，由于其抗胆碱酯酶作用增强了乙酰胆碱对窦房结和房室结的作用，可诱发或加重缓慢性心律失常。

电解质紊乱

血清钾、钙浓度异常会对心电图产生显著影响。高钾血症实际上是致命的，因为它具有心脏毒性。

三环类抗抑郁药过量

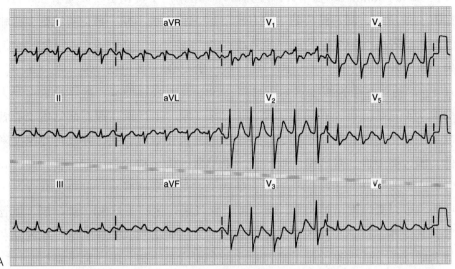

A

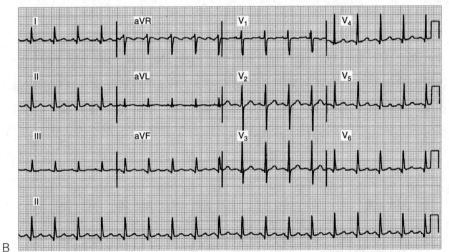

B

图 11.2 服用过量三环类抗抑郁药时的心电图

A. 该图来自过量服用三环类抗抑郁药患者，心电图显示出了三个主要的发现：窦性心动过速（抗胆碱能和肾上腺素能作用），QRS 波群的延长（减慢心室传导），延长 QT 间期（延迟复极）。B. 同一患者 4 天后心电图仍显示持续性窦性心动过速，但 QRS 波群和 QT 间期正常

高钾血症

　　如图 11.3 所示，不同程度的高钾血症产生一个明显的心电图改变序列。高钾血症影响去极化（QRS 波群）和复极（ST–T 段）。正常的血钾浓度通

常在 3.5~5.5 mmol/L。血清钾浓度异常升高的第一个变化是 T 波变窄和高耸。如图 11.4 所示，高钾血症的 T 波有一个 "帐篷"的形状，他们可能会变得相当高。随着血清钾浓度的进一步升高，PR 间期延长，P 波变小，可能完全消失。持续升高产生一个心室内传导延迟，出现 QRS 波群的增宽（见图 11.3，11.4）。随着血清钾浓度进一步升高，QRS 波群继续增宽，最终导致一个大的波状（正弦波）模式和心搏停止（见第 2 章）。严重高钾血症的主要心脏电生理变化与细胞膜水平对过量钾离子的去极化效应有关，导致传导速度降低。因为高钾血症可能是致命的，所以早期确认 T 波峰值可能挽救生命。高钾血症可发生在多个临床状态中，最常见的是肾功能衰竭，钾排泄减少。一些药物可以提高血清钾水平，包括血管紧张素转化酶（ACEI）抑制剂、血管紧张素受体拮抗剂（ARB）、保钾利尿剂（阿米洛利、依普利酮、螺内酯、氨苯蝶啶）等。常见的是，高钾血症是多因素（例如，内在肾脏疾病、药物作用、脱水）造成的。

低钾血症

低钾血症可以引起心电图明显的 ST-T 改变。最常见的表现是 ST 段压低并可见明显的 U 波，复极时间延长（见图 11.5，11.6）。随着低钾血症的发展，U 波更加显著甚至超过 T 波高度。尽管复极延长（如显示明显 U 波），实际上低钾血症时 QT 间期仍在正常范围内。因为 T 波和 U 波融合在一起，所以

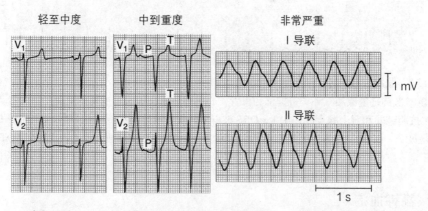

图 11.3　高钾血症心电图的早期改变是 T 波高尖（帐篷样），随着血清钾浓度进一步升高，QRS 波群增宽，P 波振幅变小甚至可以完全消失，如果不给予急症处理，最后则呈正弦波，可导致心脏停搏

显著性高血钾症

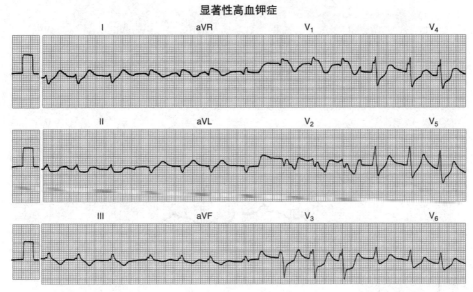

图 11.4 血清钾浓度为 8.5 mmol/L 的患者心电图显示 P 波缺失，存在异常宽大的 QRS 波群

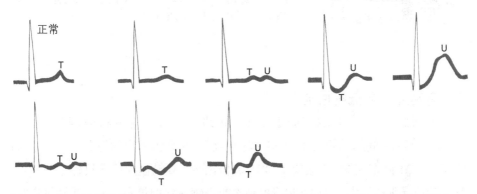

图 11.5 低血钾引起的心电图改变，从轻微的 T 波低平到突出 U 波的出现，有时伴有 ST 段压低或 T 波倒置。这些表现并不与特定的血钾水平直接相关

QT 间期不能准确测量。T−U 融合波可以应用于以下情况 *。

---

* 低钾血症导致膜超极化（静息电位负值增大），并延长心室动作电位 3 相的持续时间。通过不易理解的机制，细胞外钾降低了外向的去极化钾电流，使膜电位恢复到其静止（舒张期）的负值。这种矛盾的效果（即减少的细胞外钾减少了外向钾电流）似乎是介导的有效数量或某些类型的钾通道的反应性下降。减少正（钾）离子流的净效应是保持膜的再极化，延长动作电位，从而使 QT（U）持续时间延长。

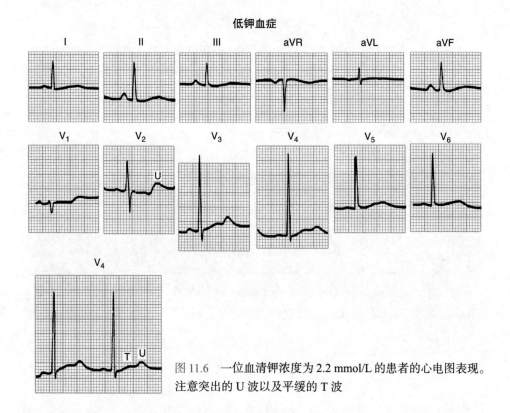

图 11.6 一位血清钾浓度为 2.2 mmol/L 的患者的心电图表现。注意突出的 U 波以及平缓的 T 波

高钙血症和低钙血症

高钙血症时心室复极时间缩短，低钙血症时心室复极时间延长（图 11.7）。其 QT 间期缩短是由于 ST 段的缩短。在高钙血症的情况下，由于 ST 段变短，QT 间期缩短，T 波紧跟 QRS 波群出现。高钙血症可导致昏迷和死亡。对于精神异常的患者，QT 间期缩短是诊断高钙血症的第一线索。低钙血症时，通常由于 ST 段延长，导致 QT 间期延长。但应注意的是，临床上明显的高钙或低钙血症患者，可能不会出现具有诊断意义的心电图改变。

低镁血症和高镁血症

低镁血症、高镁血症在临床上也很重要，一是因为容易被忽视；二是它们可能在室性心律失常和新陈代谢紊乱中有举足轻重的作用，但两者都没有特定的心电图改变。

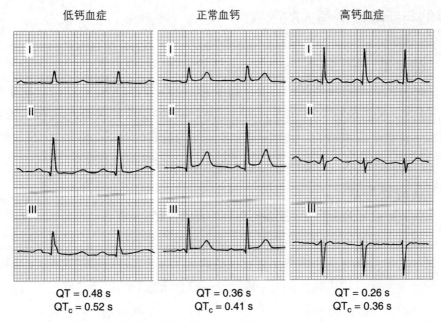

图 11.7 低钙血症通过延长 ST 段延长 QT 间期。高钙血症通过缩短 ST 段缩短 QT 间期，以致 T 波紧跟 QRS 波群出现

低镁血症通常是由于胃肠道疾病吸收不良或由于肾脏疾病造成镁的丢失（如使用利尿剂）。低血镁可导致或增加低钾血症的严重程度，在这种情况下，心电图可能因低血钾而发生改变（见前面的讨论）。低镁血症与急性心肌梗死的室性心律失常发生有关，静脉注射镁制剂是治疗尖端扭转型室性心动过速的方法，并可纠正早期复极，防止多形性室性心律失常的发生（见第 16 章）。低镁血症也可能增强洋地黄毒性（见第 20 章）。此外，低镁血症可能通过抑制甲状旁腺激素的释放，促进低钙血症的发生（见前面的讨论）。

轻微或中度升高的高镁血症（通常是由于肾功能衰竭或过量摄入镁而引起）不产生明显的心电图异常。明显升高时可导致 PR 间期延长或 QRS 波群增宽，以及窦性心动过缓。极端升高时（如升高至 15~20 mg/L），可能会导致心搏骤停。低血压（由于血管扩张）和精神状态的变化也可能伴随着血清镁的不断增多。

其他与新陈代谢有关的因素

低体温

全身低温患者可出现明显心电图改变：QRS 波群终末和 ST 段起始交接点（J 点）呈驼峰样抬高（图 11.8）。这个病理性 J 波称为 Osborn 波。随着复温，这种表现将消失。这种显著 J 波可能与低温状态下心室外膜和心室内膜复极不一致有关。在复温过程中出现心功能不全的风险增加。

内分泌异常

大多数内分泌紊乱并不引起心电图特异性变化。然而在一些特殊情况下，心电图在内分泌疾病的诊断和处理方面起重要作用。例如，甲状腺功能亢进（最常见于 Graves 病）常与不成比例的静息状态下窦性心动过速有关。如同发现房颤怀疑甲状腺功能亢进一样，发现静息状态下的窦性心率过快同样应怀疑甲状腺功能亢进（见第 15 章）。与此相反，甲状腺功能减退常伴有心率减慢（窦性心动过缓）。严重的甲状腺功能减退（黏液性水肿）可导致心包积液，而出现 QRS 低电压，即六个肢体导联 QRS 电压均不超过 5 mm，胸导联不超过 10 mm。虽然 QRS 低电压不是特异性改变，但可联想到一系列发病原因及其机制。包括心脏被气体（慢性阻塞性肺病）或脂肪组织（肥胖）覆盖，使绝缘性增加；或者心肌组织被替代，例如被纤维组织（心肌病）、淀粉样

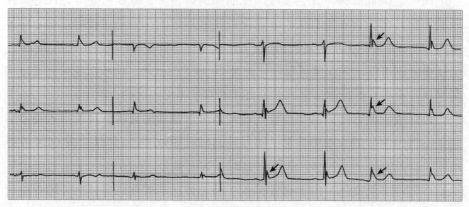

图 11.8　全身低温时的心电图。全身低温时可出现 J 点（ST 段起始，箭头处）明显升高，称为 J 波。低温时显著的 J 波称为 Osborn 波

或肿瘤组织替代，或由于细胞外液聚集过多（如全身水肿、心包或胸腔积液）所致（见第 12 章和第 25 章）。

代谢性酸中毒和碱中毒

代谢性酸、碱中毒与心电图改变没有直接关系。代谢性酸中毒通常伴随高钾血症，代谢性碱中毒通常伴随低钾血症。心电图形态改变受电解质紊乱的影响，更甚者可导致心搏骤停（见第 21 章）。反过来讲，心搏骤停可能很快导致呼吸和 / 或代谢性酸中毒。

ST–T 改变：特异性和非特异性

这一节的主题是简要回顾引起 ST–T（复极）变化的因素。非特异性 ST–T 变化（第 10 章已给出定义）是临床心电图学常用术语。许多因素（如药物、缺血、电解质紊乱、感染和肺病）均可出现心电图变化。正如前所述，复极期（ST- T）对这些因素的作用非常敏感，多种因素均可引起一系列非特异性变化（图 11.9，11.10），包括轻微的 ST 段下移、T 波低平和 T 波浅倒（图 11.9）。

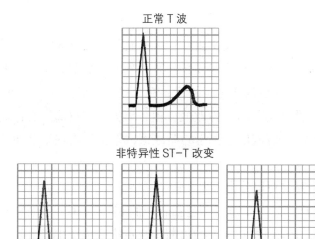

图 11.9　非特异性 ST–T 改变。T 波低平、轻微的 T 波倒置是 ECG 的非特异性变化，可由多种因素引起

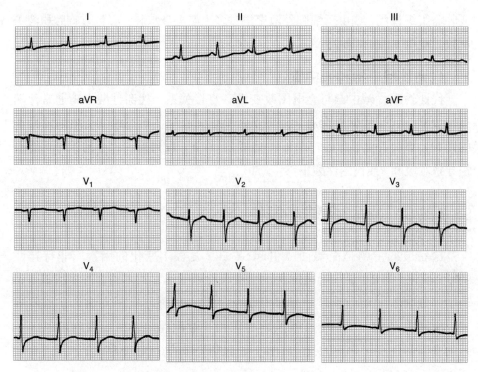

图 11.10　心电图显示非特异性 ST–T 改变，注意广泛的 T 波低平

　　与这些非特异性 ST–T 改变相反，某些显著的特异性改变与特殊情况相关（如高钾血症时的帐篷样高尖 T 波）。一些相对特异性的 ST–T 改变如图 11.11 所示。然而，即使这样明显的特异性变化也可能被误诊，如 ST 段抬高是急性透壁性心肌缺血的特征性改变，但也可见于室壁瘤、心包炎和正常的过早复极。同样，T 波深倒常见于心肌缺血，但也可出现于其他情况（见第 10 章和第 25 章）。

　　总之，复极异常可以分为两大类：

　　（1）非特异性 ST –T 改变：包括轻微的 ST 段下移，T 波低平或倒置。这些变化不能用于任何特殊情况的诊断，且在临床工作中经常需要进行分析和说明。

　　（2）相对特异的 ST-T 改变：强烈支持一些特殊病因（例如高钾血症或心肌缺血）的诊断，但不能完全肯定。

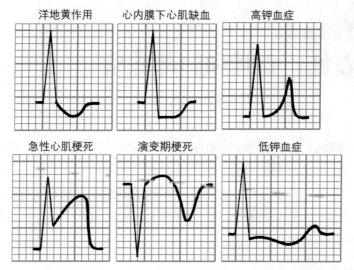

图 11.11　相对特异的 ST–T 改变。注意这些改变对所列疾病并非绝对特异

（崔勇　译　张雪娟　陈清启　校）

第12章

心包、心肌和肺部疾病

多种疾病的主要发病过程可能伴随着心电图的改变，尤其在心包疾病（急性心包炎、心包积液和缩窄性心包炎）、心肌本身疾病（不包括心肌缺血和心肌梗死，这两部分将分别在第9章和第10章讨论）和肺部系统中表现尤为重要，肺部系统中包括肺栓塞（急性和慢性血栓栓塞性疾病）、慢性阻塞性肺疾病和肺实质性疾病。

急性心包炎，心包积液和缩窄性心包炎

急性心包炎

急性心包炎（心包的炎症反应）可以由多种病因引起，包括病毒或细菌感染（如结核）、转移性肿瘤、胶原血管性疾病（如系统性红斑狼疮）、心脏外科手术、尿毒症和心肌梗死。在临床上病因往往不确定（特发性），多推测为病毒感染。

如第10章提到的，急性心包炎的心电图表现和急性ST段抬高型心肌梗死相似。在急性心包炎的早期阶段往往也表现为ST段抬高。这种损伤模式是由心脏表面（心外膜层）的炎症所致，这种炎症往往伴随着心包表面的炎症（图12.1）。

急性心肌梗死和急性心包炎的ST段抬高主要区别在于分布不同。急性心肌梗死的ST段抬高主要位于梗死区，相比较而言，心包炎则覆盖心脏表面。因此，心包炎的ST-T改变涉及的导联比较广泛，前壁导联和下壁导联均可见典型的ST-T改变。

另一个重要区别是急性心包炎的ST段抬高往往没有STEMI时ST段的抬高更显著，可是会有多种异常改变。心包炎时ST段抬高的形态往往是一个向上的凹陷，但是STEMI抬高的ST段可以表现为下凹型，也可表现为上凸型，然而也有许多例外情况发生，应该避免仅仅根据ST-T形态改变作为鉴别诊

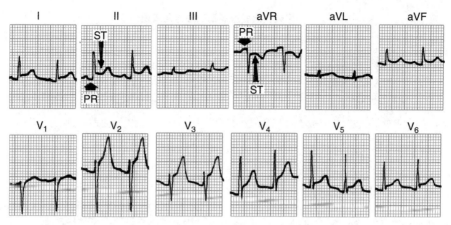

图 12.1　急性心包炎导致 Ⅰ、Ⅱ、aVF、V₂~V₆ 导联广泛的 ST 段抬高及 aVR 导联对应性 ST 段压低。同时，伴随心房损伤电流引起 aVR 导联 PR 段抬高和左胸导联及 Ⅱ 导联对应性 PR 段压低

断的"严格标准"。

　　第三，急性心包炎不仅影响心室复极（ST 段），也影响心房复极，即 PR 段（P 波终末至下一个 QRS 波起始之间的部分）（图 12.1）。尤其是，心包炎症经常导致心房损伤，心电图则表现为 aVR 导联的 PR 段抬高，其他肢体导联和左胸导联（V₅ 和 V₆ 导联）则表现为 PR 段压低。

─────── 要点 ───────

　　急性心包炎的 PR 段偏移方向通常和 ST 段偏移方向相反（"PR-ST 不一致现象"），aVR 导联的 PR 段抬高（通常仅抬高 1 mm），伴随该导联的 ST 段轻微压低。其他导联可能表现为 PR 段压低和 ST 段抬高。由于 aVR 导联的 PR 段抬高就像一个弯曲的食指，所以这种图形被通俗地称为"指节体征"。

────────────────────

　　PR 段改变同样有助于急性心包炎和早期复极的心电图鉴别。在青年人这两种图形可能同时存在，导致混淆诊断。

　　急性心包炎的 ST 段抬高有时（在一段时间内）伴随着 T 波倒置（图 12.2）。ST 段抬高和 T 波倒置的时间顺序与心肌梗死时相似。有些情况下急性心包炎引起的 T 波倒置可随着时间的演变而消失，心电图可恢复正常。同时，非常明显的 T 波倒置（5 mm 或更深）在心包炎中很少见。其他情况下，

心包炎：演变进展期的心电图表现

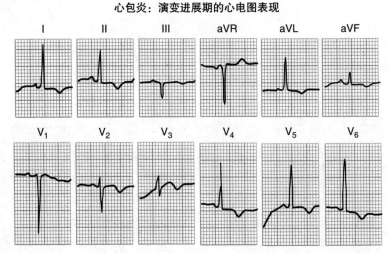

图 12.2　注意在 Ⅰ、Ⅱ、Ⅲ、aVL、V₂~V₆ 导联出现广泛 T 波倒置

T 波倒置可能持续很长时间。而且一些急性心包炎的患者并没有非常明显的 T 波倒置演变。

　　心肌梗死和心包炎的另一个重要区别在于，心包炎不会出现异常的 Q 波，而异常 Q 波却常出现在某些心肌梗死中。心肌梗死出现异常 Q 波可能是心肌细胞坏死和正向去极化电压的缺失导致的（见第 9 章）。然而，心包炎一般仅仅导致心肌表面的炎症，不会产生心肌细胞的坏死。

　　一些心包炎复发的患者，炎症可能间歇或持续存在。心电图表现是多变的，可能类似急性心包炎或慢性心包炎的心电图表现。如果存在心包积液或缩窄改变可能会出现低电压。

心包积液

　　心包积液是指心包腔内异常的液体积聚。在多数情况下这种液体积聚是由于心包炎所致，然而，在某些情况下，例如黏液性水肿（甲状腺功能减退）或心脏破裂时，产生的心包积液与心包炎无关。心包积液的主要临床意义是有发生心脏压塞的危险，即积液限制了心脏的活动，进而导致血压下降，甚至会出现心脏停搏，表现为无脉性电活动（PEA；参见第 21 章）。

　　心包积液（伴或不伴心脏压塞）最常见的心电图表现就是 QRS 波群低电压（或相对低电压）。低电压的机制目前还不明确。

QRS 高电压的不同设置标准在讨论心肌肥厚时已经提到过（见第 7 章）。严格来讲，低电压（见第 11 章）是指六个肢体导联的 QRS 波群振幅均 ≤ 5 mm（0.5 mV）。肢导低电压可能伴或不伴胸导联低电压（指 V_1~V_6 导联 QRS 波群的振幅均 ≤ 10 mm）。临床医生应该意识到心包积液可能会导致相对低电压（尤其和之前的心电图对比），并没有达到诊断的绝对标准。

图 12.2 显示的是一个低电压的例子。产生 QRS 低电压的其他因素将在第 25 章的复习图表中列出。导致低电压的另一类原因包括心肌沉积综合征，该病变表现为心肌细胞被浸润，最终被淀粉样或铁样（血色素沉着症）物质所取代。

QRS 波群低电压的机制根据个体所处的背景不同而变化。例如，肥胖患者低电压是由于位于心脏和胸壁之间的脂肪组织起到了绝缘作用。肺气肿患者肺脏的膨胀增加，这些额外的气体也会使心脏不易导电。心室肌组织被肌纤维或淀粉样物质取代或损伤也会导致 QRS 低电压。导致低电压的原因中肥胖、全身水肿（泛发性水肿）、胸腔积液和肺气肿是最常见的。然而，当你碰到低电压（尤其是不能解释的窦性心动过速）时，你需要考虑心包积液的可能，因为它会导致心脏压塞，出现无脉性的电活动（见第 21 章）。

电交替是在心包积液尤其是伴随心脏压塞或严重的血流动力学变化时出现的一种非常独特的现象（图 12.3）。这种图形表现为 QRS 周期性的节律变化（ABABAB 序列类型），这种变化与心脏在相对大量的心包积液中产生的机械摆动有关。这种图形通常在中间胸导联最明显。同时具有窦性心动过速、电交替、QRS 低电压几乎可以作为诊断心脏压塞的标准，虽然并不是每个心脏压塞患者都有上述表现（它有高度特异性，却只有中度敏感性）*。心包积液越多，越可能发生电交替，因此，电交替和恶性肿瘤转移相关（例如乳腺和肺脏）。然而，由于某些具体原因电交替并非心包积液的特定标志。

---

* "电交替"是一个或多个心电图波形呈交替性变化的通用术语。这种和心包积液 / 心脏压塞有关的"全部"电交替（通常影响 P-QRS-T 全部的波形）类型是窦性节律，通常是窦性心动过速。从业者应该明白其他形式的电交替发生和心包疾病无关。可能最常见的 QRS 电交替类型是（非窦性）阵发性室上性心动过速（PSVT）。这种情况心室率通常非常快（大于 200 次 / 分），这种电交替被认为是由于有节律的传导精细改变导致。QRS 波电交替可能也发生在单行性室性心动过速（见第 14 章和 16 章）。

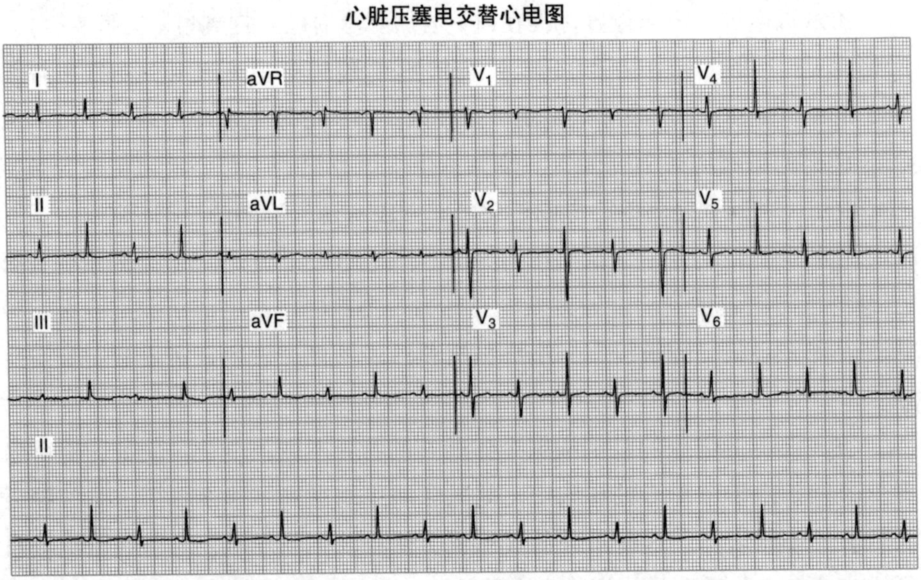

心脏压塞电交替心电图

图 12.3　心包积液和心脏压塞患者可出现电交替。注意 P-QRS-T 电轴在心搏间的交替变化，可能与心脏在大量心包积液中周期性摆动有关。并出现低电压和窦性心动过速

缩窄性心包炎

　　某些情况造成心包炎症会导致心包腔慢性纤维化和钙化。导致心包缩窄的具体原因包括心脏外科手术、外伤、感染（例如结核，尤其在发展中国家普遍存在）、病毒性感染（这在急性期容易被忽略）、恶性肿瘤、结缔组织疾病、结节病、尿毒症（肾衰竭）和石棉沉着病。在某些情况下病因不明确，则称为特发性缩窄性心包炎。

　　患者可能会因为右心功能衰竭出现颈静脉怒张甚至腹水，往往被误诊为肝硬化。常需要手术治疗，小心剥离心包（心包切除术），使心脏正常填充并降低心内压力。缩窄性心包炎应受到重视，因为它是可以通过手术治愈的导致心力衰竭的疾病之一，还可能被误诊为肝硬化。

　　遗憾的是，没有发现一种或一系列心电图改变可以诊断慢性缩窄性心包炎。最常见的是非特异性 ST-T 变化和相对较低的 QRS 电压。PR/ST 段改变可能类似于急性心包炎。然而，房性心律失常特别是心房颤动，可能影响 PR 段改变的判断。

无创的诊断性影像学检查，包括胸片、多普勒超声心动图、计算机断层扫描和磁共振成像可能有用。但因为影像学表现可能不能确诊，所以在行心脏导管术时用精细的血流动力学来测试舒张压的升高和平衡，以及特征性的右心压力波形，是患者检查的重要组成部分。

心肌炎

多种情况（例如多种病毒感染，包括 HIV/AIDS、莱姆病、自身免疫综合征等）可能与心肌的炎症（心肌炎）相关。心肌炎的个体可能症状和表现差异很大，可以从无症状到严重心力衰竭甚至猝死。在某些情况下，心包炎和心肌炎发生于同一次感染进程（心肌心包炎或心包心肌炎）。 对于 HIV/AIDS，心肌炎可能是多因素导致的，可以是原发病感染、其他病毒、寄生虫或细菌感染，也可能是治疗的干预（框 12.1）。

框 12.1　HIV/AIDS 相关心电图改变一览表

心肌炎、心肌病和射血分数降低：

　ST-T 改变；心室内传导异常；左心室 / 左心房超负荷 / 肥大

心包积液低：

　QRS 低电压（也可能与心肌疾病有关）

肺动脉高压：

　右心房 / 右心室超载 / 肥大

该病及其并发症的药物治疗：

　蛋白酶抑制剂：过早或加速动脉粥样硬化导致的心肌缺血 / 梗死；

　抗生素：喷他脒、红霉素类；氟喹诺酮：QT 间期延长伴尖端扭转型室速风险

心肌炎的心电图表现变化多样，从非特异的 ST-T 改变到急性心包炎所发生的显著的复极化改变。有时，严重的心肌炎心电图表现完全类似于急性心肌梗死，包括 ST 段抬高及病理性 Q 波出现。房性或室性心律失常可发生，还可出现房室阻滞或心室内传导阻滞。在极少病例中，心肌炎也可引起心搏骤停 / 猝死。

慢性心力衰竭

慢性心力衰竭（CHF）常被称为充血性心力衰竭或心力衰竭，它是一种由多种病因引起的综合征，这些病因包括广泛性心肌梗死、高血压病、心肌炎、心脏瓣膜病、各种心肌病。一些病例不是单一病因所致（例如高血压和冠心病）。在一些患者的具体诊疗中，心电图可以提供有用的线索。

- 显著的 Q 波和典型的 ST-T 改变，尤其是在中年人及老年人中，提示潜在缺血性心脏病及广泛潜在的梗死。
- 左室肥厚图形（见第 7 章）常发生于高血压病，主动脉瓣病变（狭窄或反流）或二尖瓣反流。
- 显著的左心房异常（或房颤）合并右心室肥大提示二尖瓣狭窄（见图 24.1）。
- 左束支传导阻滞（LBBB）（见第 8 章）发生心力衰竭，多由缺血性心脏疾病、心脏瓣膜病、高血压病或心肌病引起。

在一些患者中，左心室显著扩大并左室功能减退（时常合并右心室扩大），但没有冠脉疾病、高血压或显著的瓣膜病变。在这种情况下，常被认为是扩张型（"充血的"）心肌病。扩张型心肌病可能是先天性的或与酒精摄入过量（酒精性心肌病）、病毒感染、遗传性因素或其他多种致病源有关。扩张型心肌病是一种左心室射血分数显著降低的心力衰竭。

任何原因导致的扩张型心肌病患者都有独特的心电图表现（心衰心电图三联征），主要有以下特点：

（1）肢体导联低电压，如 6 个肢体导联每个导联的 QRS 电压都 ≤ 8 mm。

（2）胸导联上相对显著的 QRS 波群高电压，如 V_1 导联或 V_2 导联 S 波振幅加上 V_5 导联或 V_6 导联上的 R 波振幅 ≥ 35 mm。

（3）R 波递增不良，表现为 V_1~V_4 导联呈 QS 型或者 rS 型。

当心衰心电图三联征出现时（图 12.4），强烈提示潜在的心肌病但无法指出病因。这种三联征不仅仅发生在原发性扩张型心肌病，也可发生于陈旧性心肌梗死或显著的瓣膜功能障碍引起的严重心脏疾病。此外，这个三联征敏感性不算太高，也就是说没有三联征出现也不能够排除潜在的心肌病变。

慢性充血性心力衰竭心电图三联征

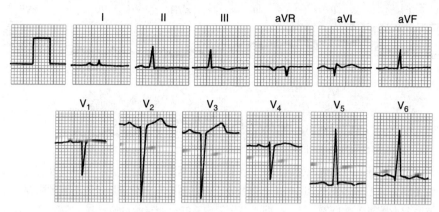

图 12.4　严重原发性扩张型心肌病的男性患者，伴慢性心力衰竭。三联征包括：（1）肢体导联相对低电压；（2）胸导联 QRS 相对高电压；（3）胸导联 R 波递增不良。这些表现很典型，但不敏感

肺栓塞（急性和慢性）

对于急性肺栓塞，心电图不是一种敏感的检查手段。在某些情况下，在肺动脉系统中由血栓引起的阻塞可以引起心电图的改变，但通常没有一种单一图形具有确诊价值。以下表现心电图均可以看到（见图 12.5）：

- 静息时窦性心动过速。这一表现最敏感，也是急性肺栓塞时心电图的特异性表现。
- 可见心室异位或房颤、房扑。严重肺栓塞可诱发室颤及心搏骤停。
- 右心室负荷增大（原来称为"张力"）图形：主要特点是 V_1~V_3 或 V_4 导联 T 波倒置。
- 所谓的"$S_IQ_{III}T_{III}$"是指 I 导联新出现 S 波，或原有的 S 波加深，III 导联甚至 aVF 导联出现 Q 波及 T 波倒置。这种改变类似于急性下壁心肌梗死，可能由急性右心衰竭导致。
- QRS 电轴可右偏。
- ST 段下移，由弥漫性心内膜下心肌缺血导致（见第 10 章）。
- 新出现的不完全性或完全性右束支传导阻滞图形：V_1 导联新出现 rSR′ 型。
- V_1 导联呈 qR 波，尤其是伴随电轴右偏，高度提示急性或慢性右心负荷过重。

急性肺栓塞心电图

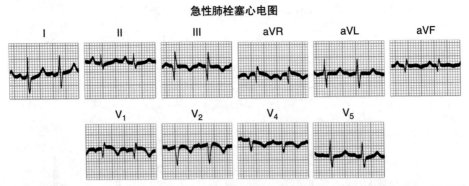

图 12.5　急性肺栓塞心电图常有以下几个特点：包括窦性心动过速，Ⅰ 导联 S 波、Ⅲ 导联 Q 波及倒置的 T 波（$S_I Q_{III} T_{III}$ 型），以及由于急性右心室负荷过重所致的胸导联 $V_1{\sim}V_4$ 的 R 波递增不良和 T 波倒置。$V_1{\sim}V_4$ 的 T 波倒置由急性右心室超负荷引起

- 右心房负荷过重的征象：下壁导联 P 波振幅增高，有时伴 P 波电轴右偏等改变。

　　这些心电图改变的出现，尤其是一起出现时能提示但不能确定诊断肺栓塞。即使大面积的急性肺栓塞患者在心电图上的改变也可能很小，而且是不典型改变。因此心电图诊断肺栓塞的敏感性和特异性都不高。图 12.5 是肺栓塞典型的心电图改变。这些表现亦可能由其他导致急性右心室负荷过重的因素所致，如重症肺炎及阻塞性肺疾病、肺恶性肿瘤、肺结节病或其他限制型肺疾病。

　　慢性血栓栓塞性肺动脉高压（CTEPH）患者由于反复发生肺栓塞，可能出现急性右心室负荷过重的征象，或右心室肥厚（V_1 导联 R 波增高、电轴右偏、右心前区 T 波倒置），有时由于右心房负荷过重出现 P 波高尖。肺动脉高压中可能有类似表现。

慢性阻塞性肺疾病（肺气肿）

　　有严重肺气肿及慢性阻塞性肺疾病的患者可能有相似的心电图特点（图 12.6），包括：① QRS 波群低电压；②胸导联 R 波递增不良；③ QRS 电轴在额面垂直或右偏；④右心房负荷过重。过度的肺通气功能障碍可引起低电压，R 波递增不良，在某种程度上是由于膈肌下移。因此，肺气肿比较明显的患

慢性肺病心电图

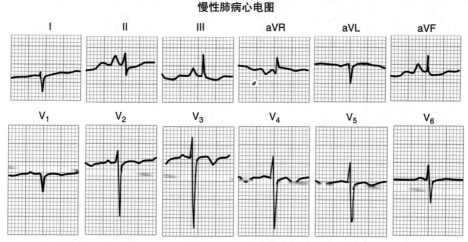

图 12.6　本图的特征：肢体导联相对低电压，电轴右偏，右房负荷过重表现（"肺性 P 波"），以及胸导联 R 波递增不良，P 波电轴垂直（几乎 +90°）

者在胸导联传统位置做心电图与正常人相比位置会相对较高。此外，右心室扩张可能促进胸导联的移位区延迟。最后，肺气肿患者胸壁上心脏解剖学垂直位置（有时右心扩大）导致 QRS 轴垂直甚至向右偏移（大于 +100°）。高尖、相对较窄的（窦性心律）P 波是由右心房负荷过重（见图 12.6）引起的，伴随 P 波电轴垂直或向右偏移（+90° 左右）。

器质性肺疾病

其他类型严重的肺疾病（例如先天性肺间质纤维化、结节病、转移瘤）可能引起心电图的改变，包括肺型 P 波、右心室肥大、右心前区 T 波倒置、QRS 电轴右偏。但是这些改变缺乏敏感性，因此，患者可能有进展的肺部症状，但很少或没有可以记录的心电图改变。

（孔敬博　译　陈清启　张雪娟　校）

第二部分

心律失常

第 13 章
窦性心律与逸搏心律

总 论

本书的第二部分讲述的是生理及异常状态下的心律问题。从心电图分析心律需要读者关注以下两个重要的问题：

1. 控制心脏搏动的起搏点，大概有三种情况：

- 窦房结控制心脏搏动 窦房结是唯一控制心脏的起搏点吗？
- 窦房结 + 异位起搏点同时控制心脏搏动 异位心律分为两种情况：①期前收缩，发生于下一次窦性心搏之前；②逸搏，发生于相对短或长的间歇之后。
- 完全由异位起搏点控制心脏搏动 如心房颤动、房性心动过速、房室结折返性心动过速、室性心动过速或起搏心律等（见第 22 章）。

2. 下一步应该分析窦房结和心室肌之间传导通路是什么？

生理情况下每次窦房结的除极都会引起心房和心室的收缩（心率为 60~100 次 / 分），这需要传导系统及时将窦房结的激动通过心房、房室交界区以及希氏束传导至心室心肌。

本章讨论窦性心律及潜在起搏点的情况，即所谓的逸搏和 / 或次级起搏点。当窦房结不能及时发放冲动或窦房阻滞时，这些起搏点就像"备用发电机"一样代替窦房结工作。下一章节将讨论期前收缩及主动性异位节律，即室上性和室性心动过速。

然后，我们将讨论最严重的房室传导阻滞，称为完全（三度）阻滞（见第 17 章），三度房室传导阻滞时窦性心律仍能控制心房，但这些窦性激动没有一个能穿过房室交界区激动心室。而心室由位置较低的（次级）起搏点控制，次级起搏点的位置可在房室交界区、希氏束、浦肯野纤维或心室内其他起搏点。

最后，我们讨论另一种房室传导异常，这种异常不是传导的拖延，而是更早更快预先激动心室的典型预激综合征（Wolff-Parkinson-White，WPW）（见

第 18 章）。

请牢记基本原理：自律性（脉冲形成）和传导性（脉冲传播性）是所有正常心电活动和异常心电活动的基础。

窦性心律

正常窦性心律

窦性心律是心脏正常的基本心律。可以根据 P 波的极性来确定窦性心律（见第 5 章）。窦房结（SA）起搏心脏时，心房的除极从右心房到左心房，并向下传导到房室交界区。箭头表示心脏除极波指向（患者的）左下。所以，在正常窦性节律中，P 波在 II 导联总是直立的，而在 aVR 导联总是负向的（见图 5.3 和图 13.1），心率为 60~100 次 / 分。

———————————— 要点 ————————————

- 一个专业技术人员如果诊断一个心律是"正常窦性心律"，没有提及房室传导的任何异常，大家会认为每个 P 波后都有一个 QRS 波群，反之亦然。更准确的电生理表达应该用"窦性心律伴 1：1 房室传导"。

- 严格地讲，当你诊断"窦性节律"时，你只描述了窦性 P 波的生理状态（在 II 导联中直立，在 aVR 导联倒置），但窦性心律这一术语并不包括房室传导情况。窦性心律（即窦房结的激动）不仅可以是正常的（1：1）房室传导，也可伴有房室传导阻滞（包括二度或三度房室传导阻滞），甚至室性心动过速（房室分离）。最极端的情况，在没有任何心室激动的情况下，窦房结的冲动仍然可以连续发放，导致患者心室停搏、心搏骤停（见第 21 章）。

————————————————————————————————

按照惯例，静息状态下的窦性心律，具有正常（1：1）房室传导和正常的 PR 间期，心率 60~100 次 / 分，通常被定义为正常的窦性心律。窦性心律且心率大于 100 次 / 分，称为窦性心动过速（图 13.2）。窦性心律且心率低于 60 次 / 分，称为窦性心动过缓（图 13.3）。但是，要知道正常心率是可以有较大变化的。对于一个休息或深睡眠的运动员来说，可能会短暂出现 30 次 / 分左右的缓慢心率，即使这样也是正常的生理心率。相反，年轻人在接近最大运动量时的心率可以达 200 次 / 分左右，如果你把剧烈运动中的心率和通常的"正常"心率范围 60~100 次 / 分做比较，会发现是明显异常的。所以我们应该遵循正确的判断正常窦性心律的方法，在"窦性心律"的基础概念上，必要的时候，你可以指定什么时候记录心电图（如休息、运动、深睡眠）。然后结合不同状态下的心率，还有房室传导是否正常、心脏传导阻滞的类型、是否有异位搏动等综合判断。

正常窦性心律（窦性心律伴 1 ：1 房室传导）

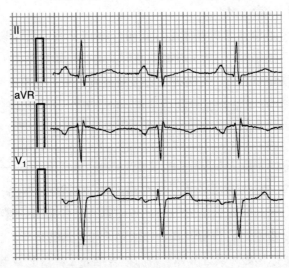

图 13.1　心率大约 80 次 / 分。每一个 QRS 波群前面都有一个 P 波，在 aVR 导联中 p 波是负向的，在 II 导联中 P 波是正向的。V_1 导联 P 波通常是正负双向的，正向部分是右心房激动，负向部分是左心房激动

窦性心动过速

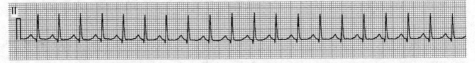

图 13.2　窦性心动过速。心率接近 150 次 / 分，有非特异性 T 波低平

窦性心动过缓

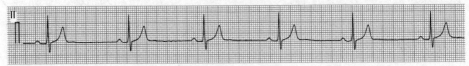

图 13.3　窦性心动过缓。虽然显示窦性心律，但是心率非常缓慢，为 38 次 / 分

心率的调节

　　心脏像其他的器官一样，也有自主神经系统，这些特殊的神经系统可以控制不自主的肌肉细胞活动和某些特殊的起搏和传导组织。心脏（特别是窦房结和房室结）的自主神经由两组具有相反效应的纤维组成：刺激交感神经可以增加心率和心肌收缩强度。交感神经兴奋是由肾上腺产生的儿茶酚胺（特别是去甲肾上腺素和肾上腺素）介导的。

　　刺激副交感神经（来自迷走神经系统，第 10 对颅神经）可以减慢心率，延长房室交界区传导时间。副交感神经兴奋也可以抑制窦房结的兴奋性从而使起搏点由窦房结"移位"到右心房下部，产生所谓的"低位房性心律"，在 Ⅱ、Ⅲ、aVF 导联呈负向 P 波，在 aVR 导联呈正向 P 波和较短的 PR 间期（图 13.4）。

　　以这种方式，形成了一个复杂的自动调节心率的自主神经控制系统。增加交感神经兴奋性和 / 或降低副交感神经（迷走神经）的兴奋性引起心率增加和心肌收缩力增强，并引起一种胸部强烈跳动感（心悸）。而兴奋副交感神经和减少交感神经张力可产生类似制动的负性作用。举一个常见的例子，当你兴奋、焦虑或运动时，增加交感神经刺激（并减少副交感神经张力）会导致心率增加和收缩力增加，产生心悸的感觉。请注意，"心悸"是医生面对患者就诊时经常遇到的问题，这种感觉可能是完全正常的心跳，也可能是孤立性的房性期前收缩、室性期前收缩所致，严重的也可能是心房颤动或扑动、阵发性室上性心动过速甚至室性心动过速。

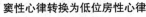

窦性心律转换为低位房性心律

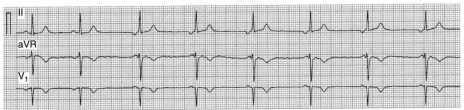

图 13.4　请注意 Ⅱ 导联 P 波由正向变为负向。这种在窦性心动过缓时由窦性心律转变为低位心房逸搏节律可以是正常生理现象，特别是在迷走神经张力高的情况下或在其他各种情况下。就是所谓的"房性游走心律"（见第 21 章）

窦性心动过速

窦性心动过速是指心率超过 100 次 / 分。 在成人中，窦性心动过速的心率一般为 100~180 次 / 分。最大运动时，健康的年轻人可以观察到更快的心率，可以迅速达到 200 次 / 分左右（新生儿的心率为 145~150 次 / 分，不属于窦性心动过速）。

窦房结的快频率优势会随着衰老而降低，这种情况通常与正常的窦房结细胞数量的减少和对自主神经系统调节的反应降低有关。老年人（尤其是 70 岁以上）甚至在最大运动时心率也很少能达到 140~150 次 / 分。实际上，老年人尤其是静息状态时，高于这个范围的心率通常表明存在非窦性心动过速（例如房颤或房扑或阵发性室上性心动过速）。

图 13.2 显示了窦性心动过速的一个例子。 每个窦性 P 波后面跟着一个 QRS 波群，显示 1：1 房室传导的窦性心律。然而，正如所指出的，窦性心动过速（或心动过缓）可以伴随任何程度的房室传导阻滞。请注意，Ⅱ 导联中的 P 波是正向的。由于窦性心动过速的速度很快，P 波与之前的 T 波合并，难以区分。

一般来说，任何原因造成的交感神经张力增加或迷走神经张力降低均可以造成窦性心动过速（框 13.1）。健康状态或病理状态均可能发生窦性心动过速，通常涉及心输出量增加或血管阻力降低。回想一下，每分钟心输出量是每搏输出量（左心室每搏射血量）与心率（搏动 / 分钟）的乘积。

治疗病理性的窦性心动过速必须针对潜在的原因，例如感染、败血症、内出血、药物（包括某些"休闲"药物，如可卡因和麻黄草药补充剂）、肺栓塞、甲状腺功能亢进、心力衰竭、急性焦虑症或酒精戒断。有时，不止一个原因存在。在其他情况下，原因可能不明显。例如，病因不明的窦性心动过速，多见于年轻女性，心率在休息时超过 100 次 / 分（例如，在 24 h 内平均 >90 次 / 分），在睡眠期间心率没有预期下降，并且少量运动即可使心率迅速达到 140~150 次 / 分。站立时出现明显的窦性心动过速，伴随头晕和心悸症状，也可能是体位性心动过速综合征（POTS）引起的。这种情况的病因学基础，主要见于青春期后期和青年期，机制尚不确定。起源于高位心房的异位房性心动过速与不适当的窦性心动过速类似（见第 13 章）。

| 框 13.1 | 窦性心动过速的主要原因 |

- 生理：兴奋、情绪激动、劳动、妊娠
- 疼痛
- 药物：
  - 心脏迷走神经阻断剂（例如阿托品和其他抗胆碱能药物）
  - 交感神经兴奋剂（例如去甲肾上腺素、肾上腺素、多巴胺、可卡因、苯丙胺）
  - 酒精（乙醇）中毒或戒断。无法解释的窦性心律增加可能是酒精或其他成瘾性药物戒断的重要线索，特别是在住院患者中
- 发烧，许多感染和感染性休克
- 由于出血，呕吐，腹泻，急性胰腺炎或脱水引起的血容量不足。不明原因的心率增加可能是内出血或其他原因造成血容量不足的早期征兆
- 慢性心力衰竭（CHF）：CHF 患者静息心率增加可能是失代偿的第一个征兆，是不良预后指标
- 肺栓塞：如第 12 章所述，窦性心动过速是急性肺栓塞最常见的"心律失常"
- 急性心肌梗死（AMI），可能会产生任何心律失常。急性心肌梗死后持续存在的窦性心动过速通常是一个不好的预后迹象，意味着广泛的心肌损伤
- 癫痫发作（常见于部分发作或大发作）
- 内分泌功能障碍
  - 甲状腺功能亢进：静息时发生窦性心动过速可能是此诊断的重要线索
  - 嗜铬细胞瘤

窦性心动过缓

　　窦性心动过缓，窦性心律时心率小于 60 次 / 分（见图 13.3）。这种心律失常通常发生在框 13.2 中所列的情况。

　　中度窦性心动过缓通常无症状。如果心率非常慢（特别是老年人心率不足 30~40 次 / 分），出现头晕，甚至发生晕厥的时候，可能需要调整治疗中降低心率的药物（如 β - 受体阻滞剂、钙通道阻滞剂、碳酸锂、多奈哌齐）。

框 13.2	窦性心动过缓的主要原因

- 生理变异：许多健康人的静息状态脉搏频率低于 60 次 / 分，训练有素的运动员的静息或睡眠脉搏频率可低至 35 次 / 分。正常人在睡眠期间经常见到窦性心动过缓

- 阻塞性睡眠呼吸暂停可有明显的窦性心动过缓、窦性停搏（10 秒以上）

- 药品
  - 增加心脏迷走神经张力（例如地高辛、西托溴铵、多奈哌齐）
  - 降低交感神经张力（如美托洛尔及其他主要 β– 受体阻滞剂、索他洛尔、胺碘酮、决奈达隆）
  - 通过钙通道阻断通道机制（例如维拉帕米、地尔硫卓）降低窦房结自律性
  - 通过减少内向（所谓"有趣"）钠电流调节窦房结放电率来降低窦房结自律性
  - 窦房结传出阻滞（如碳酸锂）

- 急性心肌梗死（AMI）：部分急性心肌梗死时可引起窦性心动过缓，大部分人窦房结为右冠状动脉灌注，少部分为左回旋支灌注，窦性心动过缓可能与窦房结本身的缺血有关。另外，下后壁梗死有时会引起窦性心动过缓，可能与迷走神经张力增强有关

- 内分泌：甲状腺功能减退

- 代谢：明显的高钾血症或高镁血症；神经性厌食症

- 癫痫症：急性缓慢性心律失常的发生可能伴复杂部分性发作（发作期心动过缓）；见下文

- 窦房结功能障碍和病态窦房结综合征及相关原因：窦房结与年龄相关的退行性变；炎症反应；心脏外科术后原因

- 迷走神经兴奋过度综合征
  - 血管迷走神经反应
  - 颈动脉窦超敏反应
  - 某些形式的癫痫发作（罕见；通常是颞叶或额叶）
  - 颅内高压

如果窦性心动过缓导致疲劳、头晕或晕厥症状（病态窦房结综合征；请参阅第 18 章），或者严重症状是药物所致，但由于病情需要药物剂量不能再降低，通常会考虑植入永久起搏器（见第 22 章）。

当面对一个静息状态下窦性心动过缓的患者时，需要评估其运动时的心率情况。有些人在运动过程中无法适当提高心率，可能会引起疲劳和气短。这种情况，如果不是药物或其他可逆因素造成的，就称为心脏变时性功能不全。在极少数情况下，当心输出量不足以满足代谢需求时，即使静息心率在"正常"范围内（见第 22 章），也可能需要植入永久性起搏器。

窦性心律不齐

在健康人群中，尤其是年轻人群体中，窦房结并不是以完全正常的频率起搏心脏。心跳频率会出现轻微的变化（图 13.5）。当这种变化比较明显时，称为窦性心律不齐。

短暂的窦性心律不齐最常见的原因是呼吸性的。呼吸性窦性心律不齐（RSA）是一个正常现象，有时可能会很明显（高达 10~20 次 / 分或更多），特别是儿童和年轻人，因迷走神经张力在呼吸的不同阶段发生变化，心率通常随着吸气而增加，并随着呼气而减缓，你可以通过测量慢速深吸气和快速满呼气时的心率来进行测试。

心率变化与呼吸相关，是心率变异性的一个重要组成部分，通常缩写为 HRV。HRV 各参数的测量反映了自主神经的状态。受到心血管状况、年龄、药物、全身性疾病以及其他多种因素的影响。在美国，HRV 主要用作基础研究的工具。

呼吸性窦性心律不齐

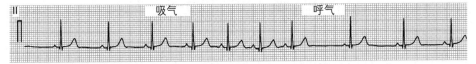

图 13.5　呼吸性窦性心律不齐。心率通常会随着呼吸时迷走神经张力调节的改变而增加，并随着呼气时间的延长而减慢（迷走神经张力在吸气时降低，呼气时增加）。这种现象是生理性的，尤其是儿童、年轻人、运动员在静息状态下的心电图比较明显

窦性停顿，窦性停搏和窦房传导阻滞

除了持续性窦性心动过缓外，窦房结功能障碍也可能间歇性发生，可见一次轻微的延迟跳动（窦性停顿，图 13.4）或是很长时间的心脏停搏（窦性停搏）。窦房结不能起搏和窦性传出阻滞是窦房结功能障碍的两种不同的机制，这两种不同机制是造成窦性停顿和窦性停搏的主要原因。前者是由于窦房结一次或连续发放冲动失败，后者是窦房结的冲动无法传出刺激心房（图 13.6）。窦性传出阻滞出现的长间歇可以等于两个 P–P 间期或多个 P–P 间期。从临床角度看，窦性传出阻滞与窦房结衰竭之间无显著性差异。应积极寻找引起窦房结功能障碍的可逆原因，其中可能包括药物或电解质紊乱（见框 13.2）。

窦房结功能障碍可以是自发性的（窦性传出阻滞，图 13.7），也可以是心房颤动或心房扑动时对窦房结产生的超速抑制作用，当房性心律失常突然终止后，窦房结由于被快速的心房激动超速抑制，导致不能及时恢复窦性心律而出现长时间的停搏（图 13.8）。这样的停搏是阵发性房性心律失常患者晕厥的重要原因。心率抑制药物（如 β 受体阻滞剂、钙离子通道阻滞剂）可使其恶化，导致快 – 慢综合征，需要安装起搏器（见第 22 章）。

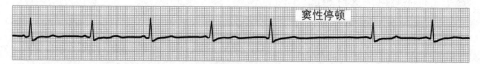

图 13.6　病态窦房结综合征患者发生的窦性停顿。监测导联显示窦性心动过缓和一个长间歇（约 2.4 秒）

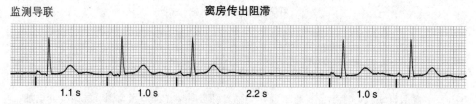

图 13.7　长间歇的原因是 2：1 窦房传导阻滞。注意：观察这个长间歇，几乎是 PP 间期的两倍。这种现象与窦性传出阻滞的长间歇一致。这个时候，即使窦房结工作正常，也不会引起心房除极出现 P 波。因此，"缺失"的 P-QRS-T 波群是由于窦性冲动间歇性的传出阻滞造成的

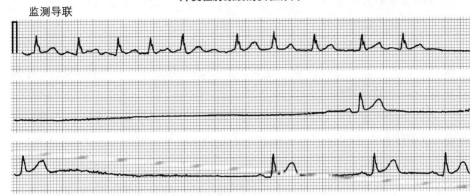

阵发性房颤后的窦性停搏

监测导联

图 13.8　阵发性房颤（AF）停止后的窦性停搏。机制是在心房颤动的快速刺激下，造成窦房结的"超速抑制"，这种长时间的停顿可能导致头晕或晕厥。在长时间的窦性停搏后，窦性节律开始恢复，这是一例快—慢综合征

次级起搏点和逸搏节律

　　为什么频繁的窦性停顿或窦性停搏不会引起晕厥和心搏骤停？如前所述：窦房结是通过频率较高的次级起搏点自发地除极（起搏），使窦房结成为心脏最高（生理）起搏点。但是，几乎所有的心脏细胞（如心房和心室肌细胞、房室交界区细胞、浦肯野纤维）都有自动去极化的功能，所以能够自发地起搏而维持心脏的跳动。

　　低位（次级、异位）起搏点在高位（窦性）起搏点未起搏或传导障碍时提供必要的后备生理机制。窦房结的自律性高于潜在起搏点。随着每一个窦房结激动的发放，除极波会激动这些异位起搏点。但如果窦房结没有起搏，下一级别的异位起搏点就会从这种抑制中"逃逸"而不受抑制，从而产生一个逸搏。

　　如果逸搏不能及时出现，它可能导致晕厥或突发心搏骤停。提示抑制窦房结（如药物、缺血或迷走神经张力）的因素也会极大地降低这些潜在起搏点的自律性。

　　逸搏心律（如果长时间窦性停搏可出现逸搏心律）可以出现于心房细胞（60~80次/分），房室交界区（35~60次/分），希氏束浦肯野细胞（25~35次/分），心室肌细胞（≤25~35次/分）。

　　房性逸搏心律的特征：有规律的 P 波，比窦性心律慢，具有非窦性 P 波形态（所谓的"低位房性节律"，见图 13.4）。

　　在交界性逸搏节律（术语房室交界区、交接区、房室结基本上是同义词）中，电流自下而上，心房逆行激动，在 Ⅱ、Ⅲ 和 aVF 导联中产生负向 P 波，导联 aVR 呈正向 P 波（见图 5.5）。

　　房室交界性逸搏的 QRS 波群形态、时间是正常的，因为左、右心室同步除极（除非伴有束支传导阻滞）。但是没有窦性心律先心房、后心室的收缩顺序，交界区心律时心房和心室可以同时激动，QRS 波和 P 波几乎同时发生。Ⅱ 导联可出现一个倒置的 P 波，有以下三种情况：①在 QRS 波群之前（短 PR 间期），这种情况常见；②"埋"在 QRS 波群中（看不见 P 波）；③在 QRS 波之后，在导联 Ⅱ、Ⅲ、aVF 中出现假 S 波，在 V₁ 导联和 aVR 导联出现假 R 波（图 13.9）。

　　逸搏心律也可能源自房室交界区以下，为室性逸搏。其特点为：QRS 波群增宽（图 13.10）。提示患者处于危险状态，常合并低血压，且不稳定，会突然转为无心电活动（即电机械分离）或心脏停搏，伴随心脏静止（见第 21 章）。对潜在可逆的情况（如高钾血症、洋地黄中毒或其他药物中毒）的紧急治疗是必要的，通常需安装临时起搏器。

　　逸搏心律并非原发的心律失常，逸搏心律是自动反馈机制或自动代偿机制的反映，其原因是高位起搏点异常或房室传导障碍。因此，诊断和治疗的目标是处理原发病因（见框 13.2 窦缓的原因）。

窦性心动过缓和交界性逸搏

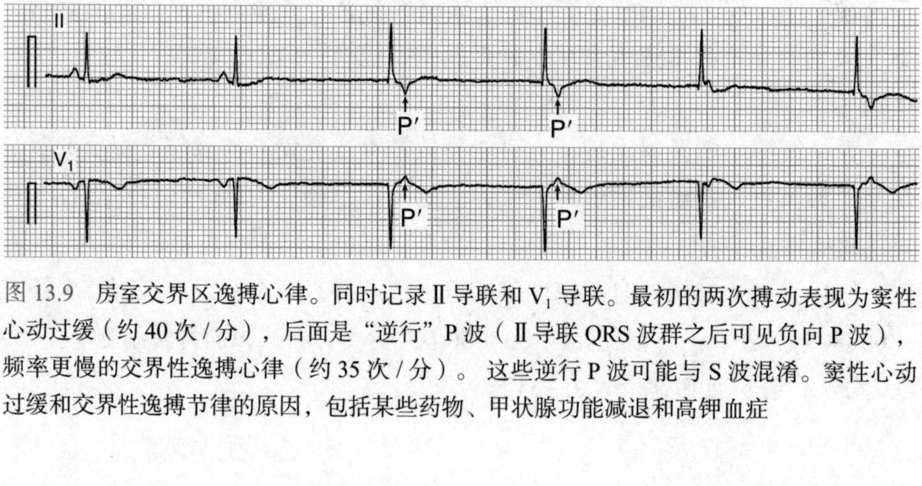

图 13.9　房室交界区逸搏心律。同时记录 Ⅱ 导联和 V₁ 导联。最初的两次搏动表现为窦性心动过缓（约 40 次 / 分），后面是"逆行"P 波（Ⅱ 导联 QRS 波群之后可见负向 P 波），频率更慢的交界性逸搏心律（约 35 次 / 分）。这些逆行 P 波可能与 S 波混淆。窦性心动过缓和交界性逸搏节律的原因，包括某些药物、甲状腺功能减退和高钾血症

监测导联

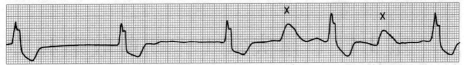

图 13.10　复苏心搏骤停期间记录的室性逸搏心律。标有"X"的波形是胸部按压的伪差。不能确定有没有房性节律（另见第 21 章）。还要注意的是，目前推荐的成人胸部按压速度为 100~120 次 / 分

　　在紧急时刻，阿托品（一种副交感神经抑制药）可以用来紧急提高心房和房室交界区起搏点的频率；拟交感神经作用药物（多巴胺、异丙肾上腺素）可以增加室上性和室性异位起搏点的频率。

（孙联国　译　张雪娟　陈清启　校）

第 14 章
室上性心律失常 I：期前收缩和阵发性室上性心动过速

总 则

本章及后续两个章节着重讲述快速心脏节律异常，包括室上性（图 14.1）和室性心律失常。

───── 要点 ─────

任何快速的、异常心律的发生存在两大主要因素：

· 引起心律失常的触发因素

· 维持心律失常机制持续发生的基质

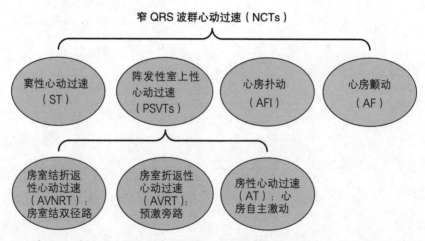

图 14.1 窄 QRS 波群心动过速的分类。快速的心脏节律可分为窄 QRS 波群心动过速和宽 QRS 波群心动过速（见第 16 章和第 19 章）。宽 QRS 波群心动过速包括室性心动过速和任何室上性心动过速伴差异性室内传导或者沿旁路下传（第 19 章）。同样窄 QRS 波群心动过速可根据下传是否规则来区分，窦性心动过速、房性心动过速或心房扑动伴 1：1~2：1 下传、房室结折返性心动过速和房室折返性心动过速均是规则的；而心房颤动、多源性房性心动过速、心房扑动或房性心动过速伴不同程度的房室阻滞是不规则的

快速性心律失常，可分为室上性心律失常（图 14.2）和室性心律失常（见第 16 章），常由期前收缩激动。期前收缩可以通过增强局部心肌自律性或折返机制而引发心律失常（图 14.2）。

自律性增高性心动过速是非窦性的异位起搏点自律性增高而反复发生的激动。折返性心动过速是激动沿心脏的一个径路不均匀地扩散，而在另一条径路上被阻滞。若这种阻滞是单向的，那激动可能会从反方向折返入被阻滞的路径，然后环绕一圈后沿第一条未被阻滞的路径下传，形成一个非正常的折返环路。

有时，一种心律失常（如房室结折返性心动过速，AVNRT）可能是由种机制（如源于异位心房起搏点的期前收缩）来启动，而由另一种机制来维持（如折返）。

窦房结（见第 13 章）是心脏正常的生理性（固有的）起搏点，激动每一次心脏搏动，产生（正常）窦性节律。然而，起搏激动也可以在心脏的其他部位产生，如心房肌、肺静脉区、房室交界区或心室。

异位搏动通常是提前发生的，即发生在下一次窦性搏动之前。例如房性期前收缩（PACs）、房室交界性期前收缩（PJCs）及室性期前收缩（PVCs）。异位搏动亦可发生在正常节律的间歇（延迟）之后，例如房室交界性逸搏或

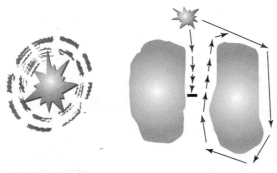

A. 持续放电的局灶性刺激　　B. 期前收缩引起折返

图 14.2　快速性心律失常的基本机制

A. 局灶性心肌自律性增高心律失常：一组细胞的重复性发放激动。B. 折返性心律失常：一个电信号沿一个"环路"途径反复运动，如箭头所示。折返的特点是：一个异位期前收缩（红星号）因其不应性而在一条传导通路上阻滞，而后这个信号传到相反的方向，而与此同时预传途径的不应期恢复，于是这个信号从此途径逆传，完成激动的折返环。房室结、旁路以及瘢痕（由梗死或纤维化造成）之间的活性组织等是形成上述途径的解剖结构

室性逸搏（见第13章）。源于房室交界区（房室结）或心房的异位搏动被称为室上性异位搏动（意指来源于心室以上部位的搏动）。

本章和第15章主要讲述的是室上性心律失常，第16章则讲述室性心律失常。

房性和其他室上性期前收缩

房性期前收缩*（PACs）是发生于左心房、右心房或房间隔的异位激动，而非起源于窦房结。

在心房或交界区出现期前收缩后，激动可以沿着正常的希氏束—浦肯野纤维系统下传到心室。因此，心室除极产生的QRS波群通常不会受到房性期前收缩或交界性期前收缩的影响，房性期前收缩的主要特征见框14.1，其描述见图14.3~14.6。

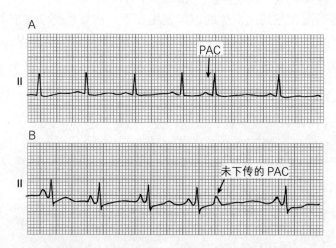

图14.3　A.窦性心律伴有心房异位搏动。注意第4个窦性搏动后的房性期前收缩（箭头）。B.注意第4个窦性搏动之后的阻滞型房性期前收缩（房性期前收缩未下传）（箭头），这种房性期前收缩的P′波落在前一个心搏的T波上，其后无相关的QRS波群，这是由于房室交界区仍处于不应期状态

---

*术语：房性期前收缩、房性过早搏动、房性提前除极和房性期外收缩是常用同义词。大部分心脏学家常用期前收缩、过早搏动或除极。因为并非每一次过早激动都与一次心房或心室的机械收缩有关。这个规则同样适用于室性期前收缩（第16章）。

房性期前收缩的发生频率可以分为频发和偶发。两个房性期前收缩连续出现，称为一组成对房性期前收缩。有时，如图 14.4 所示，每一次窦性搏动之后跟着一个房性期前收缩，则称为房性期前收缩二联律。

框 14.1　**房性期前收缩的主要特征**

- 心房除极提前，心电图表现为 P′ 波，发生在下一次窦性 P 波之前

- 房性期前收缩的 QRS 波群前通常有明显的 P′ 波，P′ 形态、P′–R 间期与窦性 P 波不同。P′–R 间期比正常心搏的 PR 间期长或短。在某些情况中，P′ 波可隐藏于前一个心搏的 T 波之中

- 房性期前收缩之后，有一个稍长的间歇，通常发生于下一次正常心搏之前，这种延迟是由于提早发放的房性激动使窦房结起搏节律"重整"。这种较短的间歇与较长的"完全代偿性"间歇不同，完全代偿间歇常见于室性期前收缩（见图 16.9）

- 通常，房性期前收缩的 QRS 波群与其前一个心搏的 QRS 波群相同或非常相似。切记：房性期前收缩时，虽心房起搏点是异位的，但心室是通过正常路径除极的。除极顺序与室性期前收缩的除极顺序不同，由于室性期前收缩源于心室的异常除极，其 QRS 波群呈宽大畸形改变（见第 16 章）

- 有时，房性期前收缩会造成心室内差异性传导，出现比正常 QRS 波群宽大的 QRS 波群，图 14.5 和 14.6 分别是此类房性期前收缩在右心室和左心室引起延迟（差异）心室除极的例子

- 有时，当一个房性期前收缩的发生非常提前时，其激动到达房室交界区的时间恰恰在前一个心搏激动房室交界区之后。由于房室交界区与其他心脏组织一样，需要时间去恢复其传导激动的能力，当这个提前的房性激动到达交界区时，交界区仍处于不应期，在这样的情况下，房性期前收缩可能不能下传心室，从而无 QRS 波群出现，这就是"被阻滞的"房性期前收缩。心电图表现为提前出现的 P′ 波后无相关的 QRS 波群（见图 14.3B），在下一个正常心搏之前会有一个短暂的间歇。所以，阻滞性房性期前收缩（房性期前收缩未下传）造成心律的轻微不规律性，若不仔细辨认，将不能被发现

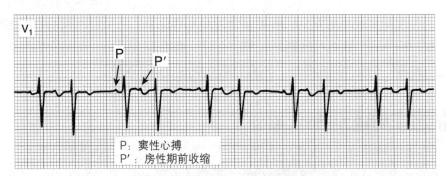

图 14.4　窦性心律伴房性期前收缩二联律。每一个窦性心搏与其后的房性期前收缩成组出现，房性期前收缩后有一个稍长的代偿间歇。这种顺序发生是成组激动模式的原因之一，必须与二度房室阻滞相鉴别。二度房室阻滞发生时，窦性 P 波"按时"出现，直至某个 P 波不能下传（见第 17 章）

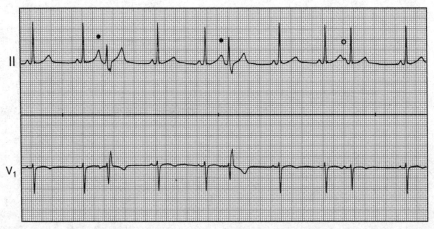

图 14.5　心电图显示窦性节律伴有三个房性期前收缩。前两个期前收缩（标记·）传导伴有右束支阻滞图形（在 V_1 导联呈 rSR′ 型），第三个房性期前收缩（标记○）传导伴有正常的室性激动。注意前两个提前的 P′ 波在心动周期过早出现而落在前一个窦性心搏的 T 波之上，使之轻度变高

临床意义

　　房性期前收缩和未下传的房性期前收缩，都很常见，可发生在正常心脏或各种类型的器质性心脏病。因此，房性期前收缩的出现并不意味着有心脏疾病。在正常人中，室上性期前收缩可出现于精神紧张、摄入咖啡过多或服

伴有左束支阻滞图形的房性期前收缩

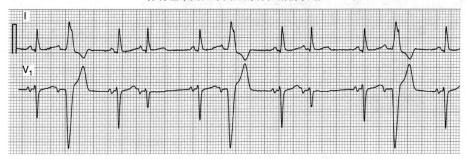

图 14.6 窦性心律伴有左束支阻滞图形的房性期前收缩。注意：每隔一个房性期前收缩就会出现一个左束支阻滞型的房性期前收缩

用交感神经兴奋药物（肾上腺素、异丙肾上腺素等）；房性期前收缩也可发生于甲状腺功能亢进者。房性期前收缩可引起心悸，此时，患者可以感到心跳间歇或脉搏不规则。

房性期前收缩亦可见于各种类型的器质性心脏病。有时，频发的房性期前收缩可能是心房颤动或心房扑动（见第 15 章）或其他室上性心动过速的前兆，我们将在后面的章节里讨论。

阵发性室上性心动过速（PSVTs）

室上性期前收缩（框 14.2）可单独出现，也可反复出现。一阵突发的、连续三个或三个以上非窦性搏动（期前收缩）形成一段阵发性室上性心动过速（PSVT），其发作短暂而非持续性（如持续从几个心搏到 30 s）。持续发作（大于 30 s）时可达几分钟、几小时或更长。

PSVT 确实是非常复杂的题目，PSVT 名称本身就有些疑义，因为这种快速性心律失常可长时间发作，甚至持续发作，而非阵发性或间歇性。因此，下面主要为临床医师提供一个综合介绍。PSVT 的主要类型见图 14.7。

房性心动过速

经典的房性心动过速（AT）定义为连续三个或更多的同源、同形态的房性期前收缩（图 14.8）。其起搏点位于左心房、右心房或近肺静脉处，并以

框 14.2	阵发性室上性心动过速主要类型的分类

- 房性心动过速（AT）及其相关心律，包括多源性房性心动过速
- 房室结折返性心动过速（AVNRT）
- 房室折返性心动过速（AVRT）。包括旁路传导束，如预激综合征（WPW）（见第 18 章）

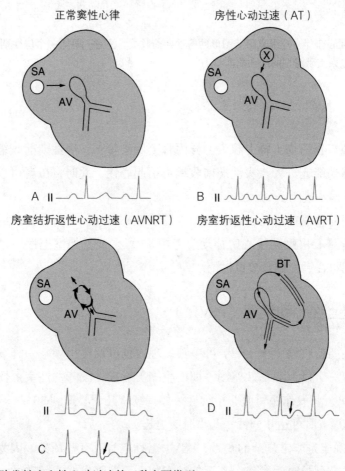

图 14.7　阵发性室上性心动过速的三种主要类型

A. 正常窦性心律。B. 单源性房性心动过速时，窦房结外的起搏点（X）以快频率自发地发放激动。C. 房室结折返性心动过速时，心室激动起源于房室结（交界区）折返的兴奋波。由于冲动几乎同时激动心房和心室，逆传的 P 波隐藏在 QRS 波群中或出现在 QRS 波群之前或之后（箭头）。D. 相同类型的折返机制（环形运动）可出现在 WPW 综合征的旁路（见第 18 章），发生机制可参考房室折返性心动过速。注意 Ⅱ 导联的逆行 P 波（箭头）会在 QRS 稍后位置

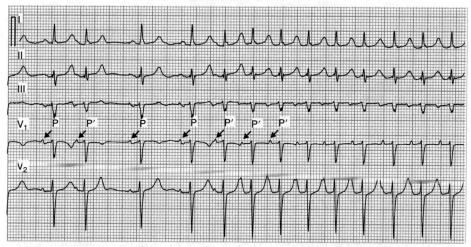

房性心动过速的启动

图 14.8　房性心动过速。带箭头的 P 波是窦性 P 波，而带箭头的 P′ 波是房性期前收缩，启动和维持房性心动过速，在 V_1 导联上最明显，在Ⅲ导联上需仔细地分辨；在Ⅰ、Ⅱ、V_2 导联上辨别困难，因为它和 T 波融合在一起而使其形态改变。窦性 P 波提示左心房异常（V_1 导联是宽而双向的 P 波）

快速的方式"自主"发放冲动。即将讨论的是多源性房性心动过速，由于其发源于不同的"兴奋灶"，所以其 P′ 波形态多样。

房性心动过速的起始与终止

房性心动过速起始于房性期前收缩，可以下传或未下传。房速的终止发生在房性异位起搏点停止发放激动时（自发地或者是实施抗心律失常药之后），心动过速的最后一个 P′ 波通常下传到心室而产生 QRS 波群，因此房性心动过速几乎经常由一个 QRS 波群而终止（图 14.9，14.10），该特征在与其他类型的 PSVTs 进行鉴别诊断时很重要。

房性心动过速及其他类型 PSVTs 的传导

房性心动过速的电激动传导经房室结、希氏束 – 浦肯野纤维系统，常产生窄的 QRS 波群心动过速。然而，若心房率快或房室结功能异常时，不同程度的延迟和阻滞会出现在传导系统的任何部位，如 PR 间期延长、QRS 波群宽大畸形、脱漏的（未传导的）P 波（其后无相关的 QRS 波群，如二度房室阻滞时），而心率可以是规律或不规律的。

房性心动过速的终止

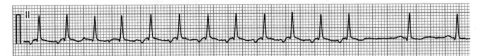

图 14.9 房性心动过速的终止。在房性心动过速起搏点终止发放激动以后，最后一个 P′ 波传导到心室，因此，AT 几乎常终止于一个 QRS 波群。房性心动过速中的异位 P 波在形态上稍微变化。这种变化与心脏频率的轻微不规律以及前一个 T 波的不同部位重叠有关。这也是 AT 所特有的

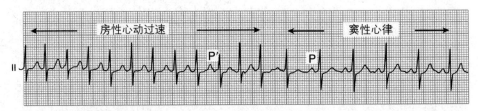

图 14.10 被突发的窦性心动过速所自发终止的房性心动过速。注意：心动过速的 P′ 波（频率约为 150 次 / 分）与其前的 T 波重叠

同样，若存在束支传导阻滞或频率依赖性室内传导延迟（IVCD），房性心动过速时的 QRS 波群将会出现宽大畸形的形态，易与室性心动过速相混淆（见第 16 章和第 19 章）。

多源性房性心动过速

心房内多个兴奋灶引起的特殊类型的房性心动过速称为多源性房性心动过速（MAT）（图 14.11），这种快速型心律失常以多个异位起搏点激动心房为特点。诊断 MAT 时，需连续出现三个或更多 P′ 波（非窦性），形态不同，频率在 100 次 / 分或以上。MAT 与经典（单病灶的）AT 不同，后者只有一个房性起搏点，产生一种反复的非窦性 P′ 波，MAT 的 PR 间期也变化多样，MAT 通常见于慢性肺部疾病。由于心室率快速且不规则，MAT 常被误诊为心房颤动。

房性心动过速：临床表现

持续性 AT 可发生于正常人，而临床上更多的是发生于各种类型的器质性心脏病。心房频率多种多样，通常在 100~250 次 / 分。频率较快时，可引发心悸、

多源性房性心动过速

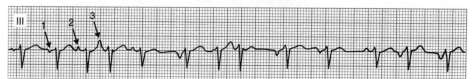

图 14.11　多源性房性心动过速。注意快频率的 P 波形态各异，PR 间期长短不一。这种快速且不规则的节律有时会与心房颤动混淆。图中箭头指示的是一段 P 波各异的房性心动过速

头晕、气短，或者是少见的晕厥。较重的患者，AT 可引起心绞痛或慢性心力衰竭（CHF）。AT 短发作时，可无需特殊治疗，而长时间发作会引发症状，通常需用抗心律失常药物或射频消融术治疗。有时，AT 能转化成心房颤动。MAT 通常见于慢性阻塞性肺部疾病，也会引起心衰的症状。

房室结折返性心动过速

房室结折返性心动过速（AVNRT）源于房室结的折返机制，属于室上性心律失常，常呈阵发性发作。正常情况下，房室结是心房与希氏束 - 浦肯野纤维 - 心室电活动网络之间的连接通路。然而，一部分人的房室结存在两条功能性传导通路，伴有不同的电生理特性（此谓双径路），一条径路传导快而另外一条传导慢。

房室结折返性心动过速的启动与维持

AVNRT 的启动机制在图 14.12 中进行了详细介绍：在窦性节律中，心房信号预先占用了"快"和"慢"两条径路，先从快径路传到希氏束，从而激动心室；同时，又通过慢径路向上回传，与更慢下传的信号相冲突。体表心电图只能记录到窦性心律伴有正常的 PR 间期，而无"慢"径路存在的证据（图 14.12 中的心搏 1 和心搏 2）。如果一个早的房性期前收缩到达房室结，它在两条路径上均阻滞（P′ 波在第二个 QRS 波群之后），出现未下传房性期前收缩；如果房性期前收缩到达房室结稍微晚一点，那它仅在"快"径路上阻滞，而从"慢"径路下传（P′ 波在第四个 QRS 波群之后），产生显著的 PR 间期延长。接下来，信号能在较低的径路交界区折返，向上传导入快径路，此时快径路已恢复兴奋性（从右侧起第三个心搏，由向上的箭头来标出），然后，

房室结双径路：AVNRT 基础

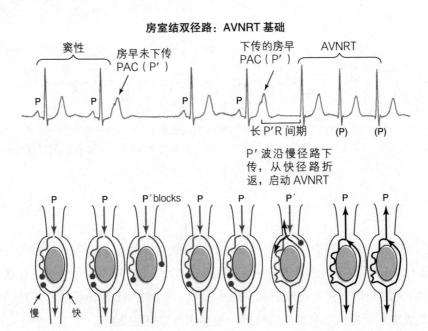

- ● 表示房室结内阻滞点
- P：窦性 P 波
- P′：房性期前收缩
- （P）：由折返造成的逆行 P 波隐藏在 QRS 波群中

图 14.12　经典房室结折返性心动过速启动机制，包括房室结双径路和折返

信号在房室结上部折返进入慢径路，向下传导启动重复的折返环路（最后三个心搏的图形，由黑色箭头标出）。在每一次转弯时，信号在环路顶部激动心房，在环路底部激动心室。由于心律失常环路在房室结（心房和心室之间）运转，在每次信号折返循环中，激动几乎同时向上传到心房，向下传到心室。因此，P 波完全隐藏在 QRS 波群之中（图 14.13）或紧跟其后。由于心房的激动是逆行的（自底部到顶部），P 波在Ⅱ、Ⅲ、aVF 导联上是负向的，有时会产生微妙而有特点的"假 S"波，在 V₁ 和 aVR 导联直立呈"假 R′"波，这种情况在窦性心律中是没有的（图 14.14）。

除了这种经典的 AVNRT（慢—快型）以外，还有一种非典型形式，在房室结内的环路运行呈相反的方向（沿快径路下传，沿慢径路上传，有时也称为"快—慢"型 AVNRT）。这种顺序造成了 P′ 波在Ⅱ导联上倒置而在 aVR 导联上直立，且恰好发生在 QRS 波群之前。

阵发性室上性心动过速

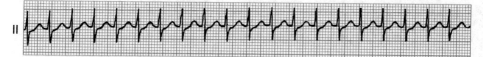

II

图 14.13　房室结折返性心动过速。注意：节律规整，频率 170 次 / 分，无明显可见的 P 波，这是因为同时发生的心房和心室激动把它们隐藏在 QRS 波群中

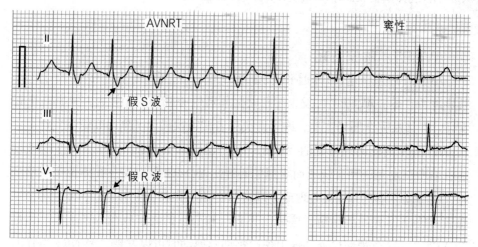

图 14.14　AVNRT 逆行 P 波造成的假 S 波（Ⅱ、Ⅲ导联）和假 R 波（V_1 导联）。注意：它们的 P 波形态在窦性心律中消失

AVNRT 的终止

与局灶自律性房性心动过速不同，AT 的终止是当异位起搏点停止发放激动时，而 AVNRT 是一种自我保持的心律，除非环路的某个部位发生阻滞，否则这种心律将无限期地持续发生。阻滞会发生在房室结的快径路（上传）或慢径路（下传）中。房室结慢径路更易受迷走神经的影响，或房室结阻断药物（如腺苷、β 受体阻滞剂、钙通道阻断剂或地高辛）的影响。通常，慢径路中的阻滞恰恰发生于信号在环路底部激动心室之前；因此，反映在心电图上的鉴别要点是逆行 P 波（图 14.15）。

房室结折返性心动过速的终止

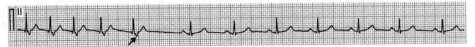

图 14.15　由颈动脉窦按摩终止的 AVNRT。颈动脉窦按摩是一种增加迷走神经张力的手法，阻滞发生在激动沿房室结"慢"径路下传时，激动心室之前。因此，心律失常终末的 QRS 波群缺失，心电图异常表现在逆行 P 波（在 II 导联上倒置，由箭头标示）。P 波类似"S"波，在 AVNRT 中常被称为"假 S"波。注意：在房室结慢径路中的轻微延迟可见于心律失常终止之前，伴有较长的 RR 间期，窦性心律突然开始

AVNRT：临床表现

　　AVNRT 产生快速、节律近乎规则的室上性心律，频率通常在150~220次/分。其显著特点是：AVNRT 可发生于正常无器质性心脏病的年轻人，尤其是年轻女性。在诊断完全明确之前，许多此类患者常被误诊为"焦虑或惊慌发作"。

　　AVNRT 启动时最常见的症状之一就是胸部"啪嗒啪嗒"感（由于房性期前收缩所引发），伴有快速而规律的心悸。AVNRT 可以发生在体位突然改变时，或与以下情况有关：心理或生理应激、怀孕状态、使用拟交感神经药物。患者可能主诉有颈部搏动，这是由于心房和心室的同步收缩，产生了"大炮音 A 波"，这在颈部检查过程中视诊颈动脉搏动时可以发现。AVNRT 发作时也可以出现眩晕，很少出现晕厥。

　　冠心病患者发作 AVNRT 时，易诱发心绞痛、心肌缺血。

房室折返性心动过速

　　房室折返性心动过速，涉及心房 - 心室旁路途径（见第 18 章），此为折返的基础条件。临床上常提及的旁道有两种类型：显性旁道和隐匿性旁道。显性旁道能向两个方向传导电信号：从心房下传到心室，或者逆行传导；在窦性心律中，其产生经典 WPW 综合征——δ 波、短 PR 间期以及宽 QRS 波群（见第 18 章）。重要的是，旁道传导能产生宽或窄 QRS 波群折返性心动过速，可视为 WPW 综合征的一部分，其发生依赖于折返环路的方向。若激动沿房室结下传而沿旁道逆传，那么心电图上表现为窄 QRS 波群（称为顺向性 AVRT）；反之，若激动沿旁道途径下传而沿房室结逆传，则为宽 QRS 波群，此种折返方式称为逆向性 AVNRT，这种情况较少见。

值得注意的是，多数情况下旁道不传导从心房到心室的激动，所以在窦性心律中完全是无形的，即呈隐匿性的。因此，不会看到经典的 WPW 特征。然而，一些隐匿的旁道能够反方向传导激动（即从心室到心房），假设与房室结、生物学传导系统一致，那这些隐匿性旁道就是称为折返的途径，也是窄 QRS 波形心动过速的基础，这种情况称为顺向性 AVRT（见第 18 章）。

房室折返性心动过速：启动与传导

在窦性心律时，通过旁道的逆向传导通常不会发生，这是因为激动通过正常传导系统到达心室底部旁道处，而旁道连接的心房处仍处于前一个窦性心搏的不应期之中（图 14.16A）。发生在隐匿性旁道附近的室性期前收缩，当通过旁道逆传回心房时，会阻断希氏束—浦肯野纤维系统（图 14.16B），事实上，始于室性期前收缩的窄 QRS 波群心动过速高度提示 AVRT（见图 14.16，14.17）。由于在 AVRT 时心房与心室依次收缩，与 AVNRT 发作中的房室同步激动有所不同，所以，前者的 QRS 波群与 P 波之间的间期较长，且 P 波经常明显地重叠在 T 波中部或者 ST 段中。

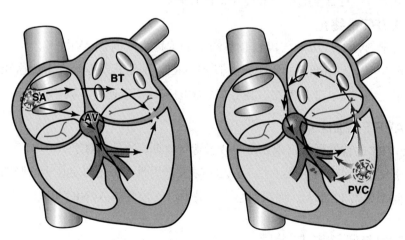

图 14.16 室性期前收缩引发的房室折返性心动过速（AVRT）
A. 在窦性节律中，没有从旁道（ST）或房室结逆行的传导，这是由于早先发生的窦性激动造成了不应期。B. 室性期前收缩（红星）在近旁道处发生时，沿着旁道传入心房，而同时在希氏束—浦肯野纤维系统发生阻滞。这种顺序引发窄 QRS 波群心动过速，激动沿着（顺行传导）房室结—希氏束—束支系统下行，再沿着旁道折返（逆行传导）传到心房。AVRT 也可以由房性期前收缩引起

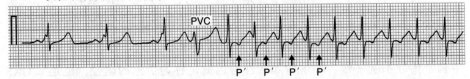

窦性节律伴预激综合征　　　　　　　PVC 引发 AVRT 伴逆行 P′ 波

图 14.17　由室性期前收缩（PVC）引发的房室折返性心动过速（AVRT）。在窦性节律（前两个心搏）中，可见短 PR 间期、宽 QRS 波群和 δ 波，与经典的预激综合征类型一致。室性期前收缩（心搏 4）引发了窄 QRS 心动过速，逆行 P′ 波在 T 波中部明显可见，呈负向波（黑色箭头）。该表现与图 14.5 所述的机制一致

　　心房和心室共同参与维持该心律失常环路。所以，AVRT 总是表现为 1∶1 方式传导关系，与房性心动过速或 AVNRT 不同。如果你看到 P 波多于 QRS 波群，就能排除 AVRT。

　　AVRT（同其他 PSVTs）也会出现 QRS 波群电交替现象——QRS 波群形态交替性改变，每隔一个心搏发生一次（图 14.18）。这种有趣模式可能与发生在快速节律过程中的细微的传导变化有关。

AVRT：终止

　　由于 AVRT 从房室结传到心室的信号（称为顺向性 AVRT），易受到迷走神经和房室结阻断剂的影响，类似 AVNRT。通常，折返环在下传途径中到达心室之前，终止于房室结，在心律失常的末端产生逆行 P 波。

AVRT：临床意义

　　AVRT 的首发通常出现在童年或者青年时期，这是相对于 AVNRT 来讲的，后者多见于青年到中年的女性，AVRT 频发于男性。旁道可定位于心脏的左侧或右侧（见第 17 章）。症状如心悸、头晕、气短等与 AVNRT 相似。

PSVT 的鉴别诊断与治疗

　　PSVT 的鉴别诊断是困难的，甚至对一些经验丰富的心脏学家来说也是困难的，即使 P 波存在，也可能会不够明显，因为它们隐藏于 T 波或 ST 段之中，尤其是在单个监护仪导联中。有时，解释该心律失常的确切机制是不可能的（尤其是当其启动和终止未被记录时），除非采用一种有创的电生理研究，主要

AVRT：QRS 电交替

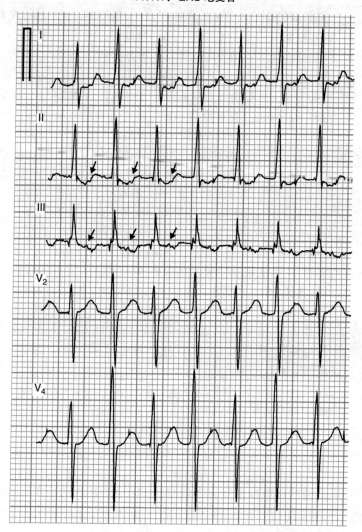

图 14.18　房室折返性心动过速中的 QRS 交替现象。注意周期性交替的（ABAB 模式）QRS 振幅，在 V$_2$ 和 V$_4$ 导联最易看到。在 I、Ⅱ、Ⅲ导联（箭头）可以看到逆行 P 波出现在 T 波的中部，发生在阵发性室上性心动过速中的交替现象不应与窦性心动过速中的交替现象相混淆（见第 12 章），通常是心包积液和心脏压塞的征象（对比图 12.3）。交替现象也可以发生在其他类型的 PSVT 中（而且也会发生在室性心动过速中），所以这并非AVRT 的特别之处

诊断要点总结见表 14.1。关于 PSVT 鉴别诊断更多详细讨论见所选的参考文献目录。

表 14.1　室上性心动过速（SVT）的鉴别诊断 *

类型	窦性心动过速	房性心动过速	AVNRT	AVRT
启动 / 终止	逐步发生	突发	突发	突发
心率	伴随呼吸和运动有轻微变化	几乎恒定在 100~225 次 / 分	几乎恒定	几乎恒定
经典启动	逐步发生，伴有窦性 P 波的加速	房性期前收缩与随后的 AT 中 P′波完全相同	由伴有长 PR 间期的房性期前收缩来启动	由房性期前收缩或室性期前收缩启动
SVT 中的 P 波	窦性	均相同（除了 MAT），但不同于窦性	经常在 V$_1$ 导联出现假 R′波，在 II、III 和 aVF 导联出现假 S 波，或隐匿性 P 波	在 II、III 和 aVF 导联倒置，通常紧跟在 QRS 波群之后
刺激迷走神经或腺苷注射	心率减慢，伴有短暂的房室阻滞；P 波连续	很少终止；通常出现短暂的房室阻滞	无效，或者 PSVT 瞬间终止（通常结束于 P′波）	无效，或者 PSVT 瞬间终止（通常结束于 P′波）
SVT 的终止；最后波形	P–QRS 的频率逐步变慢；不会突然终止	QRS 波群	P′波或 QRS 波群	P′波或 QRS 波群

* 注释：本组不包括心房颤动或扑动；房性心动过速（AT）、房室结折返性心动过速（AVNRT）和房室折返性心动过速（AVRT）组成了 PSVT 组。

　　最有临床价值的诊断及治疗方法以终止 PSVT，其目的是在房室结传导中实现阻滞，这些方法包括迷走神经的兴奋、独特的 Valsalva 动作（患者用力屏住呼吸，就像排便时动作）、颈动脉窦按摩（CSM），以及药物干预，尤其是腺苷注射。

　　注意 1：当进行颈动脉窦按摩和腺苷注射时，连续的心电图监护是重要的，可以记录对干预方法的反应情况。复苏设备如外用除颤器应时刻备用，以防止发生意外。

　　注意 2：腺苷的作用可被甲基黄嘌呤阻断（如茶碱），可以被潘生丁增强。腺苷在电生理层面上最突出的作用是诱发心房颤动（能或不能自动终止）。腺苷注射常产生极其不适的感觉，如大多数频发的症状和体征涉及面部发红、伴有呼吸困难的支气管痉挛，甚至在心律失常终止后出现短暂的心脏停搏等。为了解除患者的顾虑，应提前告知他们会感到一些不适的具体情况。

PSVT 对 CSM（或其他迷走神经兴奋的方法）或腺苷注射的反应总结见表 14.1。

急性 PSVT 的治疗

急性 PSVT 的治疗应首选刺激迷走神经（如 Valsalva 动作、CSM；见图 14.15），然后使用腺苷注射。许多患者找到适合自己的方法来终止这种心律失常（如咳嗽、深呼吸、Valsalva 动作、下蹲、把面部浸入冷水中或颈动脉窦按摩等）。

刺激迷走神经终止 PSVT 具有高度的特异性和适度的敏感性，可为折返机制提供线索，应命名为 AVNRT 或 AVRT，而非 AT。如果没有腺苷或忌用腺苷时，静脉使用 β 受体阻滞剂或钙通道拮抗剂也是有效的，但有可能造成血压过低。这些长效的药物有益于伴有极高交感神经张力的患者，此类患者的心律失常被腺苷终止后很快复发。地高辛也可使用（见第 20 章），而同步化的体外心脏电复律很少用于终止 PSVT（见第 15 章）。

PSVT 的长期治疗

PSVT 的长期治疗需依据其发作的频率和症状的严重程度。如果发作频率少而症状轻，其终止后无需特殊处理。在更多的严重病例中，使用房室结阻断剂或抗心律失常药来进行预防性治疗，可能是被认可的。由心电生理学家来进行早期分诊是恰当的，因为射频消融的疗效非常好（在 AVNRT 和 AVRT 中，其有效率在 97% 或以上），如果由经验丰富的操作者进行，其危险性很低。PSVT 不会增加血栓风险，所以无需使用抗凝剂。

（吕晓冰 译 陈清启 张雪娟 校）

第 15 章
室上性心律失常 Ⅱ：心房扑动和心房颤动

　　本章主要讨论两种常见并且在临床上非常重要的心动过速：心房扑动和心房颤动。前面章节着重讲述了心房激动有序且呈 1∶1 房室或室房传导的室上性心动过速，在心房波没有隐藏在 QRS 波中时，表现为离散型 P 波。与之相反，心房颤动和心房扑动是两种相关的室上性心动过速，其特征是心房率很快，一般明显超过心室率（图 15.1）。这一现象表明存在一定程度的生理性（功能性）房室传导阻滞。此外，这两种心律失常都是折返机制，电激动在心房肌中快速而持续地围绕折返环旋转。快速的心房率与折返激动导致了心房的持续性激动，表现为 F（扑动）或 f（颤动）波，而不是离散型 P 波。

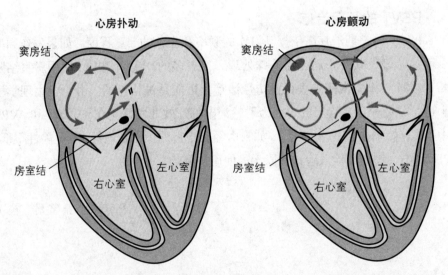

图 15.1　心房扑动和心房颤动发生机制比较示意图。典型心房扑动源于右心房的大折返，由房性期前收缩诱发。其最常见的类型，激动沿逆时针方向传导，涉及三尖瓣和下腔静脉之间的区域（三尖瓣环峡部）。相比之下，心房颤动由多个折返子波维持，而不是单独一个，常由左心房肺静脉形成的异常激动诱发

然而，临床医生应该注意，典型的锯齿样扑动波和心房颤动波并不是总能清晰地显现。当F波或f波与真正的P波（例如与窦性心动过速、频发房性异位搏动或者房性心动过速相关的P波）混淆时，心房扑动和心房颤动经常会被误认为其他室上性心律失常，这不足为奇。这些以及其他读图中常见的错误汇总于第24章。

心房扑动的心电图

心房扑动是心动过速的主要原因之一，它经常发生，提示存在潜在的电结构性心房异常。其与血栓、栓塞风险增高有关，并且具有明确的治疗意义，如下所述。

心房扑动最常涉及的折返环路位于右心房。这种节律有时被称为大折返性房性心动过速，原因是与折返局限于房室结内（如房室结折返性心动过速）相比，心房扑动的折返环路更大（大折返），激动从心房上部传导至下部。折返环的下部经过下腔静脉和三尖瓣环之间（三尖瓣环峡部）的狭窄区域。与阵发性室上性心动过速一样，心房扑动最常被房性期前收缩诱发。

由于心房扑动的大折返频率稳定[大约300次/分；范围（240~350）次/分]，并且传导路径固定，所以扑动（F）波间隔十分规则，同时，在心电图记录的任何单一导联上，其形态完全一致。

心内科医生依据参与折返环路的电解剖结构，将心房扑动分为典型心房扑动与非典型心房扑动。最常见的类型为典型（峡部依赖）心房扑动，其折返环路经过右心房下部的三尖瓣环峡部。根据折返激动在右心房传导的方向（逆钟向或顺钟向），典型心房扑动可以进一步细分。其中最常见的形式是激动向上经过房间隔，呈逆钟向折返。非峡部依赖（所谓的非典型）心房扑动比较少见，折返环路的基质常常是左心房或右心房的瘢痕组织，多源于外科手术、导管消融术或特发性原因。

有趣的是，在心房扑动中，通过心电图可以判断激动折返的方向，而且有相当高的准确性。逆钟向折返的心房扑动，F波在下壁导联呈负向，而在V_1导联呈正向。多数患者的心房除极频率大约在300次/分。典型的锯齿样F波在Ⅱ、Ⅲ、aVF导联以负向波为主，在V_1导联以正向波为主，伴有非常规则的心室率，大约150次/分（功能性2：1房室阻滞），这些都提示逆钟向型心房扑动（图 15.2A）。比较少见的情况下会诱发另一种类似的折返，但是折返方向相反，产生顺钟向型心房扑动。F 波的极性逆转：在 Ⅱ、Ⅲ、aVF 导联呈正向，在 V₁ 导联呈负向（图 15.2B）。顺钟向型和逆钟向型扑动可以发生于同一个患者，并且通常都是峡部依赖型。

已经提到典型心房扑动的心房率大约是 300 次 / 分［范围（240~330）次 / 分］。更慢的心房率可能是由于减慢心房传导的药物所致。尽管 WPW 预激综合征（见第 18 章）患者的旁路可以传导 300 次 / 分左右的频率，但房室结通常不能将如此快的电激动传导至心室。因此，在心房扑动时，会出现生理性房室传导阻滞（房室比例通常是 2：1）（图 15.2，15.3）。在迷走神经张力增高、房室结病变或房室结阻滞药物（例如 β 受体阻滞剂、地高辛及钙通道阻滞剂）存在时，可以见到更严重的房室传导阻滞，例如呈 4：1 下传（图 15.3，15.4）。

典型心房扑动的变异

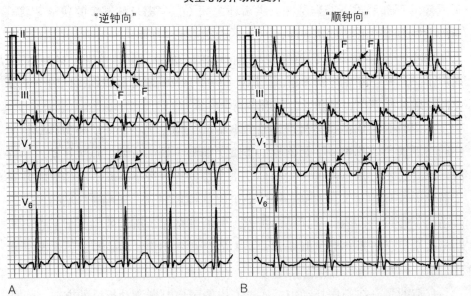

图 15.2　A.典型的心房扑动通常涉及右心房的折返环（像旋转木马），激动沿高度一致的、呈逆时针方向的路径传导。周期长度（旋转时间）约为 200 ms，相当于心房率 300 次 / 分。注意，锯齿样扑动波（F 波）（箭头所示）在下壁导联（Ⅱ、Ⅲ、aVF 导联）和 V₆ 为负向，但是在 V₁ 导联呈正向。在没有药物或房室结病变的情况下，心室率往往正好是心房率的一半（即 150 次 / 分）。B. 在顺钟向折返中，扑动波在下壁导联和 V₆ 为正向，但是在 V₁ 导联呈负向，这些特征具有相同的临床意义

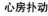

心房扑动

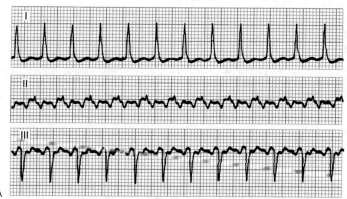

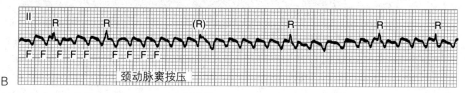

颈动脉窦按压

图 15.3　A.注意扑动波在不同导联的形态变化。在 I 导联，扑动波不明显，在 II 和 III 导联表现为典型的锯齿样波。心室率大约 160 次 / 分，心房扑动频率大约 320 次 / 分，表现为 2 ∶ 1 房室传导。B.颈动脉窦按压增加迷走神经张力，显著降低心室率。R，部分隐藏的 R 波

通常，房室结传导表现更为复杂，房室传导阻滞的程度呈周期性改变，导致 F 波与 QRS 波的比例（表现为 RR 间期）呈周期性重复出现（成组心搏）（图 15.4）。这一现象归因于传导系统内的多层阻滞。多变的房室传导阻滞也可能是由于其他机制（例如房室传导的文氏现象），表现为 F 波与 QRS 波的比例不呈整数倍（图 15.5）。

心房扑动伴 1 ∶ 1 房室传导（图 15.6）虽然不常见，但也是一种医疗紧急事件，最常见于三种特定情况：

- 高儿茶酚胺状态（剧烈运动、感染、高热、休克等）。
- 应用某种抗心律失常药物，例如氟卡尼，可以减慢心房组织传导速度，因而减慢心房扑动频率（例如从 300 次 / 分降到 220 次 / 分，甚至更低），从而使每一个扑动波都能够经房室结下传（1 ∶ 1 传导）。
- 存在能够快速传导（不应期短）的旁路（WPW 预激综合征）。持续 1 ∶ 1 房室传导时，因为其危险的快速心室率，多数需要立即同步电复律。

心房扑动伴变化的房室传导阻滞

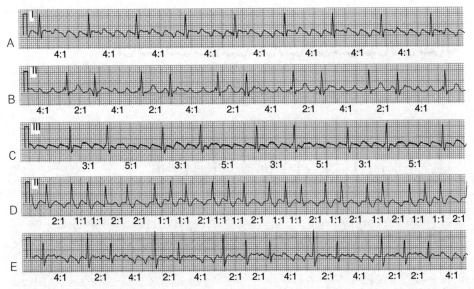

图 15.4 不同患者的心房扑动心电图（A~E）显示房室传导（阻滞）的多变。如图所示，房室传导在两种比例之间反复交替。其他的患者可能变化更大

心房扑动伴变化的房室传导阻滞

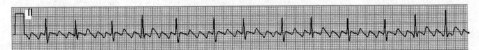

图 15.5 心房扑动的心室反应是变化的，但其并不总是与心房率呈一个简单的比例（½，⅓，¼）。即使在这类患者中，心室反应通常表现出某些潜在的模式。相比之下，心房颤动的心室（QRS）波是随机出现的

心房扑动伴 2：1 和 1：1 房室传导

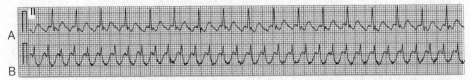

图 15.6 同一个心房扑动患者房室 2：1 传导（A）与 1：1 传导（B）对比。在后一种情况下，扑动波很难定位。1：1 传导的心房扑动由于心室率非常快（大约 300 次/分），医疗上是一种紧急情况，经常需要直流电复律

心房颤动的心电图

与心房扑动不同，心房颤动的折返激动不能定位于心房中一个稳定的折返环路。目前认为多数心房颤动起源于肺静脉与左心房连接的区域，涉及快速异位激动灶的形成。随着时间的推移，越来越多的心房组织参与了心律失常的主动维持，与多个不稳定的微折返同时形成有关（见图 15.1）。因此，心电图上的心房电活动表现为不规则的 f（颤动）波，其振幅、极性（在同一导联上从正向或负向反转）、频率（周期长度改变，测量一个 f 波到下一个 f 波的非常短暂的间期）不断地变化。

心房激动不规则的程度较轻或减慢心房传导的药物可以产生"粗颤"，其 f 波振幅高，类似心房扑动（图 15.7）。也可能与严重的风湿性二尖瓣狭窄相关。

要点

通常，V_1 导联是确定诊断心房颤动患者不规则心房活动的最佳单一导联，其不规则的 f 波很可能是最明显的（图 15.8）。

严重的心房异常（心房扩张、纤维化、长期心房颤动或服用药物，比如地高辛）常常会形成"细颤"，颤动波快速且几乎呈等电位线，易与心房停搏混淆。有时细颤和粗颤可以出现在同一份心电图中。

心房扑动伴变化的房室传导阻滞与粗颤

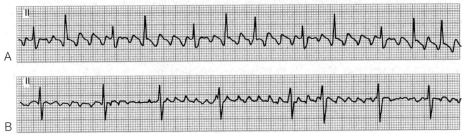

图 15.7　下传变化的心房扑动（A）和粗颤（B）常被混淆。注意，心房颤动的心室率是完全不稳定的，并且不同时段的心房波并不一致，而在心房扑动中却是一致的

心房颤动伴缓慢心室率

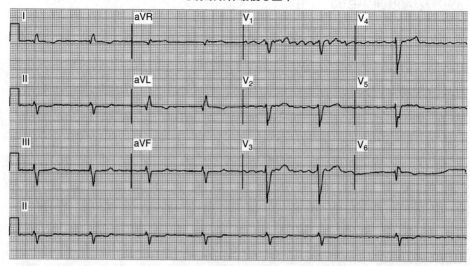

图 15.8　心房颤动（非心房扑动）伴非常缓慢的心室率。颤动波在 V₁ 导联最清晰。存在不典型左束支传导阻滞（见第 8 章）。侧壁导联（V₆）呈 rsR′ 型，高度提示前壁心肌梗死。Ⅰ 和 aVL 导联也呈 QR 或 rsR′ 型，符合"隐匿性"心肌梗死。心电轴左偏，QT 间期延长。由于严重的冠状动脉疾病伴前壁隐匿性心肌梗死，该患者患有慢性心衰。缓慢的心室率提示药物作用或药物过量（如地高辛）或者房室结本身的病变（见第 17 章和第 20 章）

心房颤动与房室结传导

在心房颤动时，房室结受到不同振幅和频率的高度紊乱的激动"轰击"，心房率高达 400~600 次 / 分。大多数的激动被阻滞于房室结，仅有少部分传导至心室（见图 15.7B 和 15.8）。尽管如此，在没有房室结病变或使用药物的情况下，心房颤动时的心室率远高于窦性心律时。通常，未经治疗的心房颤动在静息时平均心室率大于 100 次 / 分，在运动中经常出现突然的不适当的增加。

由于心房颤动时激动随机穿透房室结，因此其 RR 间期杂乱不规则。然而，当心室率非常快的时候，这种 RR 间期的不规则可能会变得难以识别，有时其节律看起来很规律（假性规则化），可能会与其他快速心律失常混淆，例如阵发性室上性心动过速（图 15.9，15.10）。

伴有规则心室反应的心房颤动

心房颤动时心室节律通常高度不规则，然而，在以下三种主要情况时可能会出现规则的心室率。

- 伴有完全性房室传导阻滞，心电图常常表现为规则的、缓慢的心室率，通常 40~50 次 / 分或更低（图 15.11）。
- 持续的心室起搏（见第 22 章）。
- 某些地高辛中毒的患者（见第 20 章）。

心房颤动伴快速心室率

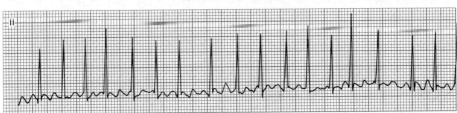

图 15.9　该心房颤动患者患有甲状腺功能亢进，休息时伴有快速心室率（注意：常用的术语快速心房颤动实际上是一个误称，因为"快速"指的是心室率而不是心房率。同样这也适用于术语慢性心房颤动）请注意，这例患者心房颤动波表现为粗颤，可能与真正的 P 波或扑动波混淆

心房颤动伴快速心室率（非室上性心动过速）

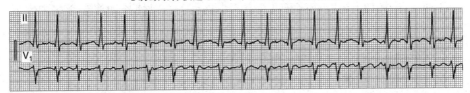

图 15.10　心房颤动伴快速心室率。由于频率快，RR 间期变化非常小，导致误诊为阵发性室上性心动过速

心房颤动伴完全性房室传导阻滞

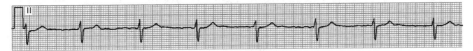

图 15.11　完全性房室传导阻滞（见第 16 章）可以发生于不明显的心房颤动（扑动），心室率很慢，通常 50 次 / 分或更低，并且规则。本例患者，窄 QRS 波表明逸搏心律发生于房室交界区。这类患者通常既需要永久起搏器治疗，又需要抗凝治疗

心房颤动与心房扑动的鉴别

心房扑动和心房颤动即有区别又有联系。心房扑动几乎总是发生于有结构性心脏病的情况下，但是心房颤动却可以发生于正常心脏。然而随访发现心房扑动患者发生心房颤动的概率大增。此外，心房颤动和心房扑动可以发生于同一患者，其心电图可以显示从一种节律向另一节律的转变。在这些患者中，心房颤动"组织"成心房扑动或者心房扑动"退化"成心房颤动。然而，在同一时刻通常只能有一种节律存在，二者不能并存。尽管从图形上这些节律看起来很相似，但由于治疗方法不同，二者的区别十分重要（表 15.1）。尤其是射频消融被认为是心房扑动的一线治疗，但在心房颤动并非如此。这两种心律失常能够通过心电图鉴别，基于以下原因：

• 心房扑动具有单一、稳定的折返环路。因此在同一患者的心电图记录中，所有扑动波形态和间期完全相同。可以用一个简单、可靠的方法"分规试验"来检测这一现象，方法是测量包含几个连续且清晰可见的心房波的间期，并沿着心电轨迹移动分规。如果是心房扑动，随后的 F 波会被精确地"标出"。而心房颤动由于 f 波的形态和极性在整个心电图上经常变化，即使 f 波的形态看起来相似，随后的 f 波也不能被分规准确地"标出"（图 15.12）。

• 激动通过心房组织传导的速度是有限的，需要一定的时间，称为"周期长度"（通常至少 180 ms，相当于 4.5 个"小格"），以使扑动波在心房内完成一个完整循环。因此由心房扑动产生的心房波相距一般不能小于 4 个小格。心房周期长度小于 160 ms（4 个小格或更短）提示心房颤动。然而，应该知道所谓的"粗颤"，其周期长度可达 180 ms 甚至更长。

• 心房扑动时，F/QRS 比例通常比较固定（2：1，4：1），或由于"模式化"的心室反应而表现为成组心搏（例如 2：1~4：1）。在阻滞程度多变的情况下，心电图中可能会看到精的 RR 间期以特定比例重复出现，产生一种"成组心搏"。在心房颤动中，RR 间期绝对不齐。但是注意：前面已经提及，当心室率快的时候，这种不齐可以非常细微，导致规则的假象（假性规则化），从而可能误诊。

心房颤动与心房扑动：分组试验

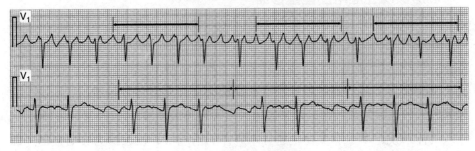

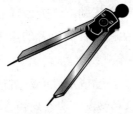

图 15.12　粗颤和心房扑动看起来非常相似。文中介绍了一个有效的鉴别试验（分规试验）。其依据是心房颤动（上图）的 f 波（注意这些不是 P 波）的间期和形态变化，而心房扑动的 F 波则是一致的。因此，在两个心房波之间固定分规（或者用 3×5 的卡片标记），然后向前或向后移动分规，分规总是落在 F 波（下图）的同一位置，但是却会落在 f 波的不同位置（上图）

表 15.1　心房颤动和心房扑动鉴别诊断

特征	心房扑动	心房颤动
心房波形态	F 波完全相同	f 波形态和极性持续变化
心房波时序	完全一致，例如 F–F 间隔可以"标出"	变化，例如 f–f 间隔不能"标出"
心房波周期长度	F–F 间期 ≥ 180ms（4.5 个小格）	变化的 f–f 间期，可以 <180 ms
心室（QRS 波）反应模式	恒定的 F/QRS 比例（2∶1，4∶1）或成组心搏	完全不规则（无模式），除非存在完全性房室传导阻滞或心室起搏

心房颤动：心电图鉴别诊断

多个研究表明，即便是经验丰富的读图医生，心房颤动也是最常被误诊的心律失常之一，包括诊断不足和诊断过度两方面。例如，心房颤动可能被漏诊（假阴性），尤其是当心室率非常快（或非常慢），表现为假性规则化时；当心室率缓慢且规律时（例如心室起搏或完全性房室传导阻滞，见前文）；当间断的较高振幅或所谓的粗颤波被误认为真正的 P 波时。

具体来说，主要有 4 种快速且不规律的情况可能被误诊为心房颤动（即假阳性）：①伪差造成的基线不规则。这类假性心房颤动可能是由于电极接触不良或患者活动引起，包括帕金森病患者的震颤（这种情况下，根据患者的病因，RR 间期可以规则或不规则）。②窦性心律伴频发的房性期前收缩。③多源房性心动过速。④心房扑动或房性心动过速伴多变的房室传导。有时现有的资料不能明确诊断，这种情况下，获取更多的心电图非常有帮助。

心房颤动和心房扑动：主要临床注意事项

心房颤动是导致住院最常见、最主要的心律失常。超过 200 万美国人患有间歇性或慢性房颤，发病率随年龄增长而上升。在 65 岁及以上的人中，有近 10% 发生过房颤。而在大于 89 岁的人中，超过 20% 发生过房颤。一些患者心房颤动或扑动呈阵发性发作，可能持续几分钟甚至更短，也可能持续数小时或数天。一些患者可能只发作一次或偶尔发作，而另一些患者则反复多次出现。一些患者心房颤动较为持久，甚至可能成为永久性（慢性）房颤而持续存在（表 15.2）。

表 15.2　心房颤动的临床分类（基于持续时间）

类型	描述
阵发性	复发性心房颤动（≥ 2 次），在 7 天内自然终止（通常短于 48 h）
持续性	心房颤动持续超过 7 天或虽然短于 7 天，但需要药物或电复律
长期持续性	心房颤动长期存在超过 1 年
永久性	心房颤动持续时间超过 1 年，并且决定不采用任何手段来恢复窦性心律

症状和影响因素

在发作期间，一些患者有明显的症状（通常主诉心悸、疲劳、呼吸困难、头晕或胸痛），而另一些患者则没有具体的不适主诉。患者可能会发生晕厥，多数是由于心律失常终止时发生的转复后停搏所致（见"快—慢"综合征，第13章）。

在无症状的患者中，心房颤动可能首先在例行体检时发现，或者在患者出现心力衰竭、卒中时发现。其次可以发生于没有心脏疾病的患者，也可以发生于有各种心脏疾病的患者。

术语"孤立性心房颤动"有时用于描述没有心脏病临床证据的复发性或慢性心房颤动。阵发性心房颤动可能是特发性的，也可能与健康患者过量饮酒有关（假日心脏综合征）。在这些患者中，心律失常会自发地恢复正常的窦性心律，或者仅仅通过药物治疗就能轻易转复。

自主神经张力的变化可能会引起易感人群的心房颤动。有时心律失常与增加的交感神经张力有关（例如，在运动中或情绪激动时发生）。在其他时候，心房颤动可能发生在迷走神经张力异常增高时（被称为迷走神经性心房颤动）。在这方面，有证据表明耐力运动员发生心房颤动的风险比非运动员要高。

心房颤动也是器质性（结构性）心脏病患者最常见的心律失常之一。如上文所述，这种心律失常的发生率随着年龄的增长而增加。常见的病理基础包括冠状动脉疾病、高血压性心脏病和心脏瓣膜病。冠心病患者可以在急性心肌梗死过程中发生第一次心房颤动，更为常见的是继发于慢性缺血性心肌病，可能与心房扩张或纤维化有关。高血压性心脏病常与左心房扩大相关。心房颤动也常由慢性心脏瓣膜病诱发，特别是二尖瓣病变时。例如，严重的风湿性二尖瓣狭窄或二尖瓣反流（任何原因）导致明显的左心房扩大，这是快速性房性心律失常的一个主要诱发因素。

许多其他情况也可以导致心房颤动，例如甲状腺功能亢进患者。心房颤动（或心房扑动）在心脏术后很常见，也可能发生于心包疾病（特别是反复发作性或慢性）、慢性肺病、肺栓塞、各种类型的心肌病、某些类型的先天性心脏病（如房间隔缺损）以及其他心脏病。严重的阻塞性睡眠呼吸暂停与心房颤动风险增加有关（常见于超重患者），当首次诊断心房颤动时应该考虑到。有不止一个诱发因素的患者并不少见（例如高血压、睡眠呼吸暂停、二尖瓣关闭不全和高龄）。

第 25 章包含了对心房颤动和扑动重要病因和相关因素的总结。

血栓栓塞和心功能并发症

心房颤动和心房扑动主要有两大临床意义：

首要的是血栓栓塞风险的增加（最重要的是卒中）。因此，无论什么时候心电图发现心房颤动或心房扑动，应及时评估患者的抗凝状态，并立即进行适当的抗凝。不应该因等待心率控制而延误抗凝。谨记，与持续性或慢性房颤相比，反复发作的阵发性房颤（房扑）患者血栓栓塞的风险并没有明显降低。心房颤动（扑动）患者卒中风险增加与心房收缩消失及血流停滞引起的左房附壁血栓形成有关。血栓形成通常需要心律失常至少持续 48 小时。

血栓形成风险最高的人群是风湿性心脏病或机械人工心脏瓣膜置换的患者（瓣膜性心房颤动）。已经制订了几种危险分层方案来预测非瓣膜性心房颤动患者卒中的风险。增加血栓形成风险的最常见的非瓣膜性危险因素包括高血压病史、高龄（≥ 65 岁，≥ 75 岁风险更高）、卒中或短暂性脑缺血发作史、糖尿病病史以及心衰史。其他因素，例如血管疾病（包括心肌梗死、颈动脉狭窄、外周动脉疾病）和女性性别因素也会增加血栓形成的风险。

在血栓形成风险较高的心房颤动患者中，包括心脏瓣膜病相关的（瓣膜性）心房颤动和非瓣膜性心房颤动，目前指南推荐使用华法林。几种新型口服抗凝药已经研制出来，用于非瓣膜性心房颤动患者血栓的预防。这些非维生素 K 拮抗剂包括直接的凝血酶或因子 X 抑制剂。

第二个重要的临床意义是有发展为心衰或心衰恶化的风险。由于没有心房收缩而使心输出量降低，并且快速的心室率与心肌缺血和心室充盈时间减少有关，这都可以导致心衰立即恶化。这些病理生理情况，与充盈压升高和心输出量降低有关，可以产生严重的气短甚至急性肺水肿。此外，长期（数周或数月）快速的未控制的心室率，其本身就可以导致心动过速心肌病的发生，使心室扩张和收缩功能下降。

心房颤动 / 心房扑动的治疗：急性期治疗和远期管理

心房颤动和心房扑动急性期治疗的重点是适当抗凝和心率控制。应当评估可能逆转的原因或危险因素（例如甲亢和阻塞性睡眠呼吸暂停）。对于心房颤动和扑动的远期管理，临床医生一般有两种策略：心率控制和节律控制。

心率控制

心率控制着重于限制心房颤动的心室率，而没有试图去恢复窦性心律。心率控制可以通过使用房室结阻断剂（β受体阻滞剂、钙通道阻滞剂和地高辛）或房室结消融来实现。慢性心房颤动患者最佳的频率控制标准正在研究之中。

心率控制通常是以下患者首选的治疗方案：

- 永久性心房颤动。
- 新发心房颤动，在最初 24 小时以内（大约有 50% 的机会自然终止）。
- 患有可恢复的急性疾病，在病因纠正之前，不太可能转复和维持窦性心律（例如甲亢、代谢异常，特别是低钾血症、酒精戒断反应、急性心肌梗死、急性感染等）。
- 可以耐受终生抗凝的无症状患者。

药物不能有效控制心率的患者，可以应用房室结消融（同时植入心脏起搏器）。这是一种经皮操作，从电学上切断心房和心室以达到极佳的心率控制，而无需任何房室结阻断剂。房室结消融的主要缺点是：①患者在很大程度上有起搏器依赖；②与其他心率控制方法一样，抗凝必须无限期持续下去。

节律控制

节律控制包括两个阶段：①恢复窦性心律（电或药物复律）；②维持窦性心律。

通过使用抗心律失常药物（化学复律）、直流电复律或者心内导管消融治疗，可以实现心脏复律。采用任何一种复律方法，都应该评估患者的血栓栓塞风险和抗凝史，因为在恢复窦性心律过程中或之后不久，血栓栓塞风险会增加。

药物转复心房颤动的作用有限。大多数抗心律失常药物的转复率都很低。在选定的患者中，静脉注射伊布利特可以使 50% 最近发生心房颤动的患者以及 70% 心房扑动患者转复。然而这种药物可以引起显著的 QT 间期延长，并且有时会诱发尖端扭转性室性心动过速（Tdp）。因此给药过程要非常小心，需要持续的心电监测。药物转复的一个优点是不像电复律那样需要中度或深度镇静。

直流电复律是心房颤动或扑动患者转复窦性心律的一种安全、可靠的方法（图 15.13）。通过贴在胸前和背后的电极板给予一个适当时机的直流电击，使整个心脏除极，中断折返环，从而使窦房结重新控制心房。电复律过程中，使电击与心室除极（心电图上的 R 波）同步至关重要，非同步电击如果在心室易损期（在 T 波顶峰附近）发放能够诱发心室颤动，一种变异的"R on T"现象（见第 15 章）。

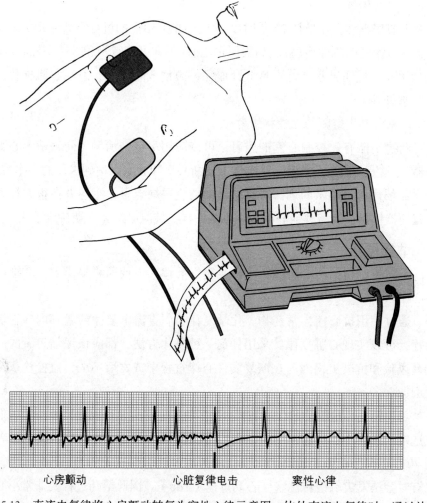

心房颤动　　　　　心脏复律电击　　　　　窦性心律

图 15.13　直流电复律将心房颤动转复为窦性心律示意图。体外直流电复律时，通过放置在胸壁上的特殊电极板，对心脏发放电击。这里描述的病例，一个电极板放置在胸骨左侧的前胸壁上，另一个放置在后背，左肩胛骨下面。电击必须与 QRS 波峰同步，以避免诱发心室颤动，如果刺激发放于 T 波顶峰则有诱发心室颤动的可能

窦性心律的维持有时可以用抗心律失常药物来实现（见第 11 章）；最常用的药物是 I c 类药物氟卡尼和普罗帕酮，或者Ⅲ类药物索他洛尔、胺碘酮和多非利特。遗憾的是，抗心律失常药物在维持窦性心律方面仅轻微有效。此外，多数情况需要监测心电图改变，以预测心电的不稳定，例如 QRS 时限增宽（氟卡尼、普罗帕酮）和 QT（U）间期延长伴严重的、可能危及生命的致 Tdp 风险（见第 16 章）。因此，索他洛尔或多非利特的使用通常需要住院进行心电监测。另一个主要的局限性是这些抗心律失常药物都不能可靠地维持窦性心律，从而停止抗凝。

冠状动脉疾病患者或左室射血分数降低的情况下不推荐使用氟卡尼，慢性心房颤动的治疗也不建议使用。氟卡尼可能会增加心房扑动和颤动的房室传导速度，因此，通常推荐同时使用一种减慢房室传导的药物（例如 β 受体阻滞剂）。

在心房颤动，尤其是心房扑动患者窦性心律的转复和维持中，导管射频消融技术的使用越来越多。射频消融在治疗典型心房扑动时非常有效，在选择的患者中有接近 90% 的远期成功率。经皮植入消融导管在三尖瓣环峡部形成线性消融通常都有疗效，因其打断了心房扑动最根本的折返路径。

与之相比，心房颤动的消融过程涉及导管经穿间隔方法从右心房到达左心房。目前心房颤动消融的主要方法是用射频能量或用充满液氮的球囊冷冻消融，以实现肺静脉与心房组织的电隔离。心率控制与节律控制的选择，药物的选用，以及消融的指征和时机的判断都需要个体化。

最后，生活方式的改变在减少心房扑动 / 颤动负荷方面的作用得到越来越多的认可。包括减轻体重在内，可能有多重获益，例如改善高血压和阻塞性睡眠呼吸暂停。此外，还建议缓解压力及避免过量饮酒。

（王建勇　译　张雪娟　陈清启　校）

第16章
室性心律失常

前三章集中讲述了室上性心律失常，尤其是那些发生在窦房结、心房和房室结（房室交界区）的快速病理生物电现象。如心室内传导正常，则产生窄 QRS 波群（正常 QRS 时限）的心动过速（Narrow Complex Tachycardia，NCT）。

本章涉及另一个基本心电图主题：室性心律失常，它是最主要的但不是唯一产生宽 QRS 波群心动过速的原因。

心室或束支系统频繁出现的异常去极化，会引发室性期前收缩和室性心动过速（Ventricular Tachycardia，VT），电生理环境不稳定时，有时会发生心室颤动（Ventricular Fibrillation，VF），导致心搏骤停（见第 21 章）。

室性期前收缩

室性期前收缩是心室的提前除极，类似起源于心室以上的房性期前收缩（PACs）和交界性期前收缩（PICs）。

并非所有的房性期前收缩或室性期前收缩都可引起心房或心室各自的机械反应。因此，我们选用 "complex" 这个词而不是 "contraction"，这就是 PAC 或 PVC 里面 "C" 的含义。

房性期前收缩和交界性期前收缩的 QRS 波群是正常（窄的）宽度，因为刺激通过束支同步传导到心室（排除束支传导阻滞或存在引起图形异常的其他原因）。

室性期前收缩的提前除极可发生在右心室或左心室，因此，心室被激动，激动按异常的方向通过心室肌传导，且传导不同步，所以室性期前收缩的 QRS 波群变宽（≥ 0.12 s），如同存在束支阻滞一样。

室性期前收缩的举例见图 16.1~16.12。快速性室性心律失常的举例见图 16.13~16.23。

要点

室性期前收缩的两个主要特点:

1. 提前出现,发生在下一个预期正常心搏之前。

2. 宽大畸形,QRS 波群增宽(通常大于 0.12 s),T 波和 QRS 波方向相反。

室性期前收缩一般在正常的窦性 P 波之前出现,偶尔也紧跟在窦性 P 波之后,但在正常的 QRS 波群之前。室性期前收缩之前可有逆行 P 波(Ⅱ、Ⅲ、aVF 导联负向),是由于室性期前收缩引起的激动逆行(由下至上)传到心房所致。这种现象称"室—房"传导,与人工心室起搏时传导原埋相同(参见第 22 章)。

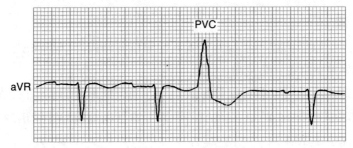

图 16.1 室性期前收缩。出现在正常心搏之前,QRS 波群宽大畸形,与室上性 QRS 波群不同(图中可见:本例的窦性心搏存在长 PR 间期,提示一度房室阻滞)

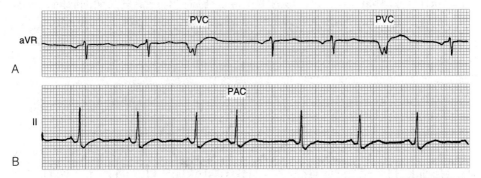

图 16.2 图 A 与房性期前收缩的 QRS 波群图 B 相比,室性期前收缩的 QRS 波群宽大畸形,房性期前收缩的 QRS 波群与正常窦性心搏的 QRS 波群基本相同(从该图窦性心搏的 QRS 波群形态可以看出,此病例存在右束支阻滞,APB 并不改变窦性心搏的 QRS 波群的基本形态)

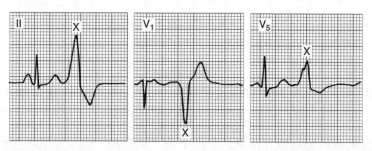

图 16.3　该图为同步记录心电图中的三个导联的图形，同一个室性期前收缩的波群（用 X 标记）在不同导联上具有不同的形态。通过对比我们发现，在图 16.11 中，多形性室性期前收缩的波群在同一导联中可有不同形态

特　征

关于室性期前收缩，临床医师总结了一些与临床相关的特点如下。

频　率

室性期前收缩的频率是每分钟或其他单位时间内出现室性期前收缩的数量，其频率范围可由一个或单个偶发到多个。

室性期前收缩可以多种组合形式出现。两个期前收缩成组出现称为成对室性期前收缩（图 16.4），三个或三个以上室性期前收缩连续出现，称为室性心动过速（图 16.5）。

如图 16.6A 所示，室性期前收缩频繁出现，每一个正常心搏后都有一个室性期前收缩。这种一个正常心搏后就伴有一个室性期前收缩的组合，称室早二联律（图 16.6，16.7）。每两个正常心搏后伴有一个室性期前收缩，称室早三联律。每三个正常心搏后伴有一个室性期前收缩，称为室早四联律。

监护导联

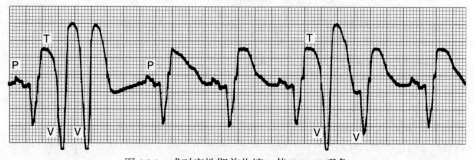

图 16.4　成对室性期前收缩，伴 R on T 现象

非持续性室性心动过速

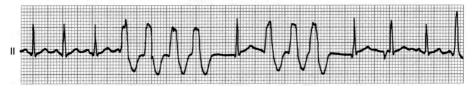

图 16.5　短阵发作的非持续性室性心动过速

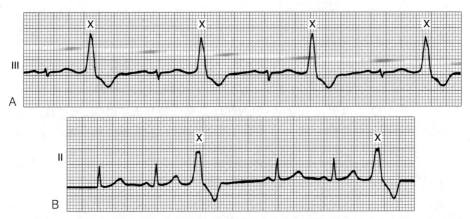

图 16.6　A. 室早二联律，每一个窦性心搏后跟一个室性期前收缩（用 X 标记）。B. 室早三联律，每两个窦性心搏后跟一个室性期前收缩

急性心肌梗死伴室性期前收缩

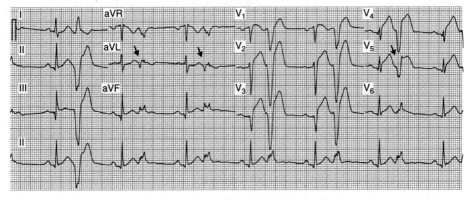

图 16.7　急性 ST 段抬高 / 坏死 Q 波型心肌梗死患者的心电图出现频发室性期前收缩，以两种形态出现，呈室早二联律。每组正常 QRS 波群与室早 QRS 波群之间的 R-R 间期相对较短。由于广泛心肌缺血，在胸导联、Ⅲ 导联和 aVF 导联可见 ST 段抬高，在 V_1~V_4/V_5 导联可见 Q 波存在。Ⅱ、Ⅲ、aVF 导联的 Q 波提示陈旧性心肌梗死。aVL 和 V_5 导联的室性期前收缩呈 QR 型（箭头），提示心肌坏死，但在正常窦性心搏时这些导联上的 QRS 波群无病理性 Q 波

形态学和电轴

室性期前收缩起源于心室的不同部位，从而表现出不同形态。

- 若异位搏动起源于左心室，则右心室激动延迟，室性期前收缩的 QRS 波群呈右束支阻滞图形（RBBB）。

- 若异位搏动起源于右心室，则左心室激动延迟，室性期前收缩的 QRS 波群呈左束支阻滞图形（LBBB）。

- 室性期前收缩起源于室间隔，QRS 波群形态介于左束支与右束支阻滞图形之间。这些 QRS 波群一般是窄的，因为两侧心室激动同时来源于心室中间。远离心脏中间起搏点的室性期前收缩，QRS 波群的形态是宽的。

- 起源于心底部的室性期前收缩，QRS 波群电轴向下，因此，在 Ⅱ、Ⅲ、aVF 导联上 QRS 波群是直立的。因为起搏点靠近肺和主动脉瓣，通常称为"流出道"室性期前收缩，形态呈左束支阻滞图形。流出道室性期前收缩可分为右室流出道（RVOT）和左室流出道（LVOT）两种类型，是正常人心脏中最常见的室性期前收缩的起源类型。

- 来自心室下壁靠近心尖部的室性期前收缩，心室肌从下向上激动，心电轴向上，在 Ⅱ、Ⅲ、aVF 导联 QRS 波群主波是倒置的。

- 若室性期前收缩起源于梗死后心肌瘢痕处，QRS 波群通常呈 qR 型。即使在窦性心搏的 QRS 波群中未见 Q 波，存在这种形态的室性期前收缩也可以诊断为心肌梗死（图 16.7）。

室性期前收缩后心室复极反映在 ST-T 的形态上，与室性期前收缩的 QRS 波群主波方向相反（QRS-T 不一致），常伴有明显的 ST 段抬高或压低（图 16.2）。临床医师需分辨出那些非缺血造成的继发性 ST-T 改变，如同束支阻滞和室性起搏点造成宽 QRS 波群中的 QRS-T 的改变。实际上，在室性期前收缩中，QRS 波群与 ST-T 极性之间的非协调性可能是心肌损伤的信号。

同样的原理可用于室性心动过速（快速而连续的室性期前收缩）的定位。室性异位起搏点的定位对临床诊断很有帮助，如上所述。

联律间期

联律间期是指室性期前收缩与其前正常心搏的 QRS 波群之间的时间间隔，

当存在多发的室性期前收缩时，通常会伴有联律间期固定，每一个室性期前收缩的联律间期基本相等（见图16.6）。此外，室性期前收缩亦可见于多种联律间期，固定与多变的联律间期都具有重要的临床意义。

代偿间歇

房性期前收缩和室性期前收缩之后都会出现间歇，位于第一个正常心搏之前，称为代偿间歇。室性期前收缩的代偿间歇通常比房性期前收缩长。完全性代偿间歇表示室性期前收缩之前和之后的两个正常窦性 QRS 波群之间的间隔为基本 PP 间歇的两倍（图16.8，16.9）。

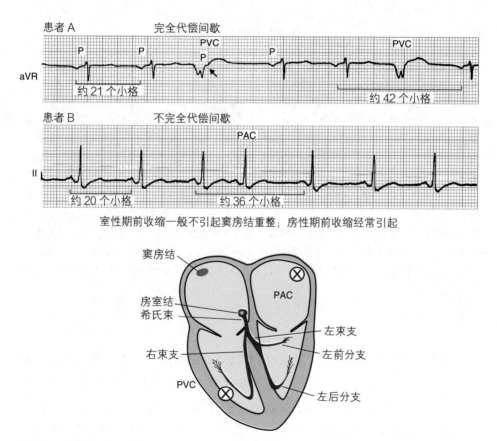

图 16.8　期前收缩后代偿间歇不同，房性期前收缩后为不完全性代偿间歇，室性期前收缩后为完全性代偿间歇（参见正文及图 16.9）

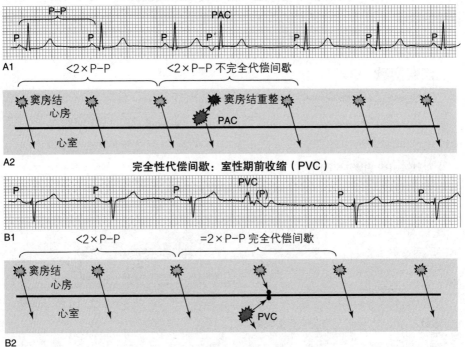

图 16.9　房性期前收缩后不完全性代偿间歇和室性期前收缩后的完全性代偿间歇的机制。通常窦房结按相对恒定的速度发放冲动（高级起搏点），房性期前收缩（红色星标注）产生的心房激动使窦房结（灰色星标注）除极，窦房结节律重整使下一个窦性激动提前开始。房性期前收缩前后的 PP 间期小于正常 PP 间期的两倍（不完全性代偿间歇）。此外，室性期前收缩（红色星标注）的激动不能到达窦房结（粉色星标注）（室性期前收缩受到浦肯野系统的阻滞或遇上窦房结传导的信号），窦性节律未被扰乱（例如房室分离）。在这种情况下，室性期前收缩前后的 PP 间期恰好为基本窦性 PP 间期的两倍，称为完全性代偿间歇，见图 16.8

　　完全性代偿间歇的机制是室性期前收缩不影响窦房结正常发放激动（窦房结节律没有重整），因此，室性期前收缩之后的窦性 P 波正常出现。和房性期前收缩相比，完全性代偿间歇多为室性期前收缩的特点，因为房性期前收缩常使窦房结延迟发放激动（见图 16.9）。房性期前收缩常伴不完全性代偿间歇，室性期前收缩常伴完全性代偿间歇。但是也有很多例外的情况，例如插入性室性期前收缩，即室性期前收缩位于两个正常心搏之间（图 16.10）。

单形性和多形性室性期前收缩

单形性和多形性室性期前收缩可用来描述在任一导联上室性期前收缩的 QRS 波群的形态。单形性室性期前收缩是指在同一导联上室性期前收缩产生的波群形态相同，表示激动的起搏点相同（图 16.6）（当然，同正常心搏一样，QRS 波群在不同的导联呈不同的形态）。此外，多形性室性期前收缩是指在同一导联上的 QRS 波群呈现不同形态（图 16.11），多表示激动起源不同的起搏点。单形性室性期前收缩是单源的，但多形性室性期前收缩不一定是多源的。单形性室性期前收缩可见于正常人或有器质性心脏病的患者，而多形性室性期前收缩多见于器质性心脏病患者，但不具有特异性。

R on T 现象

R on T 现象或 PVC on T 现象，是指室性期前收缩发生较早，以至于出现在前一个心搏 T 波波峰前后的室性期前收缩（图 16.12），心室复极化中这一短暂的时间与心肌不应期差异性显著相关。来自内源性或外源性的刺激，只要达到足够的时间和强度就可引发室颤，这一短暂的时间段称为易颤期。以下四种情况如若发生 R on T 现象可引发持续性室速或室颤：

（1）急性心肌梗死或急性心肌缺血。

（2）长 QT（U）间期综合征。

（3）起搏器综合征。

插入性室性期前收缩

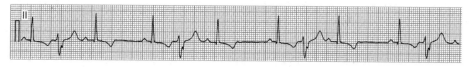

图 16.10　室性期前收缩位于两次窦性心搏之间，这种情况下的室性期前收缩被描述为插入性室性期前收缩。图中潜在心律为心动过缓，心率约 55 次 / 分

多形性室性期前收缩

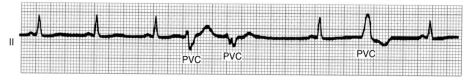

图 16.11　多形性室早在同一导联上有不同的形态（对比图 16.6）

监护导联

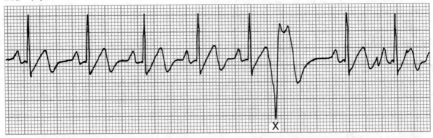

图 16.12　室性期前收缩（X）落在前一个心搏 T 波靠近顶峰处，可能是室速或室颤的诱发因素，尤其是当这种 R on T 现象发生在急性心肌缺血和长 QT 综合征患者时

（4）直流电复律时，如果去极化刺激与 QRS 波群的出现不同步，该刺激可落在 T 波顶峰附近的易颤期（见第 15 章）。

然而，室性心动过速和心室颤动更多发生在没有 R on T 现象期前收缩的心搏中，大多数伴 R on T 现象的期前收缩也不能诱发持续性室性心动过速。

临床意义

室性期前收缩可见于任何年龄段的正常人和有器质性心脏病的患者。室性期前收缩通常反映心室潜在起搏点的自律性增加，可能由肾上腺素分泌（压力、咖啡因、神经性药物、"精神性"药物如可卡因、内分泌功能失调等情况）、电解质紊乱（特别是低钾血症和低镁血症），以及某些药物毒性（如地高辛）引起。通常，室性期前收缩由两个及以上因素引发，如高钾血症和地高辛。

室性期前收缩可起源于正常心脏的任何区域，其中最常见起搏点之一是流出道。器质性心脏病患者的室性期前收缩可见于心肌急性缺血、陈旧性心肌梗死造成的心肌纤维化和瘢痕、心腔内压力增加而引起的心肌异常拉伸、交感神经过度兴奋等因素。室性期前收缩患者可以没有症状，也可以伴严重的心悸。

室性期前收缩患者的治疗方法取决于很多方面。无症状的室性期前收缩患者，无器质性心脏病，通常无需特殊治疗。症状明显的患者，β 受体阻滞剂通常有效。有些治疗室性期前收缩的抗心律失常药物能引发致命性心律失常如室性心动过速或室颤，应注意避免（见第 21 章）。

　　室性期前收缩可引起一种少见且无明显症状的心肌病，这种病多伴有可逆性左心功能不全，从而引发频发性室性期前收缩（二联律、三联律）。此类患者若行动态心电图检查，可监测到室性期前收缩的数量每天可达 10 000~20 000 次甚至更多（约占每天心搏总数的 30%）。频发室性期前收缩导致左心功能不全的机制尚不清楚。左心功能不全的周期性发作可能是室性期前收缩型心肌病的发病机制之一。这个综合征很重要，因为它体现了一种潜在的可治疗的心肌病。治疗方法包括 β 受体阻滞剂试验，对入选患者进行慎重的抗心律失常治疗或者导管消融治疗，导管消融术很受欢迎，因为它可以达到根治的效果。心电生理专家对这一综合征的治疗尚存在争议。

室性心动过速：分类

　　室性心动过速是由三个及三个以上的连续性室性期前收缩组成的，其频率超过 100 次 / 分（图 16.13，16.14）。室性心动过速的产生机制与窄 QRS 波群心动过速（NCT）相同，可归因于局灶（异位起搏点自律性增高或触发活动）或折返机制，除了电生理机制，室速常由室性期前收缩触发。

　　室性心动过速（框 16.1）通常按两个方面分类：一种按持续性分类（非持续性和持续性）；另一种按在任一指定导联上的形态分类（单形性或多形性）。

单形性室性心动过速

　　同室性期前收缩一样，单形性室性心动过速的起源可以通过以下两个特点判定：QRS 波群的形态和电轴。源于左心室的 QRS 波群呈右束支阻滞图形（图 16.15）；源于右心室的 QRS 波群呈左束支阻滞图形，二者在 V_1 导联上最明显（图 16.5，16.16）。起源于心底（顶）的 QRS 波群电轴指向右下方，即朝向 Ⅱ、Ⅲ、aVF 导联；起源于下壁心尖处的 QRS 波群电轴会指向相反方向，即向上的 QRS 波群电轴（见图 16.15）。

　　室性心动过速起源于室间隔部时，QRS 波群形态介于左束支阻滞和右束支阻滞之间，也可有相对窄的 QRS 波群（0.12 s），因为两侧心室几乎同时接受来自心室中间的刺激而激动。最后，多导联出现 QR 型，伴左束支阻滞或右束支阻滞，提示室性心动过速起源于由陈旧性心肌梗死产生的心肌瘢痕区域（图 16.15）。

阵发性（非持续性）室性心动过速

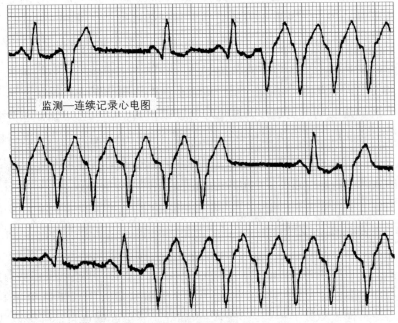

监测—连续记录心电图

图 16.13　监测导联示短阵室性心动过速

直流电击终止持续性单行性室性心动过速

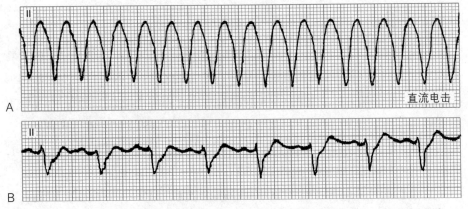

图 16.14　A. 直流心脏电击单形性室性心动过速。B. 直流电击后恢复到正常窦性节律

框 16.1	室性心动过速的基本分类

持续性

- 非持续性室性心动过速：持续时间 ≤ 30 s
- 持续性室性心动过速：持续时间 >30 s，或由于血流动力学不稳定而必须直流电复律

形态（在指定导联）

- 单行性：在指定导联所有 QRS 波群形态相同
- 多形性：每心博的 QRS 波群形态、方向和时间或频率不同

单形性室性心动过速：陈旧性心肌梗死（既往心梗史）

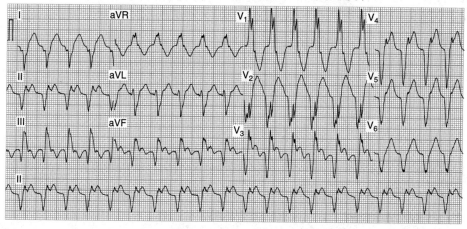

图 16.15 单形性室性心动过速起源于左心室时，QRS 波群在 V_1 导联呈类右束支阻滞图形，且形态相同，考虑冲动来自左心室，右心室后除极，更精确地说，位于 Ⅱ、Ⅲ、V_2~V_4 导联上的 Q 波（呈 QR 型波群）提示存在由心肌梗死造成的潜在瘢痕

单形性室性心动过速：临床意义

在美国，很多患有单形性室速的中老年人都有心脏疾病，以陈旧性心梗居多。单形性室性心动过速可发生在结构正常的心脏（如自发性流出道室速；见图 16.16），也可发生在任何有器质性心脏病的患者。室速的临床症状主要取决于心室率和心脏收缩功能。室速的症状包括心悸、气短和头晕。心脏结

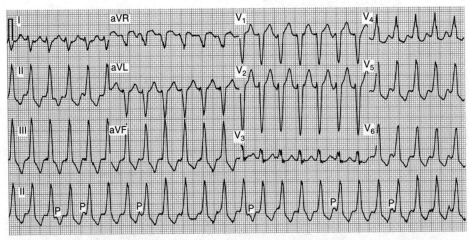

图 16.16　单形性室性心动过速（VT），起源于右室流出道（RVOT–VT）时，如图所示，V_1 导联的 QRS 波群形态相同且呈类左束支阻滞图形，电轴偏向右下方。室性心动过速的 QRS 波群是畸形的，与室上性心动过速完全不同，图中可见一潜在的窦性心律伴较慢的自主速率，说明此患者存在房室分离（见第 19 章）

构正常和左室功能较好的患者，心脏输出量可承受室速时较快的心室率（可超过 200 次/分），因此可以没有明显的临床症状。然而，当患者的左室射血分数下降时，快速的心室率会引起心脏输出量减少，从而导致晕厥。缓慢型室速的心室率为 100~130 次/分，服用抗心律失常药和其他能够控制症状或维持药物的患者一般不会出现此类心律失常。

发生于陈旧性心肌梗死患者的单形性室性心动过速，常由绕心肌瘢痕组织的折返机制引起，而非由急性心肌缺血造成。如无其他症状，此类患者不必按照"急性冠脉综合征"来处理。然而，持续性室性心动过速发作时出现心脏输出量的减少及心肌需氧量的增加，导致需氧性缺血和变性，最终发展为室颤。因此出现持续性室速的患者应考虑直流电复律治疗。

多形性室性心动过速

多形性室速是指一系列具有不同形态的持续性室性心动过速，其临床分类是 QT 间期延长（长 QT 间期综合征）和不伴 QT 间期延长（见第 21 章）。

• 最重要的类型就是尖端扭转型室性心动过速（TdP）。

- 第二种类型可被细分为急性缺血型和非缺血的集合体，尤其是少见但很重要的叫作儿茶酚胺敏感性室速（CPVT）。

尖端扭转型室性心动过速

多形性室速发生在 QT 间期延长时，称为尖端扭转型室性心动过速（TdP），本词组来源于法语"点的扭转"（图 16.17，16.18）。这种室速的特点是 QRS 波群主波方向（极性）逐渐变化，在同一导联中的振幅形态类似于一个纺锤轴（图 16.18）。

通常 TdP 由一个起源于延长的 T-U 波的高峰处的室性期前收缩引发，正如 R on T 现象（图 16.17）。这种顺序事件通常起始于一个或更多伴有异位搏动间歇的室性期前收缩，后继的室性期前收缩发生在下一个室上性搏动的 T-U 波上，短暂的间歇造成更多的异常复极化。

TdP 可发生在伴有先天性（遗传性）或获得性长 QT 的情况，以及进展成心室扑动，导致心脏停搏（见第 21 章）。

长 QT 综合征使 TdP 的发生率增加，通常可分为获得性和先天性（遗传性）（见第 25 章）。

要点

值得重视的是，有器质性心脏病的患者出现持续性单形性室性心动过速，是安装植入式心律转复除颤器（ICD）的治疗指征（见第 22 章）。在没有已知心脏病的患者身上发生持续性单形性室速时，应该通过相应的影像检查（超声心动图和核磁共振）以排除心肌瘢痕区（如亚临床心肌炎、心肌病）由折返机制引起的心律失常。有左束支阻滞图形（起源于右心室）的室速是心律失常性右心室原发性心肌病 / 发育不良（ARVC/D）的首要标志，是导致心搏骤停的潜在因素。因此，持续性室性心动过速与第 21 章所讲述的心搏骤停 / 猝死关系密切。

获得性长 QT 综合征

导致获得性长 QT 综合征的原因如下：

- 药物，特别是奎尼丁（见第 11 章和图 3.9）和相关的抗心律失常药物（丙吡胺和普鲁卡因），伊布利特，多非利特，索他洛尔，胺碘酮，治疗精神病的药物（吩噻嗪类和三环类抗抑郁药）以及其他许多非心脏作用的药物

非持续性尖端扭转型室性心动过速

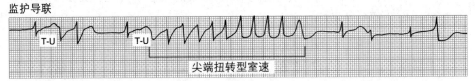

图 16.17 注意在这段非持续性尖端扭转型室速（TdP）中，QRS 波群的极性和形态的改变，室上性搏动（可能为房颤）中也存在 QT 间期延长（0.52 s）

非持续性尖端扭转型室性心动过速

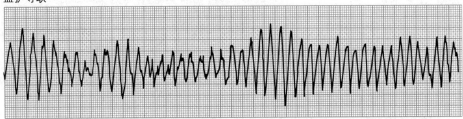

图 16.18 尖端扭转型室性心动过速的经典图形。注意：QRS 波群电轴以规则方式来回旋转。图 16.17 中显示的是一段发生在 QT（U）间期延长的非持续性心律失常

（如喷他脒、红霉素和某些其他抗生素）。

- 电解质紊乱，特别是低钾血症和低镁血症以及罕见的低钙血症，使复极化延长。
- 严重的缓慢型心律失常（特别是高度房室阻滞）。
- 其他复杂的因素，例如液体蛋白饮食。

遗传性长 QT 综合征

遗传性长 QT 综合征与心脏中异常的离子通道功能有关（与钾离子和钠离子有关），离子通道功能的异常导致了复极化的延长。对于"离子通道"的讨论是重要的，但更加深入的了解请查阅参考文献。

有时 TdP 是多种因素的综合作用（例如低钾血症，使用药物，以及未发现的离子通道功能异常）。

TdP 的主要治疗：包括回顾并且中止任何可能造成 QT 间期延长的药物，纠正相关的电解质紊乱（特别是低钾血症和低镁血症）。静脉血清中正常的镁离子浓度可对 QT 间期缩短起到一定的作用，并且可以抑制室性期前收缩

引起这种心律失常。需要通过注射异丙肾上腺素或多巴胺提高心室率来缩短 QT 间期同时使得复极化更加均一。

多形性室速合并长 QT 间期提示心肌缺血，可在急性心肌梗死时出现（图 16.19），也可以出现在运动后心肌缺血时。多形性室速不伴长 QT 间期延长，尤其在强体力活动时，可迅速地对冠状动脉进行评估。更不用说所谓的 CPVT （第 20 章），也是在运动时出现，是由于细胞内的钙离子受体遗传缺陷造成的。多见于儿童和年轻人，不伴心肌缺血的多形性室速也可以考虑 Brugada 综合征（见第 21 章）。

单形性室性心动过速与多形性室性心动过速

临床医生应该了解持续性室性心动过速并不是一种特定的疾病，而是一种电生理综合征。正因为如此，室性心动过速的发生与维持有多种不同的机制（折返、触发活动、兴奋性增高）及多种不同的临床因素。

表 16.1 与表 16.2 为临床心血管医师对持续性室性心动过速的概括总结，主要从单形性与多形性方面进行对比。正如以上所述，这两种室速在临床治疗上有很大不同。单形性室性心动过速最主要的问题是患者是否有器质性心脏病。大多数持续性单形性室性心动过速伴有器质性心脏病，尤其是中老年患者，偶尔可见于无器质性心脏病患者。

多形性室性心动过速：急性心肌缺血

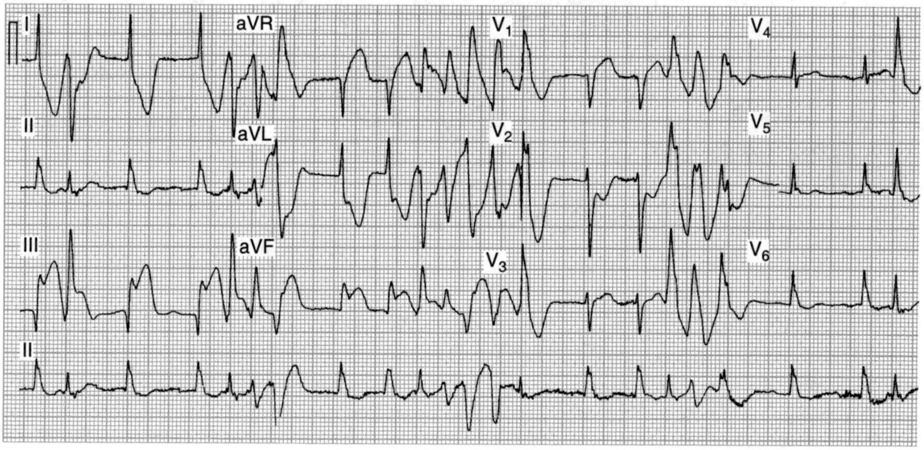

图 16.19　下壁心肌梗死时发生多形性室性心动过速（VT）伴 ST 段抬高。注意抬高的 ST 段可能在与之对应的前壁 ST 段出现压低（这种现象确实存在侧壁心内膜下心肌缺血的情况）

表 16.1　持续性单形性室性心动过速的临床病因

Ⅰ. 无器质性心脏病

　　A. 流出道：尤其是起源于右室，左室流出道较右室罕见

　　B. 左室：左束支/左后分支阻滞图形的室性心动过速

Ⅱ. 器质性心脏病

　　A. 陈旧性心肌梗死（瘢痕组织）

　　B. 心肌病

　　　　1）非缺血性扩张型心肌病或非扩张型心肌病

　　　　2）肥厚型心肌病（HCM）

　　　　3）右心室致心律失常型心肌病（ARVD/C）

　　　　4）心肌炎：急性、慢性（病毒性、特发性、肉样瘤、锥虫病等）

　　C. 心脏瓣膜病

　　D. 先天性心脏病（如法洛四联症）

　　E. 其他（如抗心律失常药物的致心律失常作用，不伴 QT 间期延长）

表 16.2　持续性多形性室性心动过速的临床病因

Ⅰ. QT 间期延长

　　A. 遗传性（先天性）长 QT 综合征

　　B. 获得性长 QT 综合征

　　　　1）药物性

　　　　　　心源性（奎尼丁、普萘洛尔、伊布利特、多非利特）

　　　　　　非心源性（三环类抗抑郁药、美沙酮、氟哌啶醇）

　　　　2）新陈代谢（低钾血症、低镁血症）

　　　　3）心动过缓（高度房室阻滞）

　　　　4）其他（如蛛网膜下出血）

Ⅱ. 无 QT 间期延长

　　A. 急性心肌缺血

　　B. 离子通道

　　　　1）儿茶酚胺类多形性室性心动过速（CPVT）

　　　　2）Brugada 综合征

　　　　3）短 QT 综合征

Ⅲ. 双向性室性心动过速

　　A. 地高辛中毒

　　B. CPVT

多形性室性心动过速可分为两组：伴或不伴 QT 间期延长的室上性搏动。前一种与尖端扭转同义，后一种没有具体的名字，仅有几个临床病理因素，其中最重要的是急性心肌缺血（ST 段抬高 / 压低）。急性心肌缺血患者发生多形性室性心动过速可进展为室颤或心搏骤停（见第 21 章）。多形性室性心动过速的其他病因（如儿茶酚胺、Brugada 综合征）在本章及第 21 章有讲述。多形性室性心动过速中罕见的一种是双形性室性心动过速，这种室速的 QRS 波群在同一导联中呈周期性变化。双向性室性心动过速非常罕见，常由儿茶酚胺或地高辛中毒所引起（第 20 章）。

加速的室性自主心律

图 16.20 和图 16.21 是被称为加速的室性自主心律（AIVR）或缓慢室性心动加速。回顾已讲述室性心动过速时心室率常大于 100 次 / 分，而加速的室性自主心律的心室率常在 50~100 次 / 分，在心电图上表现为其前无相关窦性 P 波的宽大 QRS 波群，伴有房室分离或逆行传导的室房活动的潜在窦性心律可能出现。

加速的室性自主心律（AIVR）在急性心肌梗死时甚为常见，常预示着经过溶栓治疗或心脏冠状动脉介入治疗后心肌的再灌注和自发再灌注。AIVR 持

加速的室性自主心律

aVF– 连续记录心电图

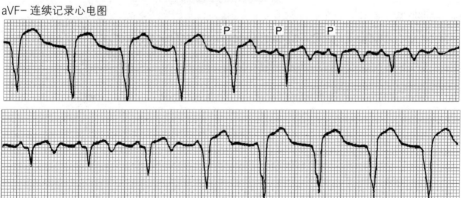

图 16.20　急性下壁心肌梗死的患者出现加速的室性自主心律。图中前 4 个心搏显示室性自主心律的典型形态，其后恢复窦性心律，然后再次出现加速的室性自主心律。第 5、6、12、13 个 QRS 波群是"融合波"，因为窦性心律与室性期前收缩的激动几乎同时到达心室

续时间较短，常持续数分钟甚至更短，不需要特殊治疗。大多数情况下（图 16.15），AIVR 像是一种保护性逸搏心律，与潜在起搏点竞争，当窦性心律慢时就出现 AIVR，当窦性心律快时 AIVR 就消失了。另外，AIVR 由期前收缩引发而不是由逸搏引发。后者的产生机制与心室率更快的室性心动过速更加相似。

心室颤动

心室颤动（图 16.22，16.23）是心室节律的完全紊乱，可导致心室输出量快速中止以及心搏骤停。需要使用非同步直流电复律除颤才能避免以上情况的发生。根据心室颤动的颤动波的振幅可分为粗颤波和细颤波。室颤可以突然出现，是严重的心律失常（基于窦性及其他室上性心律失常），通常是单

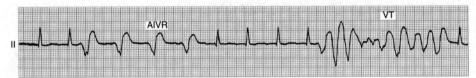

图 16.21　加速的室性自主心律（AIVR）和非持续性多形性室性心动过速（VT）一起发生，在 AIVR 和 VT 的起始处，有"PVC on T"心搏

心室颤动

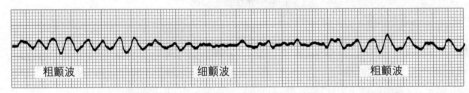

图 16.22　心室颤动（VF）可产生粗颤波和细颤波，可行直接除颤

心搏骤停

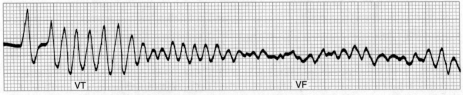

图 16.23　在心脏停搏的开始处可记录到室性心动过速（VT）和心室颤动（VF）。图中可见室性心动过速的快速正弦波有时称为心室扑动，可区分高钾血症时的正弦波（见第 11 章）

形性或多形性室性心动过速的"恶化",如果得不到及时治疗,逐渐由粗颤变为细颤,而最终导致心搏骤停(见第21章)。

宽 QRS 波群心动过速的鉴别诊断

关于宽 QRS 波群心动过速(WCTs)的不同诊断,是临床心电图诊断的一个重要内容,将在第19章论述。在第25章会有一个大纲总结。

(李荣 译 张雪娟 陈清启 校)

第 17 章
房室传导异常 I：延迟，阻滞和分离综合征

正常情况下，心房和心室之间唯一的传导通路是心脏特殊传导系统。这一传导系统包括房室结、希氏束、束支（图 17.1）。心房和心室之间是由绝缘的环状组织隔离成上下两个心腔。只有预激综合征（WPW）时是例外（第 18 章）。

心房收缩与心室收缩之间短的生理延迟（0.12~0.20 s），用 PR 间期表示，这个时间能使心房收缩后心室有最佳的血液充盈时间。传导系统传导过于缓慢或传导中断称为房室阻滞或心脏阻滞。常被学生和临床医师混淆的是与房室阻滞密切相关的房室分离，将在本章后面讨论。

临床知识点

当临床医师分析明显房室阻滞心电图时，应先回答两个关键问题：

1. 阻滞是什么程度？是一度，二度或是三度（完全性）阻滞？

2. 阻滞最可能在什么水平？在房室结或低于房室结下，例如希氏束系统？

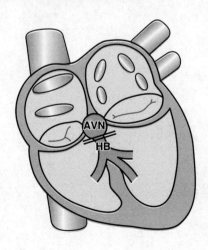

图 17.1 房室结和结下阻滞。房室传导系统上端延迟或真正阻滞的两个主要部位（水平）示意图。阻滞在双线以上是房室结，双线以下为结下阻滞，包括希氏束及分支

房室阻滞的程度怎样分？

根据传导系统损害的严重程度，分为三种不同程度阻滞：

- 一度房室阻滞（PR 间期延长）：心房和心室之间传导速度均匀减慢，但没有中断（前述的正常 AV 延迟增加）。
- 二度房室阻滞：间歇性传导中断，可进一步分为莫氏 I 型（AV 文氏型）、莫氏 II 型。
- 三度房室阻滞：房室传导完全中断，伴有房室结、结下逸搏心律或心室停搏。

另外，二度房室传导阻滞有两个重要亚型即 2 : 1 阻滞和高度房室传导阻滞（也被称为严重的房室传导阻滞），也将被讨论。

一度房室阻滞（PR 延长）

一度房室阻滞（图 17.2）的特点是 P 波（通常起源于窦房结）后跟随 QRS 波群，PR 间期持续延长大于 200 ms。准确地说是 PR 间期延长，因为激动实际上没有被阻断，而是被延迟了。PR 间期可以稍微延长（例如 240 ms），有时它可以变得相当长（少数可达 400 ms 或更长）。

二度房室阻滞

二度房室阻滞的特点是间歇性 QRS 波群脱落。二度房室传导阻滞有两种亚型：莫氏 I 型（AV 文氏型）和莫氏 II 型。

莫氏 I 型：即经典的 AV 文氏型房室阻滞（图 17.3 和图 17.4）。每个来自心房的刺激要通过房室结到达心室变得越来越困难（即房室结不应期越来越长），最终，心房刺激彻底不能下传，这样 QRS 波群就被阻滞了（QRS 脱落）。随着房室结的恢复，该周期重新开始。

经典的 AV 文氏型阻滞的心电图特征是：PR 间期逐渐延长，直到一个 QRS 波群脱落。值得注意的是，在未下传的 P 波后的 PR 间期（新周期的第

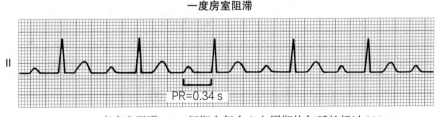

一度房室阻滞

PR=0.34 s

图 17.2　一度房室阻滞，PR 间期在每个心电周期均匀延长超过 200 ms

莫氏Ⅰ型（文氏型）二度房室阻滞

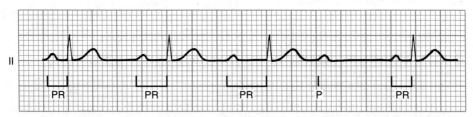

图 17.3　窦性心律，PR 间期随着连续的心搏逐渐延长，直至一个 P 波不能下传，然后这个周期再重复出现。注意，未下传的 P 波之后的 PR 间期短于未下传的 P 波之前的 PR 间期

莫氏Ⅰ型（文氏型）二度房室阻滞

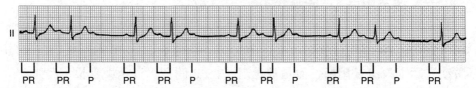

图 17.4　窦性心律，PR 间期随着连续的心搏逐渐延长，直至一个 P 波不能下传，如图 17.3 所示（RR 间期可以缩短、保持不变，甚至在未下传的 P 波之前有所延长）。莫氏Ⅰ型（文氏型）阻滞产生一组 QRS 波群的典型的联律现象（成组心搏）。

一个 PR 间期）总是短于未下传的 P 波前的那个 PR 间期，提示可以通过 PR 间期在整个周期中是否稳定来区分莫氏Ⅰ型和莫氏Ⅱ型，这是非常有临床意义的。

在 QRS 波群之前出现的 P 波脱落的数目可能会有所不同。根据在一定的周期中 P 波的数量与 QRS 波群的比例来命名。分子总是比分母要高一些。在很多时候会看到两个或三个 P 波传导，而有一个没有传导（例如，3 : 2、4 : 3 房室传导阻滞）。有时还可以有较长的周期（例如，5 : 4、10 : 9 等）。

正如示例中看到的，文氏周期也产生了不同组合的 QRS 波群的停搏（脱落的 QRS）。任何时候当遇到这种类型的心电图，都应该怀疑房室文氏型阻滞，并寻找 PR 间期延长和存在一个 P 波未下传的诊断模式。正如接下来所要讨论的，结下的二度房室传导阻滞（莫氏Ⅱ型）也会表现为 QRS 波群脱落，但无显著的 PR 间期逐渐延长（图 17.5）。

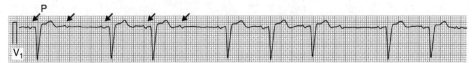

图 17.5　莫氏 II 型二度房室传导阻滞。V_1 导联记录显示窦性心率（P 波，箭头所示）约为 75 次 / 分（有左心房异常）。要注意突然出现了没有伴随 QRS 波的窦性 P 波（未传导或漏搏）。此外，未下传的 P 波之前的 PR 间期和下传 P 波之后的 PR 间期（约 0.14 s）是相等的。这一发现与房室文氏型 3：2 传导或更高比例的传导阻滞时，未下传心搏之后的 PR 间期明显短于之前的 PR 间期形成明显对比（见图 17.3，17.4）。由于左心室传导延迟，QRS 波增宽。因为传导延迟位于希氏结下，莫氏 II 型通常与束支传导异常有关。最后，注意这种间歇性的房室传导模式引起了一组搏动，文氏型房室阻滞的特征也是这样

注意！不要误以为这一系列搏动是由于房性期前收缩未下传，而非二度房室传导阻滞所致。前者，其未下传的 P 波提前出现，而后者的 P 波是按时出现（见第 14 章）。

莫氏 II 型房室传导阻滞是一种罕见的、更严重的二度传导阻滞形式。其特点是突然出现一个没有传导的窦性 P 波，并且没有莫氏 I 型阻滞的两个特性：① PR 间期逐渐延长；②未下传的 P 波后的 PR 间期与未下传的 P 波之前的 PR 间期相比明显缩短。

然而，在某些情况下，PR 间期可能不会显著延长，甚至会缩短。这种有着长周期和长 PR 间期的非典型模式也是非常常见的。然而，即使在这样的不典型病例中，未下传心搏后的 PR 间期也通常会比未下传心搏之前的 PR 间期短。

当有多个连续的 P 波未下传时（例如 P 与 QRS 比例为 3：1、4：1 等），这种现象被称为高度（严重）房室阻滞，可以出现在传导系统的任何水平（图 17.6）。常见的错误是把这种情况误认为莫氏 II 型阻滞或完全性心脏传导阻滞。

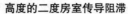

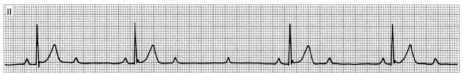

图 17.6 一个主诉间歇性头晕患者的动态心电图记录的改进 Ⅱ 导联。心电图显示窦性心律伴随 2：1 与 3：1 房室传导阻滞交替出现（即一个下传的 P 波后紧跟连续两个未下传的 P 波）。当心电图显示接连两个或两个以上的 P 波未下传时，可以称为高度或严重的二度房室传导阻滞

三度（完全性）房室阻滞

一度和二度房室传导阻滞属于不完全性传导阻滞，因为房室结还能将少数激动传导到心室。三度或完全性房室阻滞则是所有激动均不能从心房下传到心室。也就是说，心房和心室各自是独立激动的。心房可能继续由窦房结起搏（或由异位病灶或心房颤动所控制），然而心室被位于阻滞部位以下的房室结或结下起搏点控制。在某些情况下，完全性心脏传导阻滞的静息心室率可能是 30 次 / 分或者更低，也可高达 50~60 次 / 分。这种情况下，当心房和心室之间没有"干扰"时，心房和心室分别由不同的起搏点以不同的速度独立起搏，这是房室分离的常见例子。在完全房室传导阻滞，房室分离几乎总是产生比 QRS 波群更多的 P 波（框 17.1）。然而，就像后面所要讨论的，房室分离的节律在完全房室阻滞中并不是唯一的。完全性房室阻滞的例子如图所示（图 17.7，17.8）。完全性房室阻滞也可能发生于基础心房率为房扑或房颤的患者。在这种情况下，心室率非常缓慢，并且几乎是完全规律的。

框 17.1 窦性节律合并完全房室阻滞的三个关键特征

- P 波（Ⅱ导联直立）存在，为相对规律的窦性节律，快于心室率
- QRS 波存在，心室率缓慢（几乎固定）
- P 波 QRS 波无关，因此 PR 间期是变化的

三度（完全性）房室传导阻滞

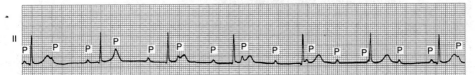

图 17.7　完全性房室传导阻滞表现为心房（P 波）和心室（QRS 波群）独立活动。心房率（在这里指窦性心律）通常比心室率快。PR 间期是完全可变的，一些窦性 P 波会落在 T 波上使其形状扭曲，其他的可能会落入 QRS 波群而看不到。注意 QRS 波群的宽度是正常的，表明心室是房室交界区起搏的。将这个示例与图 17.8 进行比较，因为心室很可能被房室交界区下起搏，图 17.8 显示完全性房室阻滞伴宽大缓慢的 QRS 波（心室自主起搏点）

三度（完全）心脏传导阻滞

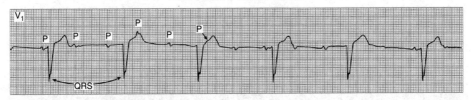

图 17.8　此例为窦性心律合并完全性心脏传导阻滞，表现为缓慢的心室自主节律（注：宽QRS），非常快速的独立心房律（窦性），存在左房异常（LAA）

阻滞的部位在哪里？房室结还是结下

从房室结本身（结内阻滞）到希氏束、束支（称为结下阻滞）的各个层面上都有可能发生传导阻滞。尽管房室结和结下传导组织的结构相似，但它们的生理差异非常显著。这些差异往往有助于在心电图中定位阻滞的水平（房室结与结下），掌握这些区别具有很重要的临床意义。

通常，阻滞发生在房室结（结内阻滞）水平时，有如下特点：

- 通常由可逆因素引起（框 17.2）。
- 如果出现则进展缓慢。
- 发生完全心脏传导阻滞时，存在相对稳定的逸搏节律。

结下阻滞有如下特点：

- 通常是不可逆的（框 17.3）。

框 17.2 可能导致暂时房室传导损害的原因

- 自主因素（血管迷走性晕厥或阻塞性睡眠呼吸暂停的迷走神经张力增高）。训练有素的运动员在休息时可能会显示 PR 间期延长，甚至窦性心动过缓合并 AV 文氏出现，这些通过运动都可以消失
- 药物（特别是 β 受体阻滞剂、地高辛、某些钙通道阻滞剂）和电解质异常（尤其是高钾血症）
- 急性心肌梗死，尤其是下壁急性心肌梗死（见正文）
- 炎症过程（如心肌炎、风湿热，系统性红斑狼疮）
- 某些感染（如莱姆病、弓形体病）

框 17.3 可能导致永久性房室传导损害的原因

- 急性心肌梗死，特别是前壁心梗
- 心脏的浸润性疾病（如淀粉样变、结节病、淋巴瘤）
- 通常随着年龄增长出现传导系统的退行性变（Lenegre 病），或者合并心脏主动脉瓣和二尖瓣的钙化（Lev 病）
- 遗传性神经肌肉疾病（如强直性肌营养不良症，Kearns-Sayre 综合征，Erb 营养不良）
- 医源性的传导系统损害。例如，瓣膜手术或房室结和希氏束心律失常消融，酒精消融梗阻性肥厚型心肌病，经导管主动脉瓣植入术（TAVR）

- 病情进展迅速，甚至快速进展成一个缓慢的、存在不稳定逸搏机制的完全心脏传导阻滞。

   因此，结下阻滞通常需要植入起搏器。

   房室结与结下阻滞机制的线索包括以下几点：

   - 起病和进展情况

   - 结内阻滞通常是逐渐发生的，通过房室结细胞时传导相对缓慢（依赖于缓慢的去极化钙通道），占用了 PR 间期的大部分时间。随着传导阻滞的发展，在传导失败导致二度或三度阻滞出现之前，通常会发生明显的 PR 间期延长（类似于弹性绷带断裂前拉伸）。

•相反，结下阻滞通常突然发生，传导通过结下结构比较快（依靠快钠通道），因此只占用了 PR 间期的一小部分时间。因此，当结下阻滞发展时，会有很小的或看不到的 PR 间期延长，并且阻滞（二度或三度）会突然出现（类似于金属链断裂）。

• 逸搏节律

　• 因为房室结位于特殊传导系统的最上部（近端部分），在阻滞水平以下存在大量的潜在备用起搏点，在房室结的下部还有希氏束、束支。单纯的房室结和希氏束的逸搏节律为窄 QRS 波群和中等低频率［如（40~60）次 / 分］心律。但如果有束支传导阻滞，QRS 波群可能变宽。因此，发生在房室结水平的完全阻滞，通常有血流动力学稳定的逸搏节律存在（至少在休息时）。

　• 相反，当阻滞部位在结下（希氏束、浦肯野纤维系统或心室肌），低于该水平几乎没有可靠的潜在逸搏起搏点。心室自身的逸搏机制通常提供规律的宽 QRS 波，其节律非常缓慢（40 次 / 分或更低）。另外，如果阻滞突然发作，可能威胁生命。

• 自主神经和药物影响

　• 房室结的生理特性与窦房结相似，其功能倾向于并行变化。两者都对自主神经刺激（交感神经和副交感神经）以及影响自主神经系统的药物（如 β 受体阻滞剂、阿托品、地高辛），以及某些钙通道阻滞剂敏感。例如，迷走神经刺激可以同时产生窦性心动过缓和房室传导阻滞。这种组合可见于血管迷走性晕厥（神经心源性），阻塞性睡眠呼吸暂停，甚至在正常深度睡眠时。

　• 几乎所有引起窦性心动过缓的药物（详见第 13 章）亦可减慢房室结传导，并且在房室结的水平上可引起不同程度的心脏阻滞。注意，腺苷对房室结和窦房结具有很强的抑制活性，可诱导出短暂的完全性心脏阻滞，这个重要的影响在室上性心律失常的鉴别诊断和终止时应加以注意（详见第 13 章）。刺激交感神经（如多巴胺、异丙肾上腺素和肾上腺素）、抗胆碱药（阿托品）可增加窦性心律和促进房室传导。

　• 相反，结下传导系统对自主神经调节或大多数药物干预没有反应。有时，抗心律失常的钠通道阻滞剂如奎尼丁、氟卡尼或普罗帕酮，可以产生结下阻滞。他们也可以明显加重或暴露出先前存在的结下疾病。结下阻滞往往会使心率增加变得更为严重。药物引起的心动过速，如阿托品和拟交感神经药，可能会意外加重结下阻滞。然而，β 受体激动剂在完全结下阻滞的病例中可加快备用起搏点速率，这在急救设备中是有用的。

- QRS 波群时限

  - QRS 波群的宽度在一定程度上取决于阻滞的位置。如果阻滞位于房室结内适当的位置，心室通常被来自阻滞点以下的结内起搏点刺激，QRS 波群是窄的（< 120 ms）（见图 17.7），除非患者有潜在的束支传导阻滞。如果阻滞位于房室结下或位置特别低于希氏束，心室被结下的起搏点起搏，通常会产生宽（大于 120 ms）QRS 波（见图 17.8）。从临床上来说，有宽 QRS 波群的心脏传导阻滞往往比窄 QRS 波群的完全性心脏传导阻滞更不稳定，因为室性逸搏心律通常较慢并且不连续。结下疾病经常会有传导系统疾病呈现的其他特点（束支阻滞、分支阻滞、非特异性 QRS 增宽）。

2 : 1 房室阻滞：二度心脏传导阻滞的一种特殊亚型

当每隔一个 QRS 波群出现脱落，或者说每隔一个 P 波没有被传导时，2 : 1 房室传导阻滞便发生了。在这种情况下，要从体表心电图简单地区分莫氏 I 型和莫氏 II 型阻滞变得很困难或者说是不可能的，因为没有两个连续传导的 PR 间期与随后不传导的心搏相比较。有两条线索可能对鉴别诊断有所帮助。

（1）在能够传导的心搏中，PR 间期显著延长（大于 280 ms），强烈提示为结内（I 型）阻滞（图 17.9）。

（2）PR 间期在正常的下限范围内（120~150 ms），特别是与宽 QRS 波群有关（束支传导阻滞），强烈提示为结下（II 型）阻滞（图 17.10）。遗憾的是 PR 间期的中间值相当大的范围（150~280 ms），无法做出诊断。

为了帮助评估何种水平的阻滞需要安装永久性起搏器，可进行有创心内电生理检查，直接记录房室传导系统电信号传输变化。在莫氏 I 型阻滞中，信号阻滞在房室结，没有到达希氏束区域。在莫氏 II 型阻滞中，信号在被阻滞前已到达希氏束。

窦性心律伴 2：1 房室传导阻滞

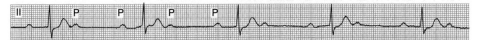

图 17.9　窦性心律伴 2：1 房室传导阻滞。显著延长且恒定的 PR 间期和窄的（正常的）QRS 波群强烈地表明此处阻滞位于房室结。由于有效心室率只是窦性心律的一半，患者的脉率将非常缓慢（约 33 次 / 分）

窦性心律伴 2：1 房室传导阻滞

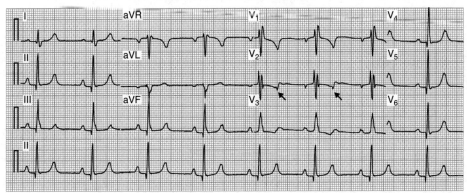

图 17.10　窦性心律伴 2：1 房室传导阻滞。这个病例与图 17.9 比较，QRS 波群因右束支阻滞而增宽。这一发现增加了此处为结下阻滞的可能性（但未证明）。这个重要的模式很容易被错过，因为未下传的 P 波（箭头）落入前一心搏的 T 波中可能被忽视

注意：

- 在心电图分析中，2：1 房室传导阻滞会出现一个常见的陷阱，未下传的 P 波隐藏在前面的 T 波里（见第 24 章）。这时，心律可能会被误诊为"正常窦性心律"或"窦性心动过缓"。如果可传导心搏的 PR 间期不延长（正如在结下阻滞中经常看到的），而患者事实上需要紧急安装永久起搏器。

- 同时，必须注意房早二联律未下传（见第 14 章）可与 2：1 房室传导阻滞相似，但 PP 间期的差异通常会帮助区分这两个不同的诊断。在 2：1 房室传导阻滞，P 波按时出现，但房早二联律和阻滞的 PACs，每隔一个 P′ 波会提前出现（图 19.3）。

房室传导阻滞合并心房颤动或扑动

合并房颤或房扑，房室传导阻滞的诊断较复杂。由于缺乏独立的 P 波，在传导干扰的情况下，不能诊断一度或二度房室传导阻滞。然而，诊断完全心脏阻滞，有如下两条主要线索：

（1）显著缓慢的心室率（<50 次 / 分）（有时 QRS 增宽和形态的变化提示为分支性或室性逸搏，而不是传导的心搏）。

（2）心室反应正常化（即心律规整，与完好的房室传导系统的 AF 中高度不规则的 QRS 波群节律相反）。

主要临床表现

症 状

心脏传导阻滞的症状取决于其阻滞程度以及发展的时间过程。PR 间期延长（一度房室传导阻滞）通常无症状（见框 17.4）。有时，当 PR 间期足够长以至于 P 波靠近前一个 QRS 波群时，患者可能会感到颈部的血管搏动，甚至头晕，因为心房和心室几乎同时发生收缩（见第 22 章）。这种情况类似于起搏器综合征。

二度阻滞而且无法通过运动增加心率，可产生漏搏的感觉和劳力性呼吸困难。如果心率过慢会出现头晕。莫氏 II 型阻滞（结下）可能导致晕厥，甚至心搏骤停。

完全心脏阻滞的发展可危及生命，由于非常缓慢的逸搏心律甚至长的心脏停搏而出现晕厥先兆或晕厥（Adams –Stokes 发作）。相比于结内完全阻滞，由于更为突然且逸搏节律较慢，严重的心动过缓更可能发生在结下（见第 13 章）。

如果患者在完全性心脏传导阻滞时能幸存下来，其主诉通常是由于运动不能增加心率和心输出量而出现严重的劳力性呼吸困难和疲劳，与二度房室阻滞类似。此外，心脏房室阻滞时过缓的心率可引起严重的 QT 间期延长与尖端扭转型室性心动过速（见第 16 章），最终导致心脏停搏（见第 21 章）。

极少数患者患有先天性完全性心脏传导阻滞（通常位于房室结水平，伴有窄 QRS 波群的逸搏节律，而且速度不太缓慢）。这些人因为左心室增大和心搏量增加等生理适应的原因而无临床症状（除了注意到的脉搏缓慢）。

治疗方法

最初，完全心脏传导阻滞患者的急救方法应该遵循现行的 ACLS 法和相应的措施，包括准备经皮 / 静脉起搏。如果患者血流动力学稳定，阻滞的平面应该确定下来并检查潜在的原因（见框 17.2，17.3）。急性梗死被认为是房室传导阻滞的下一个重要课题。

框 17.4 感染和心脏传导阻滞
● 感染性心内膜炎患者的 PR 间期进一步延长是一个不好的信号，预示着瓣周脓肿的进展 ● 莱姆病可在房室结处产生各种程度的心脏传导阻滞，包括完全心脏传导阻滞，常伴有严重的症状。有时晕厥可能是该病的首次表现。几乎所有的阻滞都需要抗生素治疗，但有时需要临时起搏

急性心肌梗死时的房室传导阻滞

急性心肌梗死时，因为传导系统的血供中断和自主神经效应，任何程度的房室传导阻滞都有可能恶化。房室结血供通常来自右冠状动脉（较少来自冠状动脉回旋支）。这些血管的闭塞导致下壁心肌梗死，并产生房室结水平的阻滞（图 17.11）。这种阻滞通常是暂时性的，随着时间的推移几乎都会消失，即使可能需要安装临时起搏，也很少需要安装永久起搏器。

相反，希氏束、右束支的近端部分和左束支的左前分支是由左前降支的间隔支动脉（LAD）供血。近端 LAD 动脉闭塞产生的前壁梗死也可导致结下心脏传导阻滞，且通常发生在右束支传导阻滞（RBBB）或双束支传导阻滞之前。这种情况可以突然进展为完全心脏传导阻滞，通常需要预防性植入起搏器（图 17.12）。

急性下壁心肌梗死合并二度房室传导阻滞

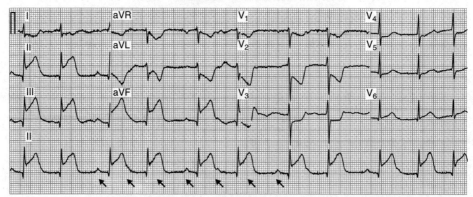

图 17.11　窦性心动过速，急性下壁（可能为后外侧）ST 段抬高型心肌梗死合并 3 ∶ 2 文氏型房室阻滞。箭头所指为窦性 P 波，速率大约为 100 次 / 分。3 ∶ 2 的文氏型房室传导阻滞提示为莫氏 I 型传导阻滞。注意这种微妙的组合心搏模式。V_1~V_3 导联 ST 段压低是与 ST 段抬高相关的变化

急性心肌梗死及房室传导阻滞

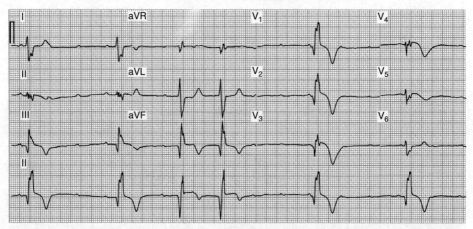

图 17.12　在近期发生的前壁 ST 段抬高型心肌梗死（STEMI）出现高度房室传导阻滞（莫氏 II 型和完全型），存在多个窦性 P 波未下传。第三和第四个 QRS 波群（窄的）相对比较早的出现，因此很可能是被传导下来的。宽 QRS 波群（呈右束支传导阻滞、电轴右偏形态）以一个固定的慢速率出现代表着心室自主节律。在已传导和脱落的波群中都存在前壁和下壁 ST 段抬高，前壁、下壁导联的 Q 波也符合广泛性前壁心肌梗死，可能是由于左冠状动脉前降支近段闭塞，这种情况需要紧急临时起搏和再灌注治疗

───── 要点 ─────

经皮冠状动脉血管形成术、支架置入术或溶栓术可及时恢复闭塞冠状动脉血流，解除前壁心肌梗死的结下阻滞。

房室分离综合征

心脏病学家用房室分离来形容这两个相关但并不完全相同的机制。这种分类在学生和临床医师中一直引起相当大的困惑。

- 房室分离作为一个通用术语被广泛应用于心房和心室由各自独立起搏点控制的心律失常。该定义包括完全心脏传导阻滞，如前所述，以及某些情况下的室性心动过速或心房仍为窦性心律控制的加速性室性自主心律（见第16章和第19章）。

- 房室分离也被用来描述一组经常被错误地诊断为完全心脏传导阻滞的特殊心律失常。这种类型的房室分离，与完全性心脏传导阻滞有着明显的区别，窦房结和房室结出现"不同步"；因此，窦房结无法正常控制心室率。结果心房和心室各自独立起搏——心房被窦房结起搏，心室被房室交界处起搏。这种情况类似于完全心脏传导阻滞。然而，在这种形式的房室分离中，心室率与心房率相同或略快一些。当心房率和心室率几乎相同时，称为等律性房室分离。

因为窦房结去同步化和房室结传导失败，完全心脏阻滞引起的房室分离存在明显的不同：房室分离时（例如等律性），一个适当时间的 P 波可以通过房室结传导，而完全心脏传导阻滞时 P 波无法刺激心室。如果使窦房结的心率增加，1∶1 正常的窦性心律应能恢复正常。

房室分离（图 17.13）被用于很多特定的情况下，因此，也可以看作是窦房结和房室结为控制心搏而发生竞争。这种情况在窦房结速度减慢（例如，由于 β 受体阻滞剂、钙通道阻滞剂或迷走神经张力增高的影响），或是当房室结自律性加速时（例如缺血、缺氧或洋地黄中毒），都可以发生。等律性房室分离在健康的年轻人中也并不罕见，特别是在睡眠时。

图 17.14 是一个等律性房室分离的病例。普通的良性心律失常很容易被完全心脏阻滞所扰乱，注意 P 波后跟着一个可变的 PR 间期是因为心室率与心房率接近。有时，P 波与 QRS 波重合，对少数心搏变得不能感知。如果窦性心率充分加速（或房室交界区心率减慢），心房刺激可通过房室交界区重整窦性心律。

窦性心动过缓和房室分离

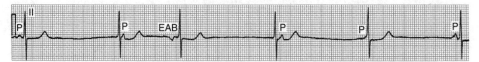

图 17.13　窦性心动过缓和房室分离。窦性心率非常缓慢，在 35 次 / 分左右，房室结逸搏节律也基本相同。第三个周期是由于异位心房搏动（EAB：注意负向 P 波）。这种类型的房室分离不是由于完全性心脏传导阻滞，而是由于窦房结和房室结起搏点的功能去同步化。通常有一些可逆性的因素，包括药物（β 受体阻滞剂、某些钙通道阻滞剂），增强的迷走神经张力和高钾血症

等律性房室分离

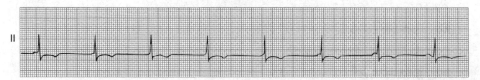

图 17.14　等律性房室分离。普通型房室分离的特点是窦房结和房室结的起搏点发生短暂的不同步，而等律性房室分离以几乎相同的频率搏动。因为他们之间的不同步，P 波（代表窦房结起搏点）可出现在 QRS 波群内或在 QRS 波群（代表房室结异位起搏点）之外。这种类型的房室分离，是一种轻微的心律失常，必须与可危及生命的有传导问题的完全性房室阻滞区别开来（比较图 17.7 和图 17.8）

（孙海涛　译　陈清启　张雪娟　校）

第 18 章

房室传导异常 II：预激样表现及预激综合征

上一章主要讲述了与延迟相关的房室传导障碍，也就是房室传导阻滞。本章描述一种完全不同的类型，即与不正常的心室提前兴奋（预激）相关的房室传导障碍。我们重点讲述最常见的表现形式，即 WPW 样表现及与之相关的心律失常 / 传导综合征。本章也对第 14 章已经讲到的折返性室上性心动过速进行延伸讨论。值得注意的是，心室预激和心室延迟兴奋（像束支传导阻滞和第 8 章描述的室内传导紊乱）均可导致宽 QRS 波群。另一个反常的发现是如果存在预激，窦性心律时的经典心电图表现为宽 QRS，而当特征性的阵发性折返性心动过速发作时，心电图经常表现为正常的 QRS 形态及间期。

经房室旁路传导的预激

正常的电激动（信号）产生于窦房结，然后经心房及房室结传导至心室。房室交界区的生理性传导延迟使得心室完全有时间得到血液充盈，从而形成正常的 PR 间期为 120~200 ms。现在思考一下，在心房与心室之间有一条额外的通道，通过此便捷通道激动心室，后果会是什么样？这条额外的通道（类似于捷径或短路）可完全绕过房室结，从而使得心室提前兴奋（预激）；当有预激表现时，这种情况是确实存在的：一条功能性的房室旁路连接心房与心室，部分或完全绕过房室结传导（图 18.1）。

旁路（也称附加或异常通道）代表一种持续存在的不正常的传导形式，它在胎儿心脏发育时形成且未能消失（但是在晚年可能会停止传导）；这些不正常的传导通道，由一些心肌的短束组成，通常位于二尖瓣环或三尖瓣环周围或室间隔；房室旁路过去有时也称作 Kent 束。

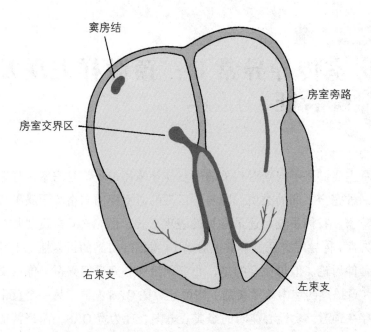

图 18.1　预激旁路的电解剖表现，有少数人出生时在心房和心室之间会有附加的心肌纤维，也称为房室旁路

经典的 WPW 三联征

窦性心律时心室预激的经典三联征产生了 WPW 心电图表现（图 18.2~18.4）。

（1）由于心室预激，PR 间期缩短（经常但并不总是小于 120 ms）。

（2）QRS 波群增宽，形成一种束支传导阻滞样表现。然而，这种宽 QRS 并不是由心室延迟兴奋产生，而是由于心室提前兴奋产生。在任何导联，T 波也往往与宽 QRS 主波方向相反，类似于束支传导阻滞的图形（另一个例子是继发性 T 波倒置的情况）。

QRS 波群的上升支短促或有切迹，这种切迹称为 delta 波，是由于冲动从旁道插入位点通过心室肌时传导相对缓慢所致。

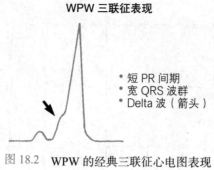

WPW 三联征表现

• 短 PR 间期
• 宽 QRS 波群
• Delta 波（箭头）

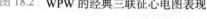

图 18.2　WPW 的经典三联征心电图表现

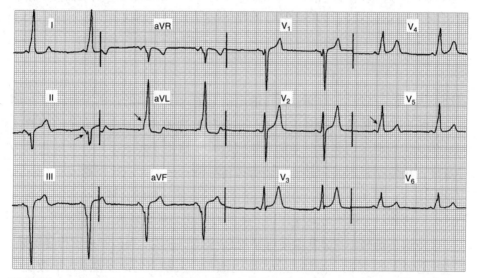

图 18.3　注意观察 WPW 的典型三联征表现，短 PR 间期，delta 波（箭头所示）和 QRS 波群增宽。在某些导联 delta 波呈负向（如 II、III、aVR 导联），而在某些导联呈正向（aVL、V₂~V₆ 导联）。II、III、aVF 导联上出现的 Q 波由异常的心室传导导致（delta 波呈负向），而不是由下壁心肌梗死导致，这种预激表现是由于旁路的插入点靠近心室后壁引起（旁路可能在后间隔位置）的

WPW 的 QRS 波群类似于融合波

窦性心律时 WPW 样表现的 QRS 波群，可以看作是两种电信号传导竞速的结果，一种从正常的房室结下传，另一种从房室旁路下传，这种从房室旁路下传的电信号通常会首先到达心室，而经正常传导通道下传的电信号在房

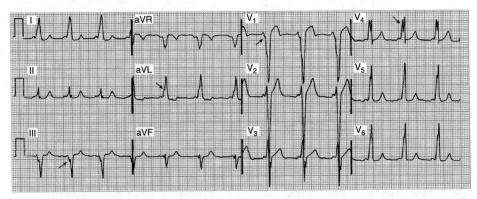

图 18.4　WPW 典型三联征表现的另一个例子，也可以看到短 PR 间期，delta 波（箭头所示）和 QRS 波群增宽。我们发现，在 V₁ 导联 delta 波呈完全负向；在高侧壁导联，delta 波呈正向，提示旁路的插入点靠近右心室的游离壁，这种心电图表现类似左束支阻滞

室结延迟。而一旦经正常通道下传的电信号通过了房室结，由于希氏束－浦肯野系统的快速传导，激动波迅速"追赶"上预激波，并激动剩余心室肌。因此预激的程度（由旁道激动的心室肌数量）取决于房室结与旁道的相对传导速度，房室结延迟时间越长，由旁道传导激动的心室肌比例越大，delta 波也就越明显。因此，预激的 QRS 波群可以看作是一种融合波，由经正常房室结通道下传和经旁道下传共同作用产生的心室肌去极化所致。

经旁道下传的心室异常激动可导致 QRS 波群改变，类似于束支传导阻滞、心室肥厚或心肌坏死。同样也会产生类似于心肌缺血的继发性 ST-T 改变。图 18.2 和 18.3 展示了预激心电图表现的经典三联征：短 PR 间期、QRS 波群增宽及 delta 波。

旁路的心电图定位

沿房室沟及室间隔的房室旁路均能够被定位，有一部分患者有不止一条旁路，通过患者体表心电图上的预激表现，可以尝试定位旁路的插入位点，这种方法很实用。同时现在也采用很多精深复杂的算法来帮助推测预激位点，实习生及非心脏病专家可以根据向量原则找到一种较简单的方法，而这对于非内行来说是最有用的，而且也完全足够。

─── 要点 ───

一个普遍的规则是：QRS 起始部分（delta 波）向量总是背离由旁路首先激动的心室区域。

一般来说，如果旁路插入位点位于左室侧壁，则心室起始去极化向量应背离左室，并且 QRS 向量会从左指向右，在这样的情况下，在左侧的 I 或 aVL 导联（有时在 V$_6$ 导联），delta 波是负向的，而在右侧的 V$_1$~V$_2$ 导联是正向的。结果 QRS 波群类似于右室肥大、右束支传导阻滞或侧壁心肌梗死样图形。

如果房室旁路插入位点位于心室后壁，则大部分胸前导联的 delta 波都是正向的，下壁肢体导联为负向（类似于下后壁心肌梗死，见图 18.3）。

右侧游离壁的预激，QRS 波群在 V$_1$ 及 V$_2$ 导联主要为负向（起始除极向量背离右侧导联），类似于左束支传导阻滞；V$_1$/V$_2$ 导联 delta 波为典型的正负双向或轻微负向（同时 QRS 主波负向），而在 V$_6$ 导联为正向（见图 18.4）；QRS 电轴呈水平样或左偏。

前间隔的旁路，是最少见的预激类型，在 V$_1$ 和 V$_2$ 导联可能会出现负向 delta 波（类似于前壁心肌梗死）；额面电轴多为垂直。

强调存在困惑的一些术语及概念

对于初学者和临床医师来说，用于预激综合征及旁路的一些术语令人困惑，现补充说明，旨在帮助澄清这些术语及概念。

- 附属通道、旁路、非正常通道及 Kent 束是同义词。
- 主要有两种旁路，即显性旁路和隐匿性旁路。组织学上，它们均代表心房组织，而不是结性组织。
- 显性旁路：在预激时，显性旁路是电生理检查的主要发现，它使得电信号从心房前传至心室，只有当显性旁路前传速度明显快于房室结传导速度时，才会形成经典的 WPW 三联征表现：短 PR 间期，delta 波及宽 QRS 波群。
- 隐匿性旁道：然而并不是所有的旁道均是显性的，有些旁道是无传导功能的，与临床相关性不大；另一些旁道可能只在逆向传导时发挥作用（比如从心室传导至心房），而由于功能性或器质性原因，有时表现前向传导或无前传。

当旁路只有逆向传导功能时，尽管患者在心动过速发作时产生的是经典的窄 QRS 波群，间接隐藏了旁路的存在，但在窦性心律的体表心电图上也要怀疑存在这种旁路的可能性。因此，这种旁路称作隐匿性旁路。

- 预激样表现：仅仅适用于这种情况，即当窦性心律或另外室上性心动过速发作时，旁路前向传导至少短暂表现为显性。

预激伴心动过速时窄 QRS 波群的基础

由于具有折返功能，旁路的存在成为阵发性室上性心动过速发病机制的一个主要基础，这种特殊类型的预激伴窄 QRS 心动过速有一个折返环（见图 18.5，18.6），使得电信号传导至房室结，再由旁路逆传至心房，然后再下传至房室结，如此周而复始，形成了正常的 QRS 形态，从而形成一种假象，即电信号只经房室结由心房向心室前向传导而不经旁路传导。这种高度规则的窄 QRS 心动过速称之为房室折返性心动过速（AVRT）；像之前提到的，如果预激的患者在窦性心律时，由于旁道的前传功能，或许会显示为宽 QRS 形态；而如果由于房室折返而发作阵发性室上性心动过速时，QRS 波群也会由较慢的窦性心律时的宽 QRS 形态转换为房室折返性心动过速时的窄 QRS 形态。阵发性室上性心动过速发作时，如果激动经房室结、希氏束和浦肯野纤维前向传导，经旁路逆向传导，则心电图会表现为窄 QRS 心动过速，见第 19 章。然而，如果已经存在束支传导阻滞或过快的心室率导致束支阻滞，则心电图就表现为宽 QRS 心动过速，类似室性心动过速。由于旁路的存在，这种预激异常使得患者易于发生房室折返性心动过速。这种心动过速通常始于在某个精确时间发生的房早下传至房室结，然后经旁路上传回去；或由过早的室性激动经旁路上传然后经房室结下传回来；因此这种折返环称之为顺向型房室折返性心动过速（图 18.6）。这种类型的折返环与第 14 章描述的另一种主要类型的阵发性室上性心动过速的折返环密切相关，也就是与房室结双通道相关（称之为房室结折返性心动过速）。

另一种阵发性室上性心动过速的折返环以反方向传导，即通过旁路前传，经房室结逆传，称为逆向型房室折返性心动过速。这种心动过速类型比顺向型房室折返性心动过速少见，在逆向型房室折返性心动过速，由于经旁路前传（与顺向型房室折返性心动过速时经房室结前传相反），QRS波群增宽，表现为宽QRS心动过速（WTC）（见第19章）。

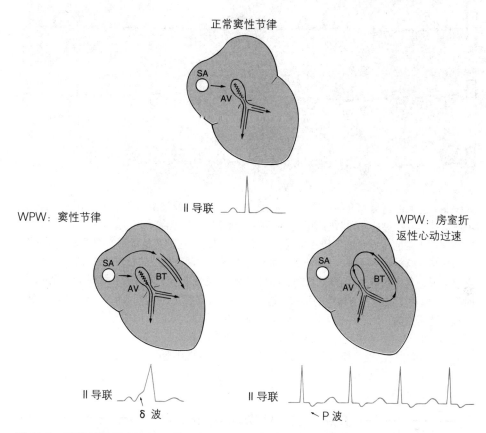

图18.5　正常情况下，窦性心律时激动由窦房结发出，传导至房室结，再经束支下传，见上图，锯齿状的折线表示房室结内传导的生理性延迟。下图左表示预激综合征，异常的附加传导通路也称为旁路，连接心房和心室，窦性心律时电激动经旁路快速下传，在经由房室结传导的激动到达心室之前，提前兴奋心室。因此，PR间期缩短，QRS波增宽，且起始处形成delta波。存在预激综合征时，患者容易发生房室折返性心动过速，见下图右，在此过程中，某个房性期前收缩经正常的传导途径下传至心室，经旁路逆传，然后再次经房室结下传，形成反复发作的折返环路，由此导心动过速的发生。注意：在经由旁路介导的这种类型的心动过速发生时，可以观察到QRS波群正常，在Ⅱ导联常常可以看到倒置的P波

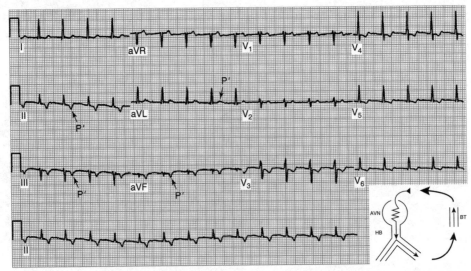

图 18.6　经典的由旁路介导的窄 QRS 心动过速举例，这种类型的室上性心动过速也称为房室折返性心动过速，即顺向型房室折返性心动过速，折返激动经房室结、希氏束和浦肯野纤维等正常的传导系统下传，再经隐匿性旁路回传，这种折返机制类似于第 14 章讲述的房室结折返性心动过速。实际上，在体表心电图，这两种类型的心动过速有时很难鉴别，一般来说，当房室折返性心动过速发生时，如果能发现 P 波，通常在 II 导联是倒置的，有时在 ST 段和 T 波内，与典型的房室结折返性心动过速相比，P 波与前面的 QRS 波的距离较远，这是因为：激动在传导至旁路前先在心室内传导，然后再回传至心房，而这需要花费更多的时间。而在房室结折返性心动过速，逆传的 P 波常常隐藏在 QRS 波内，或紧跟在 QRS 波群之后出现，分别在 II 导联和 aVR 导联可发现典型的假 S 波和假 R 波

要点　预激样表现与预激综合征

　　预激综合征定义适用于有心室预激样表现，同时合并与旁路相关心律失常的患者。心室预激样表现并不意味着患者合并心律失常，只是表现出特征性的心电图三联征。相反地，窄 QRS 心动过速可能因为隐匿性旁路的存在，在窦性心律时并不表现为完整的 WPW 三联征。因此，所有的预激患者均有旁路存在，但并不是所有由旁路介导的心动过速发作的患者，在窦性心律时均会表现出预激的证据。

预激合并房颤或房扑

房室折返性心动过速是预激最常合并的心律失常，但预激患者也倾向于发生心房颤动，尽管目前这种发生机制尚未完全清楚。临床上最重要的是如果房颤或房扑发生在一个有预激基础的患者，可能会由于旁路的快速下传而引发宽 QRS 心动过速，这种经旁路下传的速度明显快于房室结传导速度。尽管有预激的年轻患者比正常房室传导的人群更易发生心房颤动，幸运的是，这种情况发生概率很小。宽 QRS 心动过速更易与室性心动过速相混淆。一例 WPW 综合征合并房颤见图 19.12。

如果你遇到一例宽 QRS 心动过速（治疗前）表现为如下特征，就要高度怀疑预激合并房颤：① QRS 波群很不规则。②极高的频率（比如间歇性地表现为极短的 RR 间期）；尤其是对一般的房颤来说，200 ms 甚至更短的 RR 间期是很少见的；反之，心室率很快的室性心动过速（有时称为室扑）其形态往往是规则的。预激合并房颤的极短 RR 间期是和旁路（与房室结相比）极迅速的不规则持续下传相关（见图 18.7A）。

识别预激合并房颤在临床工作中是相当重要的，其意义在于：

（1）洋地黄类药物：一种常见的用于控制房颤心室率的药物，可能会因为直接缩短旁路不应期而增强旁路的传导；同时通过增强迷走神经效应减慢房室结传导，因此这种心室反应更容易诱发心肌缺血的发生，从而诱发心室颤动及心搏骤停。

（2）静脉应用维拉帕米曾被报道有类似的危险效应；可能会引起血管扩张而反射性增强交感神经张力。

（3）紧急直流电复律是必要的。

（4）发生此情况时，对病情较稳定的患者，可以考虑静脉用药（如普鲁卡因胺）来减慢或阻滞旁路传导（见第 11 章）。

总结：预激的临床意义

据报道，大约在每 1 000 个人中，有 1~2 个人的心电图会表现为经典的预激样图形，在某些病例中，发现有家族性特点。在一些少见的情况下，发现右侧旁路是诊断一种特殊形式的先天性心脏病的首要线索（名为三尖瓣的

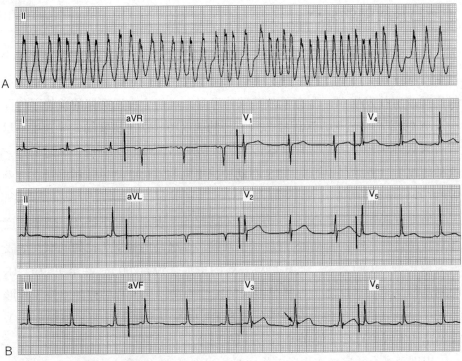

图 18.7　心房颤动伴预激综合征

A. 房颤伴预激综合征会出现宽 QRS 心动过速，心室率极快。注意：由于激动经旁路下传，某些 RR 间期非常短，小于 200 ms，明显短于经房室结下传激动的 RR 间期，节律不规整由房颤导致。B. 心动过速恢复为窦性心律后可以发现预激综合征的经典三联征，相对短的 PR 间期，宽 QRS 和 delta 波，V$_3$ 导联箭头所示

Ebstein 畸形）；左侧旁路通常与各种不同类型的结构性心脏病无关。

　　对于临床医师来说，预激综合征的重要性主要有三点：

　　（1）预激综合征患者倾向于发生一种特殊类型的阵发性室上性心动过速，称之为房室折返性心动过速。

　　（2）预激综合征患者也更有可能发生房颤（见图 18.7），而且，如果房颤的发生与显性旁路有关，则心室率有可能变得极快（300 次 / 分甚至更快）；实际上，这种心室率的预激综合征伴房颤可能会诱发室颤，与儿茶酚胺的增加及心肌缺血相关，甚至会发生心搏骤停；幸运的是，像前面提到的，这种情况发生率很低。

　　（3）预激综合征心电图因为宽 QRS 波群经常会被误认为一种束支传导阻滞，或因为负向 delta 波类似于病理性 Q 波而被误认为心肌梗死。

其他的预激类型及通道

WPW 是最常见的预激类型，但并不是只有这一种；有一种较少见的预激类型，和一种慢传导通道相关，主要连接右房与右束支或右室，这种房束或房室纤维有时被称作 Mahaim 纤维，窦性心律时 12 导联心电图可以表现为正常，或者表现为正常的 PR 间期及小 delta 波。如果阵发性室上性心动过速发作，电激动经旁路下传，在到达左室前先刺激右室，然后折返至房室结，心动过速时这一系列的变化就会产生左束支传导阻滞图形。一般来说，Mahaim 纤维及其他预激类型最需要进一步深入讨论。

临床中应遵循这样一个基本原则，即临床医师在遇到只有相对较短的 PR 间期为唯一发现的这类心电图时，应谨慎而不要过分诠释为预激综合征或预激样表现，尤其在无症状的患者中。这种心电图可被解读为"有相对较窄的 PR 间期，而无其他的预激证据"或"可记录到相对较窄的 PR 间期，或许为一种生理类型（加速的房室传导）而无预激证据"。生理性的短 PR 间期更容易发生于相对较快的心率时，常见于年轻人，因为其交感神经张力增强而迷走神经张力减弱。

治疗原则

预激综合征的患者（尤其是有症状的，折返性心动过速发作的患者）通常能通过一项侵入性操作，应用射频消融烧灼旁路而被治愈。这种治疗手段成功率高且彻底，需要通过股静脉将一种特殊的导管插入心脏内进行电生理检查，旁路可通过腔内心电图被定位，不需要做射频的患者通常可通过药物来治疗（房室传导阻滞剂或其他特定的抗心律失常药物）。

并不是所有的有预激表现的个体均伴有心律失常，有时预激样表现可在一些无症状的群体中发现，例如，当心电图作为医学评估的一部分时或其他一些情况如术前评估；主要关注的是房颤伴快心室率导致样室颤发生的风险性，幸运的是，像之前所说，在完全没有症状的预激样表现的群体中，以这种机制发生猝死的风险性是极低的。因此，偶然发现的有预激样表现的个体，通常不需要特殊干预。运动时预激表现消失（在窦性心动过速时表现为窄 QRS 波）或间歇性预激尤其需要重新确认。在一些特殊情况下，对无症状的个体，进行电生理评估及预防性射频消融需强烈推荐，例如竞技性运动员、飞行员、公共汽车司机和那些有猝死家族史的人群。

简短的概述：宽 QRS 图形的鉴别诊断

宽 QRS 波群是十分重要的，常常会提示某种重要的有临床价值的异常情况。

产生宽 QRS 波群的主要心电图表现可分为四类：

（1）束支阻滞（固有的室内传导延迟，IVCDs），包括经典的右束支传导阻滞和左束支传导阻滞及非特异性的 IVCDs。

（2）由某些外在因素所引起的"药物性"传导延迟，例如高钾血症或药物（如奎尼丁、普罗帕酮、氟卡尼以及其他相关的抗心律失常药物及吩噻嗪类、三环类抗抑郁药物等）。

（3）心室内激动，包括室性期前收缩，室性逸搏或心室起搏器搏动（见第 8 章、第 16 章和第 22 章）。

（4）WPW 型的预激表现。

这四种可能性之间的鉴别是简明易懂的。RBBB 和 LBBB 的心电图表现在第 8 章讲过，高钾血症引起的宽 QRS 波群通常伴有 P 波消失（见第 12 章）。对于任何服用抗心律失常药物或精神类药物的患者，产生宽 QRS 波形时均应考虑药物毒性的可能性。一般的心室起搏通常产生 LBBB 样图形，且每一个 QRS 波群前均有一个起搏钉。一个特殊的例外是用于治疗慢性心力衰竭的双室起搏，如果左室激动早发生于右室的话，有可能产生 RBBB 样图形（见第 22 章）。最后，如本章所述，预激样表现可通过三联征来识别，包括短 PR 间期，宽 QRS 波群及 δ 波。

（刘腾飞　译　陈刚　陈清启　校）

第三部分

特别主题和复习

第 19 章
心动过缓和心动过速：复习和鉴别诊断

前面的章节描述了主要的心律失常和房室传导阻滞。这些异常可用多种方式进行分类。本章将心律失常分为两大类：心动过缓和心动过速。心动过速细分为窄和宽 QRS 波群变异，这是急诊医学和心脏病学专家们推荐的心电图鉴别诊断的核心内容。

心动过缓（缓慢型心律失常）

心动过缓（缓慢型心律失常）是指心率小于 60 次 / 分的心律失常和传导异常。心动过缓（缓慢型心律失常）只有几个类别需要考虑，鉴别诊断通常很简单。从临床实用角度我们可以把缓慢性心律失常分为五大类（框 19.1），有时存在多于一种节律（例如窦性心动过缓伴完全心脏传导阻滞和室性逸搏心律）。

框 19.1　心动过缓：简易分类

- 窦性心动过缓，包括窦房传导阻滞和异位心房激动
- 房室（AV）交界（区）和异位房性逸搏心律
- 房室传导阻滞（Ⅱ或Ⅲ度）或房室分离
- 伴缓慢心室率的心房颤动或扑动
- 室性逸搏心律（排除高钾血症）

窦性心动过缓及相关节律

窦性心动过缓是一种心率小于 60 次 / 分的简单的窦性节律（图 19.1）。当存在 1∶1（正常）房室传导时，每个 QRS 波群前均有一个Ⅱ导联呈正向、aVR 导联呈负向的 P 波。有些人，特别是处于休息状态的训练有素的运动员和熟睡的成年人，可能存在低至 30~40 次 / 分的窦性心动过缓。

窦性心动过缓

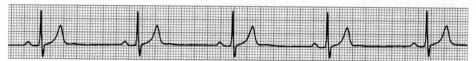

图 19.1　显著的窦性心动过缓约 40 次 / 分。也存在窦性心律不齐。窦性心动过缓总是需要在临床上进行解释，因为它可能是正常的变异（如休息中的运动员或睡眠状态的正常成年人迷走神经张力增加），或者由于药物作用 / 毒性，窦房结功能障碍等，第 13 章已讨论。PR 间期也轻度延长，与迷走神经张力增高、房室传导减慢有关，还可与某些抑制窦房结和房室结活动的药物有关（如 β 受体阻滞剂）

窦性心动过缓可能与窦房结起搏细胞的自律性下降有关（如休息时心脏迷走神经张力较高的运动员）或与确切的窦房结传导阻滞有关（见第 13 章）。不适当的窦性心动过缓也可见于病态窦房结综合征（下面讨论）。窦房结功能障碍最极端的例子是窦房结阻滞（见第 13 章和第 21 章）。如现在所描述的，窦性心动过缓也可能与游走心房起搏点（WAP）有关。此外，窦性心律和房性二联律中每个房性期前收缩（PAC）被阻滞（无传导），可能类似窦性心动过缓。

游走心房起搏点

游走心房（室上性）起搏点（WAP）是窦性心动过缓的一种"电生理表现"。如图 19.2 所示，WAP 的特点是相对正常或慢心率的不同配置的多个 P 波。P波的变化反映了窦房结（包括窦房结在内的可能区域）和不同心房部位之间的内在激动改变。WAP 可见于各种各样的形式。通常出现在正常人（特别是在睡眠或高迷走神经状态），作为一种生理变异。也可能发生在某些药物毒性、病态窦房结综合征和不同类型的器质性心脏病。

临床医生应该意识到，WAP 与多源性房性心动过速（MAT）明显不同，MAT 是一种有多个不同 P 波的快速心律失常。WAP 的频率是正常或缓慢的。MAT 的频率是快速的。对于类似 MAT 的节律，但频率在 60~100 次 / 分，可以使用更通用的术语"多源性房性节律"。MAT 最有可能被误诊为心房颤动，二者都会产生不规则的快速心室率；相反，心房颤动有时被误认为 MAT。

窦性节律伴频繁阻滞的房性期前收缩

临床医生也应该意识到，当窦性节律存在频繁阻滞的房性期前收缩（图19.3），节律将类似窦性心动过缓。由于前面窦性搏动的房室结的不应期，早

游走心房起搏点

Ⅱ导联（连续监测）

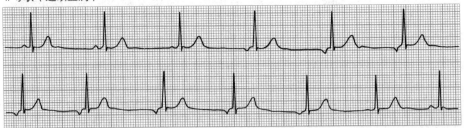

图 19.2　Ⅱ导联 P 波结构的变异是由窦房结和游走心房起搏点的位置改变引起的

房性二联律伴阻滞的房性期前收缩

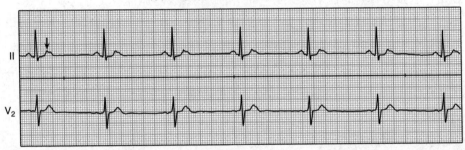

图 19.3　表面上看，这种节律看起来像窦性心动过缓。然而，仔细检查揭示轻微阻滞的房性期前收缩，叠加于每个 T 波之上。这些异位 P 波太早，以至于不能传导至心室，因为房室结的不应性。有效脉搏约为 50 次 / 分。动态心电图显示的是修饰过的Ⅱ导联和 V₂ 导联

期房性期前收缩不被阻滞，并且过早的 P 波可能被部分或完全隐匿于 T 波中。慢心率（QRS）是由心房异位停搏所致。

房室交界（区）和相关节律

对于房室交界性逸搏心律（图 19.4），P 波（在 QRS 波群之前或之后）是逆行的（Ⅱ导联倒置和 aVR 导联直立）；如果心房和心室同时激动，P 波则不明显。心率慢也可能与异位心房节律有关，包括 WAP。异位心房节律的一种类型，即慢房性节律，在第 13 章讨论过。

房室传导阻滞（二或三度）/ 房室分离

由于交界区或室性激动的内在节律较慢，完全性心脏阻滞为 60 次 / 分或

更低（甚至低至 20 次 / 分）的一种缓慢、规则的心室率（图 19.5）。另外，由于 P 波未下传，二度阻滞（节点或节下）的患者经常出现心动过缓。与完全房室阻滞易混淆的等节律房室分离和相关的心律失常通常与心率低于 60 次 / 分有关（见第 17 章）。如上所述，这种节律必须与频繁阻滞的房性期前收缩伴二联律的窦性节律区别开来。

慢心室率的心房颤动或扑动

在治疗前，新发心房颤动（AF）通常与快速心室率有关。然而，由于①药物作用或确切的药物毒性（如与 β 受体阻滞剂、某些钙通道阻滞剂、地高辛）；②房室交界的原发性病变（图 19.6），心室率可能变得相当慢（低于 50~60 次 / 分）。某些情况下，这两种因素都起作用。任何一种情况下，心电图显示特征性房颤（f）波，伴缓慢的，有时是正常的心室（QRS）率。f 波可能是快速和低振幅（细房颤），因此容易被忽略。房颤中非常慢且正常的心室率提示存在潜在的完全房室传导阻滞（见第 15 章和第 17 章）。

房室交界性逸搏心律

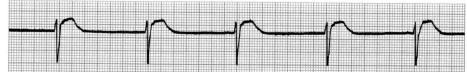

图 19.4　心率约 43 次 / 分，与房室交界区逸搏心律一致。请注意，QRS 波群之间的心电图基线是完全平坦的，即 P 波或其他心房活动不明显，这种情况是由于交界区的兴奋同时激动心房和心室，P 波被 QRS 波群掩盖

窦性心律伴完全性心脏阻滞

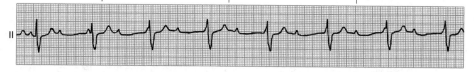

图 19.5　窦性（P 波）频率约为 80 次 / 分。心室（QRS 波）率约为 43 次 / 分。由于心房和心室各自独立搏动，PR 间期是可变的。由于心室通过室性自主起搏或伴室内差异性传导延迟起搏，所以 QRS 波群增宽

心房颤动伴缓慢、规律心室率

监护导联

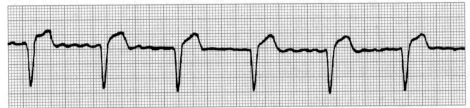

图 19.6　规律且过度缓慢的心室率伴房颤通常是药物中毒（特别是洋地黄）的症状，或是内在的房室结疾病（见第 15 章和第 20 章）

室性逸搏心律

当窦房结和房室交界逸搏功能失败时，心室传导（希浦氏纤维—心肌）系统中非常缓慢的后备激动可能起作用。这种节律被认为是室性逸搏心律（见图 21.4B）。心率通常低于 40~45 次 / 分，QRS 波群宽大且无 P 波。在这种"纯粹"的室性节律情况下，应排除高钾血症。在某些完全房室传导阻滞的情况下，你可能会看到窦性心律与室性逸搏心律（见第 17 章）。通常无 P 波的室性节律，是在不可逆心搏骤停和"直线"心电图之前的一种常见的临终表现（见第 21 章）。

心动过速（快速型心律失常）

心率范围的另一端是心动过速，其心房和 / 或心室率超过 100 次 / 分。从临床医师的角度来看，快速型心律失常通常可以分为两大类：窄（正常）QRS 间期和宽 QRS 间期的心动过速（表 19.1），分别缩写为 NCTs 和 WCTs。

NCTs 几乎总是室上性（即激动点在房室交界或之上）。相反，WCTs 是室性或伴异常室性传导的室上性。

室上性快速型心律失常（SVTs）的四种主要类型：①窦性心动过速；②（阵发性）室上性心动过速（PSVT）；③心房扑动；④心房颤动。对于每一种类型，心脏激动发生在心房或房室（节点）的一个或多个部位，解剖学上位于心室上方（因此称室上性心动过速）。这种激动顺序与室性心动过速（VT）相反，VT 为连续三个或更多的室性期前收缩（见第 16 章）。由于心室以非

表 19.1 主要的快速型心律失常：简单分类

窄 QRS 波群（NCT）	宽 QRS 波群（WCT）
窦性心动过速	室性心动过速
（阵发性）室上性心动过速（PSVTs）	伴异常传导的室上性心动过速，由以下原因导致： （a）束支传导阻滞型 （b）伴（顺行）下传旁路的 WPW 预激
心房扑动	
心房颤动	

要点

如果可能的话，分析快速型心律失常的第一步是查看 12 导联的 QRS 波群宽度。如果 QRS 波群狭窄（0.10~0.11 s 或更短），考虑为某些类型的室上性心律失常，而不是室性心动过速。如果 QRS 波群宽大（0.12 s 或更长），除非可以证明，否则应该视为室性心动过速。

同步的方式被激活，室性心动过速的 QRS 波群总是很宽。单形性室性心动过速的心率通常在 100~225 次 / 分。多形性室性心动过速（例如尖端扭转型室速）可能更快，心率高达 250~300 次 / 分。相反，室上性心律失常时心室同时受到正常激动，因此 QRS 波群窄（除非还存在束支传导阻滞或其他异常传导的原因）。

窄 QRS 波群心动过速（NCTs）的鉴别诊断

前面的章节已经描述了窦性心动过速、阵发性室上性心动过速、心房颤动和心房扑动的特征。成年人的窦性心动过速一般会出现 100~180 次 / 分的心率，伴随运动一般会出现更高的心率（150~180 次 / 分）。

重要的临床线索

如果要评估一个窄（正常 QRS 间期）波群心动过速的老年患者（> 70~75岁），其静息 QRS 速率为 150 次 / 分或更高，则最有可能处理先前提及的三种类型的非窦性心律失常中的一种：阵发性室上性心动过速、心房扑动、心房颤动。

　　阵发性室上性心动过速和心房颤动一般可以根据其规律来区分。房室结折返性或隐匿的旁道导致的阵发性室上性心动过速通常几乎是一个完全规律的心动过速，其心室率在 140~250 次 / 分（见第 14 章和第 15 章）。另一方面，心房颤动以其不规则为特征。记住，心室率快（图 19.7）时 f 波可能不清楚，但几乎在任何情况下都可以通过注意有无真正的 P 波和偶然不规则的 QRS 波来诊断。

　　心房扑动以 QRS 波群间的"锯齿"扑动（F）波为特征（图 19.8）。然而，当心房扑动以 2 ：1 的房室阻滞存在时（例如，心房率为 300 次 / 分），F 波常常在一个或多个导联中被隐藏或掩盖。因此，伴 150 次 / 分的规则心室率的心房扑动可能与窦性心动过速、阵发性室上性心动过速或心房颤动混淆（图 19.8，19.9）。心房颤动最容易排除，因为 2 ：1 传导的心房扑动非常规则。

　　然而，窦性心动过速、阵发性室上性心动过速、心房颤动和心房扑动的鉴别诊断可能具有挑战性。用于帮助区分这些心律失常的一项临床测试是颈动脉窦按摩（CSM）或其他迷走神经动作（如 Valsalva 动作）。颈动脉窦的压力增加迷走神经张力的反射。下面简要回顾 CSM（和其他迷走神经动作）对窦性心动过速、折返性阵发性室上性心动过速和心房扑动的影响。

心房颤动伴快速心室率

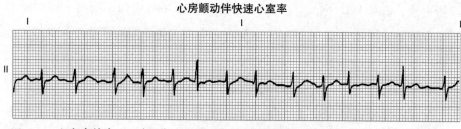

图 19.7　心室率约为 130 次 / 分（6 s 内 13 个 QRS 周期）。注意典型的杂乱无章的节律

心房扑动伴 2 ：1 阻滞（传导）

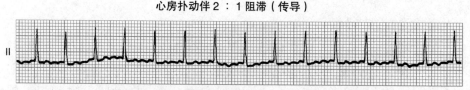

图 19.8　伴 2 ：1 房室传导的心房扑动。扑动波是微妙的

四种相似的窄 QRS 波心动过速

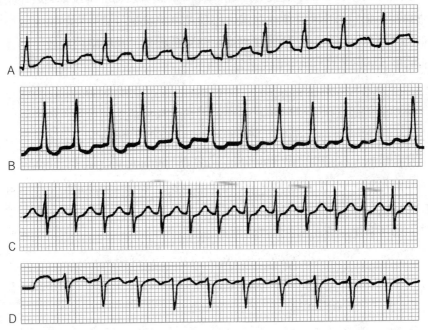

图 19.9　Ⅱ导联记录了 4 个"相似"的窄 QRS 心动过速

A. 窦性心动过速。B. 心房颤动。C. 房室结内折返性心动过速（AVNRT）引起的阵发性室上性心动过速（PSVT）。D. 伴 2 ：1 房室传导的心房扑动。当心室率约为 150 次 / 分时，这四种心律失常可能难以在标准心电图上分开，尤其是从单一导联。在窦性心动过速的例子中，P 波在这种情况下几乎看不到。接下来，请注意心房颤动的不规则性是非常微妙的。在阵发性室上性心动过速的例子中，频率是相当规则的，没有明显的 P 波。心房扑动时，该导联可能不能清晰地看到扑动波

窦性心动过速和颈动脉窦按摩

窦性心动过速通常会随着颈动脉窦按摩略微减慢。但是，心率通常不会发生突变。窦性心动过速的减慢可能会使 P 波更加明显。此外，窦性心动过速几乎总是以渐进的方式加速和减速，并逐渐结束，而不是突变。健康人可以通过监测休息时、爬楼梯和休息后的心率来检验这一结论。

阵发性室上性心动过速和颈动脉窦按摩

由房室结内折返性心动过速（AVNRT）或涉及隐蔽或明显旁道的房室折返性心动过速（AVRT）引起的 PSVT 通常对颈动脉窦按摩或其他用于快速增加迷走神经张力的动作（Valsalva）具有全或无反应。在成功的病例中，心动

过速突然终止，窦性心律恢复（见第 14 章）。或者颈动脉窦按摩不起作用，心动过速以相同的速率继续。在房性心动过速（AT）导致阵发性室上性心动过速的情况下，颈动脉窦按摩可以增加阻滞的程度，这种阻滞导致一个或多个非传导 P 波的快速出现。

心房扑动和颈动脉窦按摩

颈动脉窦按摩也常常增加心房扑动时房室传导阻滞的程度，将 2∶1 的扑动转换为心室率为 100 次 / 分的 3∶1 或心室率为 75 次 / 分的 4∶1 的扑动，或者转换为不同阻滞程度的扑动。心室率的减慢可能揭示 F 波的特征（从而明确窄 QRS 心动过速的诊断）。但颈动脉窦按摩或其他迷走动作不会将心房扑动转换为窦性（见第 15 章）。因此，对已经确诊心房扑动或心房颤动的患者，请不要使用颈动脉窦按摩（或给予腺苷）。

RACE：诊断窄 QRS 波心动过速（NCTs）的简单算法

以下算法可能对考虑窄 QRS 波心动过速的鉴别诊断时有所帮助。

R　心率（房性和室性）

A　心房活动

CE　节奏：规则（或成组搏动）与不规则

心动过速时，为了最准确地评估心室率，请计算连续 QRS 波群间的小格子数。心房活动（如果可见）将被看作离散的 P 波（伴有窦性心动过速、房性心动过速、房室结折返性心动过速和房室折返性心动过速）。在后两种情况下，如果 P 波可见，通常是逆行的（Ⅱ导联为负）。注意不要将真正离散的 P 波与心房扑动（F 波）或颤动（f 波）引起的持续心房活动相混淆。伴不规则心室率的窄 QRS 波心动过速提出了三种主要可能性的考虑：心房颤动、多源性房性心动过速、频发心房异位的窦性心动过速。一个极其规则的窄 QRS 心动过速考虑窦性心动过速与阵发性室上性心动过速（窦性心动过速、房室结折返性心动过速或房室折返性心动过速）。回想一下窦性心律时，即使在老年人中也很少见到非常快的心率（尤其是超过 140/min）。具有"成组搏动"（QRS 波群的周期性）的窄 QRS 波心动过速考虑伴阻滞 / 传导可变的心房扑动与伴阻滞可变的房性心动过速。

宽 QRS 波心动过速（WCTs）的鉴别诊断

宽 QRS 波心动过速（即持续 120ms 或以上）提出了两个主要的诊断问题：

（1）临床上最重要的是室性心动过速，这是一种潜在的危及生命的心律失常。如上所述，室性心动过速是连续三个或更多室性期前收缩（PVCs），心率一般在100次/分和225次/分或更多。节律通常并不总是非常规则的，特别是更快频率下持续的单形性室性心动过速。

（2）宽QRS波心动过速的第二种可能原因称为伴有室内差异性传导或传导异常（有时称为异常传导）的室上性心动过速。室内差异性传导仅仅意味着存在一些心室激动异常，由于非同步激活（如束支传导阻滞）而导致宽QRS波群。另一个含义相似的术语是传导异常，包括预激综合征。

室上性心动过速和室上性心动过速伴差异性传导的区别

室上性心动过速有两个主要机制：①束支传导阻滞或相关的室内传导延迟（可能是短暂的）；②与预激综合征（WPW）一起旁路传导（见第18章）。

室上性心动过速伴异常

如果刚刚讨论的任何一种室上性心动过速（SVT）与束支传导阻滞或相关的室内传导延迟（IVCD）相关联，心电图将显示可能被误认为室性心动过速的宽QRS波心动过速。例如，窦性心动过速（或心房颤动、心房扑动、阵发性室上性心动过速）以及伴右束支传导阻滞（RBBB）或左束支传导阻滞（LBBB）的患者将出现宽QRS波心动过速。

图19.10A显示伴快心室率的心房颤动与左束支传导阻滞联合发生。作为对比，图19.10B显示了一个室性心动过速的例子。由于心律失常看起来很相似，所以很难将它们区分开来。心房颤动的不规则性相比室性心动过速的规则性是主要的区别特征。但是，室性心动过速有时可能是不规则的。心房颤动伴差异性传导（由于LBBB）的另一个例子如图19.11所示。

需要记住的是，在某些特殊的室上性心动过速病例中，束支传导阻滞或室内传导延迟仅在心动过速发作期间出现。这类频率相关的束支传导阻滞被称为频率依赖性心动过速。

室上性心动过速伴差异性传导（室内传导延迟）也可能发生于高钾血症或应用药物如氟卡尼时（见第11章），是药物降低心室传导速度所致。

室上性心动过速伴 WPW 预激综合征

针对宽QRS波心动过速的第二个常见机制是室上性心动过速伴WPW综合征。正如第18章所述，WPW综合征患者有一个连接心房和心室的旁路（或

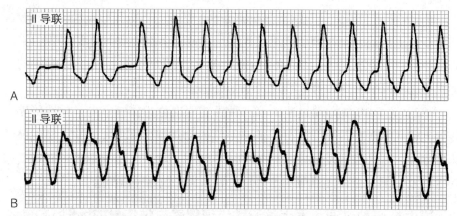

图 19.10　A. 心房颤动伴左束支传导阻滞。B. 室性心动过速。根据心电图表现，区分室上性心动过速伴束支阻滞（由于 WPW 或药物作用导致宽 QRS 波）和室性心动过速可能是困难的，并且有时是不可能的

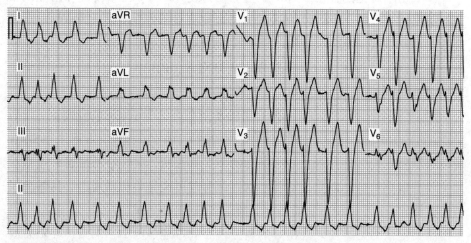

图 19.11　这种宽 QRS 波心动过速是由于房颤伴左束支传导阻滞（LBBB），而不是单形性室性心动过速。注意频率的不规则性和典型的 LBBB 模式

多个旁路），从而绕过房室结。这类患者特别容易出现伴窄（正常）QRS 波群的房室折返性阵发性室上性心动过速。这种特殊类型的阵发性室上性心动过速被称为顺向型房室折返性心动过速（AVRT）。

　　有时心房颤动或心房扑动伴宽 QRS 波心动过速患者可能以很高的速率在旁路下传导。这种宽 QRS 波心动过速很像室性心动过速。WPW 综合征伴房颤的一个例子如图 19.12 所示。

　　如果遇到宽 QRS 波心动过速不规则并且具有很高的频率（即 RR 间隔非常短），应高度怀疑 WPW 综合征伴房颤。需要强调的是，一般情况下心房颤动很少见到 180 ms（4.5 个小格）或更少的 RR 间隔。快速的室性心动过速节律通常是相当规则的。这些非常短的 RR 间期与旁路（与房室结相反）以极快的速度进行脉冲传导能力有关（见图 19.12，19.13）。

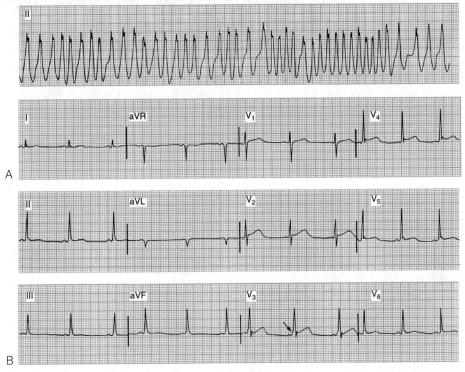

心房颤动和 WPW 预激综合征

图 19.12　A. 心房颤动合并 WPW 预激综合征可能导致宽 QRS 心动过速，且其心室率非常快。请注意，有些 RR 间期是极短的（大约 240 ms），不完全是由于潜在的心房颤动。有时，由于旁道的存在，通常会引发短间期的心脏搏动。QRS 波的极性（主要为 V_1~V_3 正向，下外侧导联负向）与左后外侧旁道一致。B. 心律失常转为窦性心律后，预激综合征的经典"三位一体"特征显而易见，虽然很微妙：相对较短的 PR 间期，宽 QRS 波，δ 波（V_3 导联箭头）。该患者成功地接受了旁道射频消融治疗

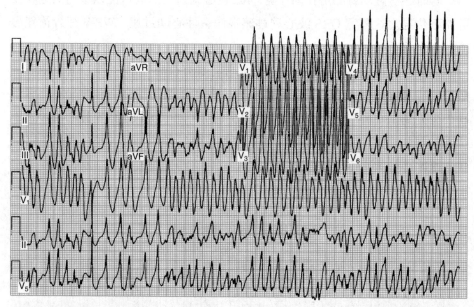

图 19.13 另一例心房颤动合并预激综合征。这里的心室率非常快（有时高达 300 次 / 分），而且非常不规则。QRS 向量（右下）与被消融的左侧旁道一致。这种节律非常危险，因为它可能导致心肌缺血甚至促发心搏骤停的心室颤动。相反，通常当室性心动过速（单形或多形性达到这一频率）时，心律变得很有规律

认识 WPW 综合征伴房颤具有相当重要的临床意义，因为洋地黄可能会反向增强旁路传导。结果，心室反应可能增加，导致可能的心肌缺血，并且在一些情况下导致室颤。静脉注射维拉帕米也有类似的危险效应。可能需要紧急直流（DC）电复律。

具有宽 QRS 波群的 WPW 综合征也可能在其他两种病理生理情况下发生：①具有折返电路的阵发性室上性心动过速是一种非常罕见的被称为逆向房室折返性心动过速（AVRT）的变异，这种折返电路可沿着旁路并通过心室传导系统和房室结重新进入心房。图 19.14 给出了一个例子。②可能会出现一些更为常见的变异，即沿房室结—希氏束—浦肯野系统传导并沿旁路上行，可能与束支传导阻滞相关。

窦性心律伴预激综合征

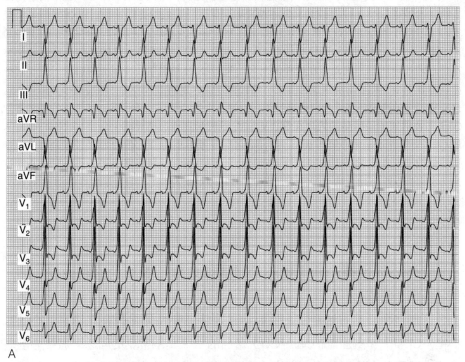

A

宽 QRS 波心动过速：房室折返性心动过速伴预激综合征

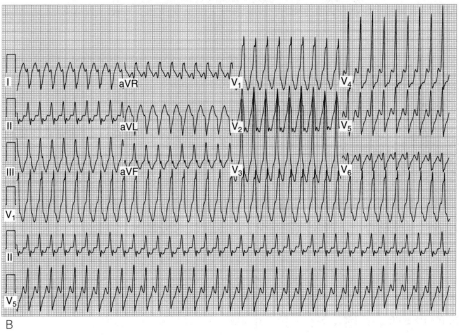

B

图 19.14　A. 一位年轻成年男子的心电图，他自孩提时代就反复发作心悸。记录显示窦性心动过速伴宽 QRS 心动过速和典型的 WPW 综合征。δ 波的方向（aVL 和 QRS 波呈完全负向）与左外侧旁路一致。B. 显示快频率阵发性室上性心动过速发作时的心电图（约 220 次 / 分），QRS 波形态与窦性心律时相同，未见 P 波。由于综合波的影响，可记录到类室性心动过速图形。然而，在这种情况下，宽 QRS 波是由于一个很大的折返通路，它把激动沿着旁路，然后沿着束支—分支—希氏束系统，重新进入心房，然后回到旁路上，这是一种罕见的通过预激综合征旁路发生折返性室上性心动过速的形式。如果你特别注意到 QRS 交替模式（最明显的表现在Ⅲ、V₃、V₄ 导联和其他一些导联）。伴非窦性心动过速的 QRS 交替并不是由心脏压塞和"摆动心脏"现象引起的（见第 12 章），而是由于心室传导的改变。与多种类型的室上性心动过速有关的 QRS 交替最常见于旁路介导的心动过速（房室折返性心动过速），但也可能发生在房室结折返性心动过速和室性心动过速

室性心动过速和室上性心动过速伴差传：重要的诊断依据

临床注意事项

鉴别室性心动过速和室上性心动过速伴差异性传导是在急诊室、心脏监护室（CCU）和重症监护室（ICU）遇到的一个非常常见的问题。需要心脏病专家进行紧急会诊和处理。目前已经提出了许多方法来指导鉴别诊断。但是，在应用任何基于 ECG 的诊断方法进行 WCT 鉴别诊断之前，临床医师应考虑以下临床线索：

- 美国成年人中，80% 以上接受医疗关注的宽 QRS 波心动过速是室性心动过速。在患有主要结构性心脏病（如先前的梗死、心肌病、心脏手术后）的患者中，这个百分比增加到 90% 以上。
- 把室上性心动过速当作室性心动过速治疗将最有可能治愈心律失常，但把室性心动过速当作室上性心动过速治疗可能会导致血流动力学下降。
- 静脉注射维拉帕米或地尔硫草不应用于未经确诊的宽 QRS 波心动过速。这些钙通道阻滞药物具有血管舒张和负性肌力作用，可导致室性心动过速患者的血流动力学下降（或伴有 WPW 综合征的房颤）。

心电图诊断

特别注意，鉴别伴束支阻滞或其他原因引起的室性心动过速和室上性心动过速具有非常大的挑战性。即使是最有经验的心脏病专家也可能无法从标准的 12 导联心电图及可获取的心电资料中确定这种鉴别诊断。

以下 5 种心电图表现对鉴别室性心动过速与室上速伴差异性传导十分有帮助：

（1）房室分离。回顾第 17 章，房室分离时（不是因为完全的心脏传导阻滞）心房和心室各处于不同的部位，心室率等于或快于心房率。一些室性心动过速患者也出现房室分离，心室以较快的频率从心室异位起搏点开始传导，而心房仍由窦房结的激动独立地控制。

在这种情况下，通过仔细检查，您可以看到比快速宽 QRS 波群（图19.15）更慢频率出现的窦性 P 波，其中一些 P 波可能被掩藏在 QRS 波群中。因此，很难或不可能识别。

不容乐观的是，只有少数室性心动过速患者有明确的房室分离心电图证据。因此，无明确的房室分离并不排除室性心动过速。然而，在宽 QRS 波心动过速患者中出现房室分离对室性心动过速的诊断具有实质意义。换言之，房室分离对宽 QRS 心动过速患者中室性心动过速的诊断具有很高的特异性，但敏感性不高。

此外，在某些室性心动过速伴房室分离的情况下，窦房结可能会瞬间拖带（控制）心室，产生一个具有正常 QRS 持续时间的夺获，同样的机制有时可能产生一个融合波，其中一个窦性搏动从上面和一个心室搏动在心室碰撞，从而产生一个融合波。图 19.16 说明由于房室分离发生在室性心动过速时产生的夺获和融合波。

（2）在特定的导联中 QRS 波群的形态，特别是 V_1/V_2 导联。在特定的导联中，QRS 的形态可能有助于提供判断宽 QRS 波心动过速是否为（单形性）

室性心动过速：房室分离

监护导联

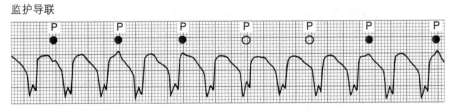

图 19.15　持续单纯性室性心动过速伴房室分离。注意心房（窦性）率（75 次 / 分）和心室（QRS）率（140 次 / 分）的独立性。可见窦性 P 波以黑圈表示，隐匿性 P 波以空圈表示

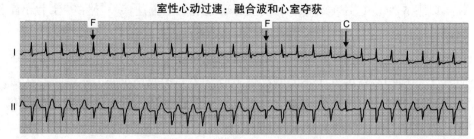

图 19.16　持续单纯性室性心动过速（VT）伴房室分离（窦房结激动在室性心动过速时仍存在），产生融合波（F）和夺获（C）。I 导联及 II 导联同时记录

室性心动过速的重要线索。心动过速发作时 QRS 形态类似 RBBB 型，V$_1$ 导联呈典型 rSR′ 波形时提示为阵发性室上性心动过速，而该导联出现单个宽 R 波或 qR、QR 或 RS 波则明显提示为室性心动过速（图 19.17）。当心动速发生时 QRS 形状类似于 LBBB 型，V$_1$ 或 V$_2$ 导联 R 波宽度（>0.04 s）或 V$_6$ 导联呈 QR 波时强烈提示为室性心动过速（框 19.2）。

────────── 要点 ──────────

　　当心脏病学家将单形性室性心动过速分类为 LBBB 或 RBBB 型时，他们仅指 QRS 波出现束支样阻滞表现，特别是在 V$_1$ 和 V$_6$ 导联中。这种描述性用法不应被认为是一个实际的 LBBB 或 RBBB 存在。相反，室性心动过速时束支样阻滞表现是不同步（右向左或左向右）激动心室的提示。

────────────────────────────

　　（3）QRS 持续时间（宽度）。大于 0.14 s 的 QRS 波（LBBB 型）或大于 0.16 s（LBBB 型）的 QRS 波提示为室性心动过速。但是，如果患者应用一种能使 QRS 波变宽的药物（如氟卡尼），或者存在高钾血症时，这些标准并不可靠。另外，记住要看 12 导联中最宽的 ORS 测量值。

　　（4）QRS 一致性是指 QRS 波形在所有 6 个胸导联（V$_1$~V$_6$）中具有相同或接近相同的极性。向上一致性（图 19.18）定义为 V$_1$~V$_6$ 导联均为宽 R 波；在这些导联，宽 QRS 波具有向下一致性（图 19.19）。无论是向上还是向下的一致性都是判断室性心动过速的一个特异性但并非十分敏感的指标。因此，当您看到这些特征时对判断室性心动过速是很有帮助的，但大多数情况下室

框 19.2　**宽 QRS 波心动过速（WCT）：诊断室性心动过速的标准**

1. 房室分离
2. QRS 宽度：
   伴 0.14 s 右束支阻滞（RBBB）[*]
   伴 0.16 s 左束支阻滞（LBBB）[*]
3. QRS 波的形态：
   RBBB：V_1 中的单相或双相波
   LBBD：V_1 或 V_2 ≥ 0.04 s 宽 R 波
   V_1 或 V_2 出现 ≥ 0.07 s 波
   V_6 出现 QR

---

[*] 应用延长 QRS 间期的药物或存在高钾血症、室上性心动过速时 QRS 间期也增加

性心动过速都显示出心前区导联 QRS 波的可变极性。

（5）既往窦性心律心电图。比较任何先前窦性心律（或其他室上性节律）时的心电图，尤其是新近的心电图，可能是非常有帮助的。首先，窦性心律及宽 QRS 波心动过速发作时的 QRS 偏转（形态和电轴）情况无变化时，这有力地提示为房室传导机制。第二，如果宽 QRS 心动过速发作时 QRS 形态与既往的心电图中的任何室性期前收缩完全相同，这一发现有力地表明室性心动过速是宽 QRS 心动过速持续发作的一个原因。

心动过速：临床展望

正如前面所述，第一个问题是，判断快速型心律失常患者是否为室性心动过速。若为持续性室性心动过速，则需要紧急治疗（见第 16 章）。窄 QRS 波心动过速的治疗取决于临床情况。窦性心动过速应针对直接的原因（例如发热、脓毒症、充血性心力衰竭、血容量不足、酒精中毒、严重肺部疾病、甲状腺功能亢进等）治疗。

同样地，多源性房性心动过速的治疗应该针对存在的问题（通常是失代偿性慢性肺源性疾病）。心脏直流电复律不适用于多源性房性心动过速，因为它不太可能奏效且可诱发严重的室性心律失常。除非有禁忌，可用钙通道

阻滞剂（维拉帕米或地尔硫䓬）减慢多源性房性心动过速的心室率。最重要的是治疗失代偿的肺功能。

任何一种伴快心室率的心房颤动或心房扑动或阵发性室上性心动过速患者，都需要紧急治疗。如果他们对初始药物治疗无效，应考虑电转复。

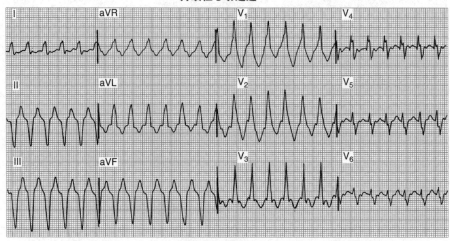
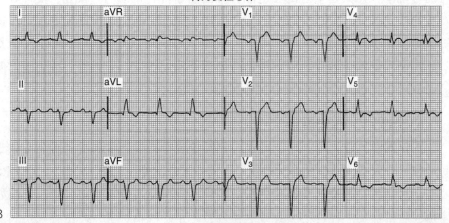

图 19.17　A. 频率约为 180 次 / 分的持续单纯性室性心动过速。注意右束支阻滞图形的宽 QRS 波。在 V_1 和 V_2 导联显示一个宽的 R 波。B. 在转为窦性心律后，潜在的前壁心肌梗死和室壁瘤的特征变明显。在 V_1、V_2 和 V_3 导联可见 Q 波及 ST 段抬高；V_4~V_6 导联出现缺血性 T 波倒置。还要注意伴电轴左偏（左前分支阻滞）的心室内传导致 QRS 波增宽（0.12 s）。由于左心房异常导致 V_1 导联的明显负向 P 波

室性心动过速：负向 QRS 波的一致性

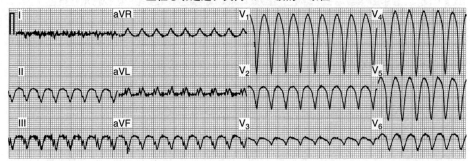

图 19.18　伴左束支传导阻滞图形、电轴右偏的单形性室性心动过速。QRS 主波均向下，意味着所有的胸前导联显示 QRS 波向下偏转。这种情况与偏差在室上性心律的情况下是不可能出现的。心动过速起源于右心室下壁。基线"噪音"来自紧急情况下获得的电干扰

室性心动过速：正向 QRS 波的一致性

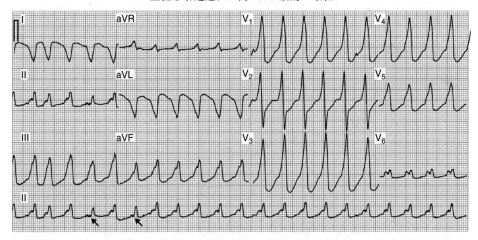

图 19.19　起源于左室侧壁类似右束支传导阻滞图形的室性心动过速的 QRS 波正向一致性。所有胸前导联都显示正向 QRS 偏转。Ⅱ 导联心电图中的箭头所指可能是融合波

　　另一个主要问题是对任何快速心律失常（或任何心律失常而论）的患者来说，洋地黄或其他药物是否作为治疗方案的一部分。一些心律失常（如房性心动过速伴阻滞）可能是洋地黄中毒性节律，禁用电复律（见第 20 章）。药物引起的 QT 延长是导致尖端扭转型多形性室性心动过速的重要基础，如第 16 章所述。

慢并快：病态窦房结综合征及心动过速—心动过缓综合征

病态窦房结综合征是指窦房结功能不全，它会导致窦性心动过缓、窦性停搏，有时伴有交界性逸搏心律，可引起头晕症状甚至晕厥。

某些病态窦房结综合征患者，心动过缓发作伴阵发性心动过速（通常是心房颤动、心房扑动或某种类型的阵发性室上性心动过速）。有时心动过缓在心动过速自发终止后立即发生。一个重要的情况包括阵发性心房颤动患者，在心房颤动自发转换后出现窦性心动过缓甚至窦性静止。心动过速—心动过缓综合征一词被用来描述患有慢并快速心律失常的病态窦房结综合征患者（图19.20）。

诊断病态窦房结综合征，特别是心动过速—心动过缓综合征，通常需要对患者的心跳进行几个小时甚至几天到几周的动态监测（见第4章）。单次心电图可能正常，也可能仅显示心动过缓或心动过速发作。有症状患者的治疗通常需要永久性起搏器来预防窦房结停止。植入起搏器后，射频消融治疗或抗心律失常药物可控制心动过速的发作。

心动过速—心动过缓综合征

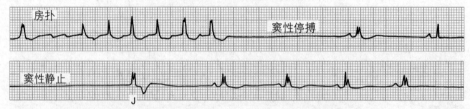

图 19.20　病态窦房结综合征中心动过缓—心动过速变异。窄 QRS 波心动过速（可能是心房扑动）节律中紧接着出现窦性停搏，2 个窦性心跳，1 个房室交界性逸搏（J），重新开始窦性节律

（马建群　译　张雪娟　陈清启　校）

第 20 章

洋地黄中毒

洋地黄是临床上常用的一种药物，200 年前洋地黄首次在英国用于心力衰竭和室上性心律失常的治疗。今天我们再次提及洋地黄，是因为洋地黄过量会造成严重的并发症，甚至心搏骤停或死亡（见第 21 章）。洋地黄毒性可造成快速的或者缓慢的心律失常，通过本文的学习我们可以加深对洋地黄作用于心脏激动和传导系统的理解。早期识别、预防洋地黄和其他药物的不良反应（见第 11 章和第 16 章），是所有临床医生应该掌握的常识。

作用机制和适应证

洋地黄是一类糖苷类心血管药物，它影响心肌细胞电效应活动和机械活动。目前在临床上最常用的药物是地高辛（但在美国，地高辛已经极少应用了）。洋地黄糖苷的作用机制是增加扩张性心肌病和收缩性心力衰竭（也被称为射血分数降低的心力衰竭）患者的心肌收缩力（即正性肌力作用）。它的治疗作用主要与增加副交感神经（迷走神经）张力、降低自主神经活性和减慢窦房结和房室结传导性有关。因此，洋地黄被用于控制心房颤动和心房扑动时的心室率（见第 15 章），这两者都与过度的电刺激作用于房室结有关。

由于大量更安全、更有效的药物出现，洋地黄的应用主要局限于心房颤动、慢性收缩性心力衰竭并且不能耐受 β 受体阻滞剂或钙离子通道拮抗剂的患者。当用于心房颤动或心力衰竭时，洋地黄常作为辅助药物应用。在一些特殊情况下，如妊娠期，其他药物不能使用，洋地黄可用于治疗折返性阵发性室上性心动过速（PSVT）。

洋地黄用于治疗慢性收缩性心力衰竭和选择性用于室上性心律失常，但洋地黄的治疗剂量和中毒剂量接近，它的安全性较低。

洋地黄中毒与洋地黄效应

洋地黄毒性和洋地黄效应之间容易混淆。洋地黄中毒会产生严重的心律失常和传导紊乱，以及后面描述的其他系统毒性反应。洋地黄效应是在服用洋地黄糖苷患者中可见的典型改变（图20.1，20.2），表现为特异性 ST-T 改变（"印章"征），与 QT 间期缩短有关。

注意：洋地黄效应的出现不意味着洋地黄中毒，它可见于治疗剂量的患者中。但是，大多数洋地黄中毒患者心电图可见洋地黄效应的特异性 ST-T 改变。

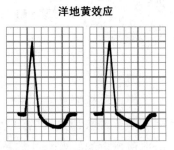

洋地黄效应

图 20.1 洋地黄引起特征性 ST-T 改变

洋地黄中毒：症状和体征

洋地黄中毒可产生全身系统的症状以及特异性的心律失常、传导紊乱。心脏外常见的症状包括无力、嗜睡、食欲不振、恶心和呕吐。视觉与颜色分辨力的改变，包括看东西都是黄色的（视黄症），以及可能发生的精神异常。

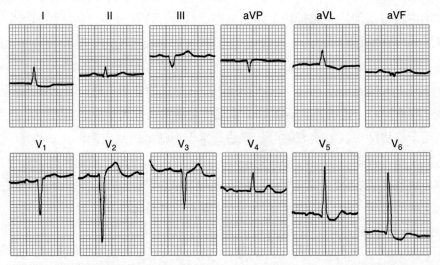

图 20.2 洋地黄引起的特征性 ST-T 改变，V_5~V_6 导联最明显（6 个肢体导联 QRS 波振幅等于或小于 5 mm，存在肢体导联 QRS 低电压）

　　临床应用洋地黄时，应该引起注意，洋地黄中毒可发生多种心律失常和传导紊乱（框 20.1），如心房扑动合并缓慢心室率和频发的心室异位激动（图 20.3）。

框 20.1	洋地黄中毒导致的心律失常和传导紊乱

心动过缓

窦性，包括窦房阻滞

交界性心律

心房颤动（心房扑动）伴缓慢/规整的心室率

心动过速

加速的交界性逸搏心律

室上性心动过速伴房室传导阻滞

频发的室性期前收缩，包括二联律和多源性期前收缩

室性心动过速/心室颤动

房室传导延迟和相关的紊乱

PR 间期延长（一度房室阻滞）

二度房室阻滞（文氏现象，但不是莫氏Ⅱ型阻滞）

三度房室阻滞/房室分离

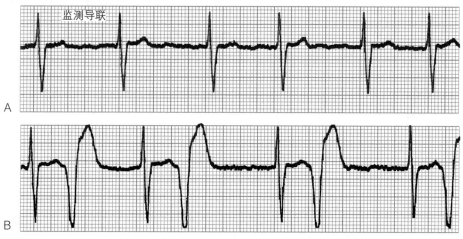

图 20.3　洋地黄中毒导致的室性期前收缩二联律。室性异位搏动是洋地黄中毒最常见的心电图表现之一

A. 基础节律是心房颤动。B. 每一正常 QRS 波后面有一室性期前收缩

　　遇到两种特殊的心律失常，应该引起对洋地黄毒性的高度关注。一是双向性室性心动过速（VT）（图 20.4），一种少见的 VT 类型，表现为任一导联连续心搏的方向发生交替。然而，这种少见的心律失常在其他情况下也可以见到（如儿茶酚胺多形性 VT，见第 16 章和第 21 章）。

　　第二种提示洋地黄中毒的心律失常是房性心动过速伴房室传导阻滞（图 20.5）。常见的 2 ：1 房室传导阻滞，心室率为心房率的一半。房室传导阻滞表现为规律快速的 P 波，频率在 150~250 次 / 分（由于自律性增加），但相对缓慢的心室率（由于房室传导阻滞加重）。AT 伴传导阻滞需要与房扑鉴别，心房扑动时心室率更快（通常 250~350 次 / 分）；AT 伴传导阻滞时，P 波之间的基线为等电位线。在大多数情况下，临床上出现 AT 伴传导阻滞并不都是由于洋地黄过量，但应排除洋地黄中毒可能性。

　　从某种意义上说，阵发性房性心动过速伴传导阻滞不是特别合适，房性心动过速是由于洋地黄引起，而不是真正的阵发性，理解为"房性心动过速伴阻滞"更合适，这种心律失常只是洋地黄中毒的表现之一。

　　洋地黄中毒不是心房颤动、心房扑动伴快速心律失常的唯一原因，但是，在应用洋地黄的患者中常常会见到室性心律失常。洋地黄中毒表现为小于 50

双向室性心动过速

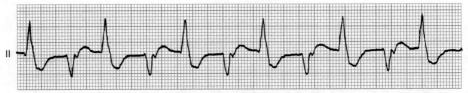

图 20.4　这例洋地黄中毒心律失常是室性心动过速的特殊类型，伴 QRS 波逐跳改变方向。没有 P 波存在

房性心动过速伴房室阻滞

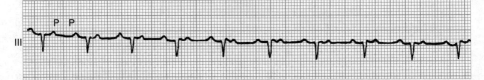

图 20.5　该心电图显示房性心动过速（心房率约 200 次 / 分）伴 2 ：1 阻滞，心室率约为 100 次 / 分

次 / 分的显著缓慢的心室率（图 20.6），伴有室性期前收缩（PVCs）。心房颤动患者洋地黄中毒最早的心电图表现可能是缓慢的心室率，而且心室律相对规整（图 20.7）。

总之，洋地黄中毒可以引起多种严重的心律失常和传导紊乱。任何服用洋地黄治疗的患者出现不能解释的心律失常，均应怀疑洋地黄中毒的可能。

易造成洋地黄中毒的因素

很多因素显著增加了洋地黄中毒的风险（框 20.2）。

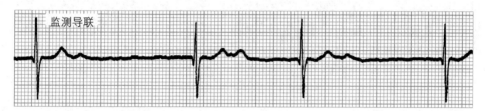

图 20.6　洋地黄中毒导致的心房颤动伴缓慢心室率。比较罕见，对基础心律为心房颤动患者，洋地黄中毒常常表现缓慢的心室率或规整的 QRS 波

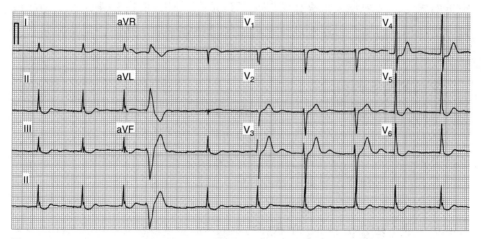

图 20.7　基础心律为心房颤动患者，洋地黄（地高辛）过量，缓慢（大约 60 次 / 分）和相对规整的心室率，存在偶发室性期前收缩。尽管其他因素，包括缺血和左心室肥厚（LVH）不能排除，但 II 导联和胸侧壁导联 ST-T 下移为洋地黄效应的表现。QRS 电压明显升高，怀疑 LVH。心电轴为垂直位（大约 +75°），考虑 LVH、双心室肥厚引起

框20.2	**洋地黄中毒 * 的诱发因素**

高龄

低血钾

低血镁

高血钙

低氧血症 / 慢性肺疾病

心肌梗死（特别是急性）

肾功能不全

甲状腺功能低下

淀粉样变导致的心衰

WPW 综合征和房颤

* 肥厚性心肌病是地高辛的禁忌证。肥厚性心肌病是一种遗传性心脏病，与过度的心脏收缩和主动脉瓣狭窄有关。地高辛可能会加重左室流出道梗阻的程度。

电解质紊乱

血清钾离子浓度降低，会增加洋地黄中毒发生心律失常的可能。特别是心室异位搏动和房性心动过速伴传导阻滞。在任何服用洋地黄和怀疑洋地黄中毒的患者，必须定期检查血清钾离子浓度。另外，低镁和高钙可能是洋地黄中毒的诱发因素。服用利尿剂患者必须监测电解质水平。特别是呋塞米，可导致低钾和低镁血症。偶尔噻嗪类利尿剂也可以导致高钙血症。

疾病的相互作用

低氧血症和慢性肺疾病也可以增加洋地黄中毒的危险，可能与增加交感神经张力有关。急性心肌梗死或缺血患者似乎对洋地黄更加敏感。洋地黄可能加重肥厚型心肌病的症状，肥厚型心肌病是一种遗传性疾病，与过度心脏收缩有关。而淀粉样变导致的心力衰竭者对洋地黄也非常敏感。对 WPW 综合征和 AF 患者，洋地黄可能造成极快的冲动通过房室旁路，导致潜在的致命性心律失常（见图 19.14）。甲状腺功能减退的患者以及女性可能对洋地黄更为敏感。洋地黄主要从尿中排泄，任何程度的肾功能不全，都应该减少洋地黄的用量。老年人对洋地黄中毒很敏感，因为老人肾脏功能减退，药物通过肾排泄率降低。

药物相互作用

很多常用处方药物也能提升血清中地高辛水平，包括（但不限于）胺碘酮、决奈达龙、普罗帕酮、奎尼丁和维拉帕米。这可能是因为药物阻止了 P- 糖蛋白流动分子复合体的活性，这一成分的作用是将地高辛排到肠道和肾小管，以降低地高辛浓度。用于治疗心衰的药物螺内酯也因为降低了地高辛在肾脏的清除，而升高地高辛水平。相反，一些抗生素（如红霉素）降低地高辛浓度，当抗生素停止使用时，地高辛浓度会升高。

洋地黄中毒的预防

预防洋地黄中毒至关重要。任何患者在服用洋地黄或相关药物前，应掌握其适应证。在一些长期接受洋地黄治疗的患者或者特殊情况下应用，如舒张性心力衰竭（或隐性的左室收缩功能异常），在用药前患者应该有 ECG、血清电解质、尿素氮和肌酐值。当使用利尿剂或肠道吸收不良时，要注意血清镁的水平。其他的注意事项包括患者的年龄、肺功能状况以及是否患有急性心肌梗死。认真观察，发现洋地黄早期中毒的表现至关重要，如频发室性期前收缩、窦性心动过缓或房室传导阻滞加重。洋地黄应从低剂量开始，逐渐增加至治疗剂量。

洋地黄中毒的治疗

洋地黄中毒的治疗依据病情的轻重而有所不同。对较轻的心律失常（如单发的室性期前收缩、窦性心动过缓、PR 间期延长、文氏型房室传导阻滞或结性心律）可停用洋地黄观察。对于较严重的心律失常（如持续室性心动过速）可能需要静脉注射药物如利多卡因。对于心动过速可补充镁，使血清镁升高到正常水平。

洋地黄中毒发生完全性传导阻滞，特别是有晕厥、低血压或慢性心力衰竭患者，当洋地黄不能迅速清除，需要安装临时起搏器（见第 22 章）。当洋地黄已被代谢时，可保守处理。偶尔患者因疏忽或自杀服用大量洋地黄。在这种情况下，血清地高辛水平会显著升高，发生严重的心动过速或心动过缓。另外，大量的洋地黄中毒，可造成危及生命的高血钾，因为药物抑制细胞膜Na-K 泵，抑制 Na-K 交换。患者服用超大致死剂量的地高辛时可用特异性地高辛结合抗体［地高辛免疫蛋白（抗原结合片段）］静脉用药治疗。但是当洋地黄中毒存在高血钾时，不要静脉给予钙剂。

临床医师要特别注意，对洋地黄中毒患者，直流电复律为禁忌，可导致致命性的室速和室颤。因此，怀疑洋地黄中毒时，不能电复律（如房颤伴缓慢心室率、房速伴传导阻滞等）。

血清地高辛浓度（水平）

血清地高辛浓度可用放射免疫分析测量。许多实验报告的"治疗浓度"范围很宽，为 0.5~2.0 ng/mL。浓度超过 2.0 ng/mL 与洋地黄中毒发生呈正相关。但"治疗剂量"不能排除洋地黄中毒的可能性。正如前面所提到的，一些患者对洋地黄非常敏感，在"治疗"剂量可显示中毒症状。在另外一些患者，低钾、低镁等因素使地高辛在"治疗"剂量仍可发生洋地黄中毒。即使地高辛剂量"高"，也不表明地高辛过量，这些患者需要检查是否有洋地黄过量的早期证据，包括系统症状（如胃肠道症状），以及心脏出现的异常状况。努力将地高辛水平保持在"治疗范围"。在心力衰竭治疗时，较低剂量同样有效且更安全。在服用洋地黄后几小时，血中地高辛浓度会一过性升高。

对于大多数收缩性心力衰竭或 AF 患者，保持洋地黄浓度在 0.4~0.8 ng/mL，即治疗剂量水平的下限是安全的。对于房颤控制心室率的剂量不太明确，这还需要更多数据支持。但可以使用与心力衰竭相同的低剂量治疗。

洋地黄使用原则

- 在指导下使用
- 使用最低剂量达到治疗目的
- 当遇到一个新患者或早期随访患者，需要重新评估药物使用剂量（尤其是该患者使用其他药物和 / 或其肾脏状况不佳的情况下）
- 告知其他临床护理人员和患者，应用洋地黄剂量以及其他药物的用量变化（用药配比）

（管琳　译　陈清启　张雪娟　校）

第21章
心搏骤停和心脏猝死综合征

当心脏停止有效收缩并停止供血时，就会发生心脏停搏。与此紧密相关的心脏猝死描述了突发的心搏骤停以及几分钟内没有复苏而死亡的情况，或者持续一个小时左右的如胸部不适、呼吸急促、头晕或晕厥的急性症状，之后死亡。

心搏骤停不是一种单一的疾病，而是一种有多种原因的综合征。此外，如下面所讨论的，突然的心搏骤停/死亡并不等同于急性心肌梗死，事实上，急性心肌梗死只与少数人的突然死亡有关。

心搏骤停概述

心脏停搏的患者在几秒钟内就会失去意识，而不可逆的脑损伤通常会在几分钟内发生，有时甚至更短。此外，心脏停止跳动后不久，自发呼吸随之停止（心肺骤停），在某些情况下，先发生呼吸停止（原发性呼吸停止），之后不久心脏活动也停止了。

―――――――――――――――― 要点 ――――――――――――――――

反应丧失、呼吸困难或窒息、无大动脉（如颈动脉或股动脉）搏动是心脏停搏的主要诊断体征。

用听诊器听不到心音，血压也测不到，心脏停搏的患者由于缺乏循环的含氧血液而发绀（蓝灰色）、四肢厥冷。如果大脑严重缺氧，瞳孔固定并散大，可能出现抽搐。当发现心搏骤停时，必须立即启动心肺复苏（CPR），不得耽误（框21.1）。心肺复苏的具体细节和促进心功能的措施包括插管、药物使用、自动体外除颤仪（AEDs）和标准除颤仪的应用。

心搏骤停的基本心电图表现

心搏骤停的基本心电图表现在前几章中已被提到，在框 21.2 中被列出来，以下几部分简要回顾了这些类型，重点是它们的临床意义（图 21.1~21.6）。

室速（室颤或无脉性室速）

心室颤动时心室不能收缩，而是以一种完全无效的方式快速而不稳定地颤动，没有心输出量，患者在几秒钟内就会失去意识，在图 21.1 中，列出了以清晰、快速的波形为特征的典型 ECG 模式。

如第 16 章所示，室颤可能是自发的，但通常是由于另一种室性心律不齐（常见的为室性心动过速或频繁室早）或多形性室速诱发。图 21.2 显示在心脏停搏期间发生的一种室速转为室颤的过程。

在 16 章中对室颤的治疗进行了介绍，患者应立即除颤并通过导电糊抹在胸壁给予 360 J 的直流电击。

框 21.1　最近更新的心肺复苏（CPR）指南

1. 拨打 120（急救电话）
2. 在胸骨上开始人工胸外按压，每分钟 100~120 次
3. 对一般成年人进行至少 5 cm 幅度的人工按压
4. 所有的急救人员都应该开始实施心肺复苏术，直到训练有素的专业人员到达，否则患者病情将会被延误
5. 训练有素的急救人员可能除胸外按压外还会考虑开放气道，并以 30 : 2 进行胸外按压与人工呼吸（每次呼吸大约 1 s）

框 21.2　心搏骤停时三种基本的 ECG 类型

- 室性心动过速，包括心室颤动（VF）或持续性的无脉性室性心动过速（VT）
- 心室停搏或心室率极慢的缓慢无脉节律
- 无脉电活动（PEA，也称电机械分离）

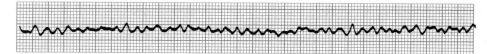

图 21.1 室颤造成心搏骤停

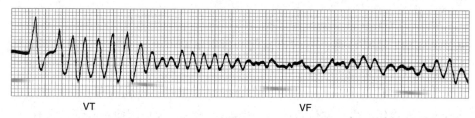

VT VF

图 21.2 室速和室颤记录为心搏骤停，这里所见的快速正弦波形的室速有时称为室扑

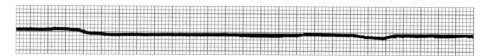

图 21.3 在心搏骤停时心室完全静止（停搏）产生的直线

VT 和 VF 是唯一一种"令人震惊"的突发性心搏骤停，图 21.6D 是一个成功的心脏除颤的例子。

对于任何患者，除颤的成功取决于许多因素，治疗室颤的最关键的要素是迅速电除颤：在除颤过程中，耽搁的时间越少，成功的机会就越大。

有时重复的电击必须在患者成功复苏之前进行，在其他情况下，所有尝试都失败了。最后，在心脏除颤的过程中必须持续进行胸外按压。

除了电除颤以外，其他措施还包括静脉注射药物（如肾上腺素）以支持血液循环和抗心律失常药物，如胺碘酮、硫酸镁（当出现低镁和尖端扭转型室性心动过速时）。

心室停搏和缓慢无脉节律

心脏的正常起搏点是窦房结，窦房结位于右心房上腔静脉入口处。当窦房结功能障碍（窦性静止）时，如果没有其他潜在起搏点（如心房、房室交界区或心室）发出激动，将导致心室停搏。在这种情况下，心电图记录为一条直线（见图 21.3），表明了心搏停止。无论何时，当遇到心电图显示为一条直线时，至少需两个导联证实（如常规监护所见）并检查所有电极是否连接正常。心脏停搏常常是因为电极脱落导致的假象。另外很低幅的 VF（也称为"细小 VF"）也可能误认为直线。增加监护仪的增益，可显示"隐藏"的VF。

对于心脏停搏的治疗需要持续的胸外按压，电除颤对停搏是不合适的，也是无效的。需要注意，有时自发的心脏电活动可能重新恢复。药物如血管升压素或肾上腺素可能会支持循环或刺激心脏电活动。对难治的心室停搏需要安装临时起搏器，将电极通过锁骨下静脉或颈内静脉放入右心室。也可将特殊电极放在体表右心室位置体外经皮起搏。然而，经皮起搏对心动过缓有效，而对心脏停搏无效。况且在有意识的患者当中是非常痛苦的。

在心脏停搏的患者中，下面情况虽然不常见，也应重视：在心电图为一条直线的情况下，偶尔也可能看到长间歇中出现 QRS 波群，这些 QRS 波群为逸搏节律，代表自身的起搏点试图恢复心跳（见第 13 章）。心室停搏伴逸搏节律见图 21.4。图 21.4 显示了心室停搏伴逸搏节律的例子，在某些情况下，逸搏的波形是窄的，这表明它们来自心房或房室交界处（见图 21.4A）；另一个则来自低位心室起搏点，产生缓慢的宽 QRS 波自主心律（图 21.4B）。缓慢无脉节律用来描述心脏停搏的这种心电图表现。

缓慢无脉节律要注意排除高血钾，以及其他潜在的可逆因素如药物或缺血。

心搏骤停：逸搏节律

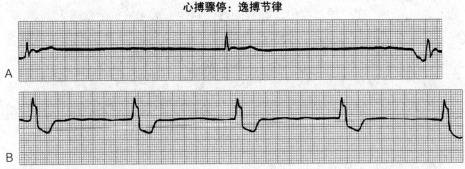

图 21.4 心搏骤停时的逸搏节律
A. 窄 QRS 波群的交界性的逸搏心律。B. 宽 QRS 波群的心室自主心律。治疗应包括静脉注射阿托品，如需要，可加用拟交感神经药物，以加速缓慢节律，支持循环。如存在高钾血症，应给予治疗

逸搏心律不要与胸外心脏按压产生的伪差相混淆。伪差为大而宽的波形，出现在每一次按压时（见图 21.5）。它们的大小随按压力量变化，方向随出现的导联而变化（通常 Ⅱ、Ⅲ、aVF 为负向波，aVR 和 aVL 为正向波）。

无脉电活动（电机械分离）

心脏停搏患者，尽管在心电图存在新出现的 QRS 波或 P 波，但患者意识丧失，没有脉搏和血压。换句话说，心脏有电活动，但没有足够的心脏机械收缩产生有效的泵血，这种症状被称为无脉电活动（PEA）或电机械分离（EMD）。与心脏停搏一样，电除颤治疗对 PEA 是不适当的。

具有生理节律的无脉性电活动可以由许多情况引起。在评估患者是否患有无脉性电活动时，你必须首先考虑潜在的可逆因素。框 21.3 列举了可能导致无脉性电活动的经典 "5 Hs 和 5 Ts"。

框 21.3 无脉性电活动的 "Hs 和 Ts"	
Hs	**Ts**
·血容量减少	·心肌梗死
·血氧不足	·血栓栓塞（肺栓塞）
·血钾过高	·心脏压塞
·体温过低	·张力性气胸
·氢离子浓度过高（酸血症）	·药物过量/中毒

PEA 发生最常见的原因是心肌普遍受到严重持续不可逆转的损伤，如急性心肌梗死。在这种情况下，即使起搏传导系统是正常的，可以产生相对正常的节律，但功能性心室肌的量不足以响应这个电信号并使心脏具有足够的收缩量。值得注意的是：有时这种心肌功能的降低是暂时的、可逆转的（"心肌顿抑"），这类患者仍有复苏的希望。

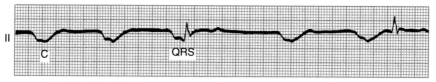

图 21.5 心脏胸外按压伪影，CPR 过程中产生的人为心电，可能被误认为是 QRS 波群

总之，心搏骤停的主要心电图表现是快速心律失常或室颤，心脏停搏（包括缓慢无脉节律）和 PEA。在复苏过程中，以上三种心电图表现均可见到。图 21.6 显示了心脏停搏心电图不同时期的表现。

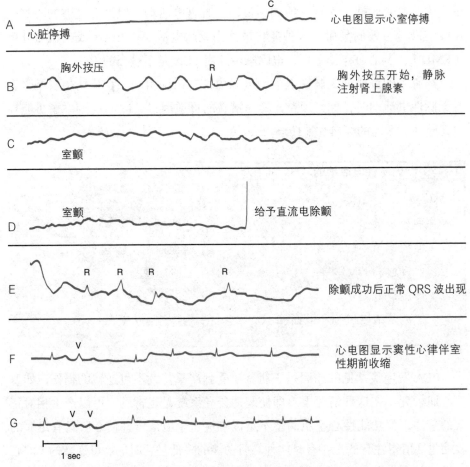

C. 人工胸外按压；R. R 波来源于自发的 QRS 波；DC. 直流电；V. 室性期前收缩。

图 21.6　心搏骤停复苏成功的心电图变化，左面表明心搏骤停的实际心电图顺序，右面显示了经过连续治疗后不同的心电图

A、B. 表明了初始心电图示心室停搏呈一条直线，通过胸外按压和静脉给药后的心电图。C、D. 电除颤后，静脉给予胺碘酮和其他药物治疗后的心电图。E~G. 直流电除颤后出现窦性心律

心脏猝死 / 心搏骤停

如前所述，心脏性猝死是指急性症状发作后 1 小时内发生的以意识突然丧失为特征的由心脏原因引起的死亡。这种情况适用于 CPR（心肺复苏术）但不一定有很好的效果，甚至是直接失败。在美国每年心脏猝死超过 40 万例，对有和没有已知心血管疾病的个体是一种打击。意外的心脏猝死最常由持续性室性心律失常（包括心室颤动）或持续性无脉性室性心动过速引起，较少见的是心室停搏或电机械分离。

大多数心搏骤停的患者均有潜在的结构性心脏病。美国大约 20% 的急性心肌梗死患者在到达医院前就已死亡。另一个重要的急性死亡基本原因是先前的（慢性）心肌梗死对左心室的严重创伤。

心搏骤停的临床病因

在心搏骤停复苏时及复苏成功后，必须开始寻找病因。十二导联心电图和心肌酶水平对诊断心肌梗死是有帮助的。全血细胞分析、血清心肌酶水平、动脉血气分析等检查手段要充分利用。另外，便携 X 线机、床边心脏超声也要做。并进行全面的体格检查，特别关注特殊药物（如洋地黄、抗心律失常药物、精神类药品、"毒麻"药品等）的用药史，以及以往心脏问题（见第 10 章、第 15 章和第 19 章）。

任何类型器质性心脏病都有发生心搏骤停的可能，如急性或陈旧性心肌梗死、冠状动脉疾病等。导致心搏骤停的原因至少有五种（框 21.4）。其他心脏瓣膜异常、高血压、心肌病等导致的慢性心脏病的心搏骤停与严重心电不稳定有关。电休克（包括轻的电击）治疗，在正常心脏可导致心搏骤停。心搏骤停可出现在手术过程中，特别是心脏病患者。

药物如肾上腺素可导致室颤。奎尼丁、丙吡胺、普鲁卡因胺、伊布利特、索他洛尔、多非利特和相关的抗心律失常药物，可导致长 QT 综合征伴尖端扭转型室速（见第 16 章）。洋地黄中毒也可导致致命的心律失常（见第 20 章）。其他心脏病药物也因促心律失常效应，会诱发持续性心动过速（见第 16 章）。吸食可卡因或安非他明也可导致致命的心律失常。低血钾和低血镁可促使与抗心律失常药物和洋地黄糖苷相关的心律失常的发生。

其他引起心搏骤停的疾病如主动脉夹层、心肌肥厚、急性或慢性心肌炎、右心室心肌病或发育不良、冠状动脉异常。心脏结节病虽然很少见，但可以引起室性快速心律失常或完全性房室阻滞，是心搏骤停/心脏性猝死的重要原因之一。

QT间期延长是发生尖端扭转型室速的病理基础（已在第16章讨论）。QT延长综合征被分为获得性和遗传性（先天性）两类。获得性QT延长综合征的主要原因包括药物、电解质异常和心动过缓心律失常，特别是高度房室传导阻滞。图21.7显示由于奎尼丁导致的QT间期延长，并引发尖端扭转型室速及心搏骤停。遗传性长QT间期综合征（图21.8）是由于心脏离子通道异常（"离子通道病"）造成的。长QT间期延长综合征和尖端扭转型室速的发病因素详见第25章。

框21.4	冠状动脉综合征心搏骤停的主要原因

- 急性心肌缺血和心电不稳诱发心室颤动或多形性室性心动过速导致的室颤
- 特异性传导系统的损坏导致高度房室传导阻滞，心搏骤停可能导致心动过缓或尖端扭转型室速
- 窦房结功能障碍导致窦性心动过缓甚至停搏
- 无脉性心电活动（PEA）与广泛性心肌损伤相关
- 梗死的心室壁破裂，导致心脏压塞
- 慢性心梗产生心室瘢痕，导致单形性室速退化为室颤

奎尼丁诱导的长QT间期和尖端扭转型室速

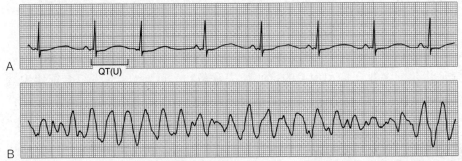

图21.7 奎尼丁的复极化显著延长，其包含低振幅的T-U波（A），紧随心搏骤停发生尖端扭转型室性心动过速（B）；注意图A的第三次搏动是一个房早波

遗传性长 QT 综合征

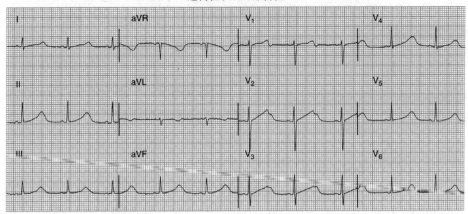

图 21.8　21 岁有反复晕厥病史的女性患者心电图，开始阶段的错误是因为癫痫发作的初期。心电图表明，QT 间期延长至 0.6 s。注意胸导联中 T 波变宽交叉（或 U 波），使突发性心脏猝死的风险增加，因为该波形是室性心动过速中尖端扭转的一种类型

　　一些心源性猝死的患者，没有器质性心脏功能障碍，但他们有内在的心电不稳定性。造成内在心电不稳定的因素包括长 QT 综合征（易于发生尖端扭转型室速），WPW 综合征，特别是房颤伴快速心室反应，Brugada 综合征，严重的窦房和房室传导系统疾病，各自造成长时间窦性静止或高度心脏阻滞。

　　Brugada 综合征具有特征性心电图，并有室性心动过速的危险。Brugada 波形由特征性右胸导联（V₁~V₃），ST 段不寻常抬高和类似右束支阻滞的 QRS 波改变组成（图 21.9）。Brugada 波形的发生基础和相关的心律失常是目前研究的热点。与钠离子通道功能异常相关的右室心肌复极异常也可能是主要原因。

　　经常发生晕厥、有时会出现心搏骤停和猝死的一个罕见的原因是儿茶酚胺多形性室性心动过速（CPVT），典型的诱因是锻炼或压力。一些疾病是家族性的（常染色体显性遗传），与遗传变异导致的心肌细胞钙离子通道动力学改变有关。儿茶酚胺室性心动过速展示了另一种室性心动过速类型。还有一种是双向室性心动过速（图 21.10），地高辛中毒是双向室性心动过速的独立因素。

　　在年轻人中由室性心动过速（有时为房颤）造成心搏骤停的罕见病例称为"短 QT 间期综合征"。如名称的含义所示，这些患者的心电图通常显示

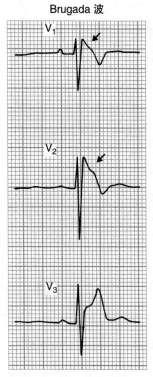

Brugada 波

图 21.9　Brugada 波显示了右侧胸导联典型的 ST 段抬高。心电图表现类似右束支传导阻滞图形。然而典型右束支阻滞右胸导联为 rSR′波形，而且不伴本图 ST 段抬高（箭头示）。Brugada 波是右室复极异常和 Brugada 综合征的标志，而且与危及生命的室性心律失常和心源性猝死危险性增加相关

ST 段缩短和非常短的 QT 间期（通常 <330 ms）。异常复极（表面上与长 QT 间期相反）可能与一个或多个心脏离子通道功能异常有关。然而关于极短的 QT 间期与室性心律失常之间的关系仍然需要研究。

"毒麻"药物如可卡因、安非他明或抗心律失常药物如普鲁卡因胺和奎尼丁，可导致致命性心律失常。一小部分经历心搏骤停的人没有显示任何结构或目前可辨认的电生理异常。

心脏震荡指健康成人经历非穿透性心脏创伤触发室性心动过速，导致心搏骤停综合征。这一综合征最常见于运动后胸壁完整患者，也可出现在其他活动，如汽车或摩托车事故。当撞击产生足够的冲击力并且发生在峰值或 T 波之前时，胸部机械创伤可引起室颤（易颤期，详见第 16 章）。

慢性肺疾病晚期患者突发性心搏骤停 / 心脏猝死的风险增加。多重因素共同产生影响，包括血氧不足、治疗性接触强心剂（短效和长效作用 β -2 受体激动剂）、伴随的冠状动脉疾病等。

癫痫猝死是一种综合征，通常用来描述发现那些无法解释的心搏骤停，此现象发生的概率为 1/1000 或更高（1/150），痉挛发作后经治疗无效死亡。大多数报道的病例是在睡眠期间发生的。此综合征包括发作后心动过缓的机制有过度的迷走神经激活，或者呼吸功能紊乱导致的癫痫或心律不齐进而激发室性快速型心律失常。

最后，先前提到的健康个体心搏骤停的原因是否由室性快速型心律失常所致仍然无法解释，故只能用特发性室速 / 室颤来描述。

高风险的心搏骤停 / 心脏猝死患者的鉴定和管理是现代心脏病学调查和研究的主要热点。植入式心律转复除颤器（ICD）的重要作用是防止心脏突发性猝死，在下一章中将进一步讨论此类高风险性患者。

儿茶酚胺敏感性多形性室性心动过速（CPVT）

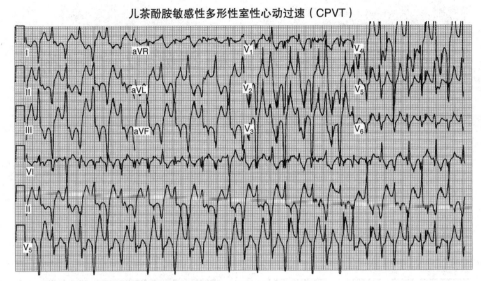

图 21.10 儿童快速型双向室性心动过速，伴有运动性晕厥和儿茶酚胺敏感性多形性室性心动过速。这种综合征已经发现与遗传有关，其机制与心肌细胞钙离子动力学异常相关。他接受了 ICD 和 β 受体阻滞剂的治疗

（张运彩 王燕 译 张雪娟 陈清启 校）

第 22 章
起搏器和植入式心律转复除颤器：临床及基础

本章简明介绍了我们每天分析心电图都能接触到的重要部分—心脏电子设备：起搏器和植入式心律转复除颤器（ICDs）。

心脏起搏器的定义和类型

─────────────── 要点 ───────────────

起搏器是一种电子装置，主要用于纠正或减轻心脏冲动形成异常（如窦房结功能障碍）或传导异常（如严重的房室传导阻滞）引起的不良症状。

────────────────────────────────────

心脏起搏器由两个主要部分组成：①脉冲发生器（电池和微型计算机）；②一根或多根电极（导线）。电极可以附着在皮肤上（在紧急情况下经皮起搏），但更多会直接附着在心脏内部（图 22.1）。

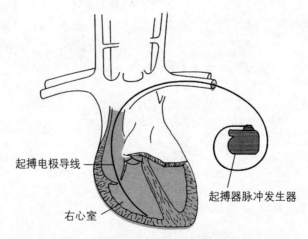

起搏电极导线

右心室

起搏器脉冲发生器

图 22.1　图示植入式起搏器由脉冲发生器（电池和微型计算机）连接一根单独的电极导线组成，通过左侧锁骨下静脉植入右心室，这是最简单的起搏器类型。双腔起搏器有右心房和右心室两根电极，双心室起搏器能起搏两个心室和右心房

起搏器治疗分临时起搏和永久起搏。当心脏电活动异常在较短的时间能被恢复时应用临时起搏，临时起搏器的电极经静脉植入与放置在体外的脉冲发生器连接，少数情况下，电极导线是经皮途径放置。例如，临时起搏通常被用于外科手术、下壁心梗、莱姆病或者药物中毒时出现的严重、有症状的心动过缓，当正常的心脏电活动恢复时，临时起搏电极就能被容易地拔除。

被植入体内的永久起搏器由脉冲发生器和电极（也称导线）组成（见图22.1）。心脏起搏器主要用于三个方面：

（1）在严重窦房结功能障碍时恢复适当的心房电活动。

（2）在房室传导阻滞时恢复适当的心室收缩。

（3）对于左束支传导阻滞，特别是合并心脏衰竭，通过左右心室同步[a]收缩，使传导异常得到改善，这种方法称为再同步治疗或双心室同步起搏。

根据以上需求，起搏电极由一根发展到三根。

大多数情况下，起搏电极是经静脉植入的（头静脉或锁骨下静脉），并在前肩部皮下区域放置脉冲发生器（由电池和微型计算机组成），在某些情况下，通过外科手术的方法将电极置于心外膜表面（如具有心内膜炎的高危患者应避免静脉途径）。

所有的现代起搏器[b]都能感知心脏自身的电活动，并可以用制造商提供的特殊电子装置在体外进行编程（调整），起搏器通常被设置为按需起搏的模式，只有当患者自身的电活动不能按时发放，起搏器才发放电脉冲。现代起搏器电池的平均寿命在 8~12 年，这取决于使用情况[b]。

单腔和双腔起搏器

单导线（或单腔）起搏器（图 22.1），正如它们的名字所示，只能用于刺激右心房或右心室，单腔心房起搏器（导线放置在右心房）只能用于窦房结功能障碍但房室传导功能正常的患者（图 22.2），在美国单腔心房起搏器

---

[a] 同步和同步化术语是指心室腔的激动和收缩的和谐，具体来说这种术语描述的是事件发生在固定的时间间期（落后或延迟）或同时发生。第一个例子房室同步是心房除极发生，经过生理延迟（自身 PR 间期）或设定的起搏间期后心室被刺激产生收缩。第二个例子室内同步是起搏电极刺激右心室和左心室收缩同步发生，类似正常的电活动。

[b] 无导线心脏起搏器已经在美国被批准应用，这种起搏器（目前重量约 2 克，约为 4.36 cm）是将脉冲发生器和导线系统结合在一起压缩进一个圆柱形装置内通过股静脉植入右心室，无导线起搏器的优势是不需要经手术在皮下制成一个装电池的囊袋，并且可以很容易取出（如在感染的情况下），然而目前的无导线设备是单（右）腔的，限制了它们的普遍应用。

很少被应用，即使只是窦房结功能障碍的患者也要接受双腔起搏器，因为随着患者年龄的增长容易发生房室传导功能异常，这样需要有额外的心室电极。

心室单腔起搏器（电极放置于右心室）主要用于具有过度缓慢心室率的慢性房颤患者。心房颤动阻碍了心房刺激，这就不需要放置心房电极（图22.3）。

双腔起搏器，电极放置于右心房和右心室（图22.4，22.5），该电路的设计考虑到心房和心室之间的生理性延迟（正常的同步），这种AV延迟（在心房和心室刺激之间的间期）类似于生理状态下的PR间期。

心房起搏器

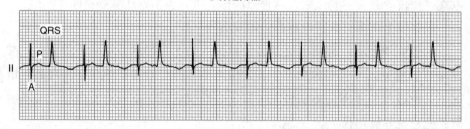

图22.2　当起搏电极放置于右心房时，每一个P波前面都能看到一个起搏器刺激信号（A），QRS波群是正常形态，因为心室的除极是通过自身房室传导系统产生的

房颤时的心室起搏

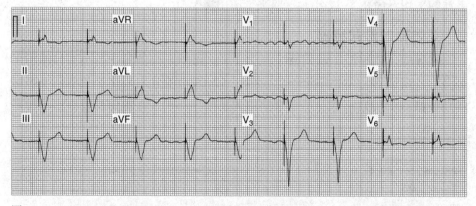

图22.3　心室（QRS波群）起搏，心律绝对规整。基础节律是房颤，房颤波在多数导联振幅小，但在 V_1 导联最容易被看到，大多数心电图机报告心室起搏不提及房颤，除非阅图者在报告里特别提到能引起中风风险的房颤，否则这种重要的诊断会被忽略。另外，在体检时，临床医生可能因为规整的心律而忽视房颤

双腔（DDD）起搏模式

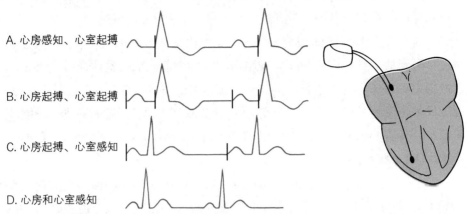

A. 心房感知、心室起搏

B. 心房起搏、心室起搏

C. 心房起搏、心室感知

D. 心房和心室感知

图 22.4　双腔起搏器在心房、心室感知和起搏。起搏器在一定的时间内没有感知到自身的 P 波或 QRS 波群，即发放脉冲刺激信号（起搏钉）

双腔起搏

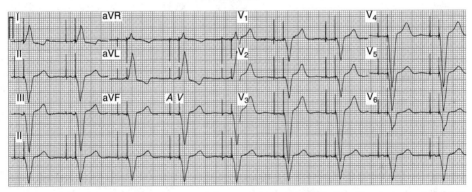

图 22.5　双腔起搏器的起搏心电图。心房、心室都出现起搏脉冲信号。心房（A）脉冲信号后跟随一个振幅较低的 P 波，心室（V）脉冲信号后跟随一个宽的 QRS 波群伴随与之方向相反（不一致）的 T 波。脉冲信号后的 QRS 波群类似左束支传导阻滞图形，伴电轴左偏是来自连续的右心室心尖部的起搏

起搏心电图的图形

起搏刺激脉冲信号的特点（经常称为起搏钉）为一个尖锐垂直的电位偏转。如果起搏阈值低，起搏刺激的振幅就非常小，在心电图上容易被忽视。

起搏的 P 波是起搏脉冲信号后跟随的 P 波（见图 22.2）。起搏的 QRS 波群也同样以一个起搏脉冲信号开始，后面紧随着宽大的 QRS 波群（见图 22.3 和图 22.6）。宽大的 QRS 波群是因为心室电活动从电极顶端开始，沿着心肌缓慢传导形成的，如同发生了束支阻滞、室性期前收缩、室性逸搏。QRS 波群的形态取决于导线（电极）的位置，最常见心室电极的位置是右心室心尖部，这个位置的起搏会形成一个宽大的 QRS 波群（通常类似左束支传导阻滞图形），伴有心电轴左偏（QRS 波群图形在 Ⅱ、Ⅲ、aVF 导联呈明显负向，在 Ⅰ、aVL 导联呈正向）。

像室性期前收缩一样，起搏的心搏中 T 波正常情况与 QRS 波群方向相反（如图 22.3 和 22.5）。如果 T 波方向一致（如在心室起搏时 T 波方向与 QRS 波群方向一致）可能表示急性心肌缺血。

类似室性期前收缩，心室起搏也能够逆传到心房，引起几乎同时的心房、心室除极和收缩（如图 22.6）。如果这种现象重复发生，心房收缩遇到房室瓣膜的关闭产生反流，会突然增加颈静脉（和肺静脉）的压力，在颈部体格检查时可见间歇性、巨大的 A 波（大炮音）。这种压力的突然改变，会激活自主神经反射和引起严重的症状（心悸、颈部血管搏动、头晕以及血压降低），也就是通常所说的起搏器综合征。所以有窦性节律伴房室传导阻滞的患者通常植入双腔起搏器，为了心房起搏后心室能按时起搏，保持生理性房室同步。

起搏器起搏模式代码

以往，起搏器起搏模式代码是由标准的 3~4 个英文字母标记，通常紧随其后的是低限频率，自从这种方式应用以来，尽管许多新的起搏功能出现，但这种描述起搏器模式的方式仍被广泛应用（表 22.1）。根据心房率和房室间期，双腔起搏器能产生 4 种不同起搏与感知模式的心电图（图 22.4 和图 22.7，22.8）：

心室起搏伴随逆传的 P 波

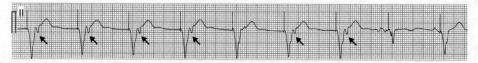

图 22.6　心室按需起搏后记录到逆行的 P 波，是因为心室起搏后激动从低位到高位逆传激动心房

- 心房感知，心室感知
- 心房感知，心室起搏
- 心房起搏，心室感知
- 心房起搏，心室起搏

此模式对应的编码见表 22.1。

单腔起搏器的起搏模式

正如，现在的起搏器是按需起搏模式。如果是单腔起搏器，通常为 VVI，是通过固定的低限频率工作的（如 60 次 / 分）。在有自身心率的基础上，起搏器一直检测患者的心率，如果心率低于低限频率（如果设置 60 次 / 分，一个 QRS 波群后，停顿将超 1 s），起搏器将发放一个刺激脉冲（图 22.7），与之对应的代码为 VVI 60 ppm。

表 22.1 标准 4 位字母起搏器编码

Ⅰ 起搏心腔	Ⅱ 感知心腔	Ⅲ 感知的反应	Ⅳ 频率应答模式
A 心房	A 心房	I 抑制	R 频率自适应
V 心室	V 心室	T 触发	
D 双腔	D 双腔	D 兼有（I 和 T）	
O 无	O 无	O 无	

VVI 起搏：自身波形、融合波形和完全起搏波形

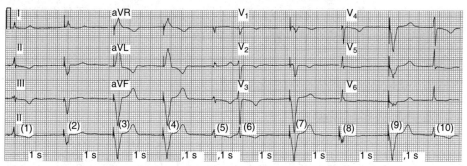

图 22.7　VVI 起搏周期（10 个心搏），心室自身电活动被感知以后起搏器不发放电脉冲。当心室停顿大于 1 s，起搏器发放刺激脉冲产生起搏心搏（宽 QRS 波群），心搏（2）和心搏（8）是融合的心电图波形（自身下传和起搏心搏同时出现），也应注意正常下传的心搏（窄的 QRS 波群）伴 T 波倒置，可能是间断的起搏引起心脏记忆，而不是缺血

DDD 起搏模式
窦性心律

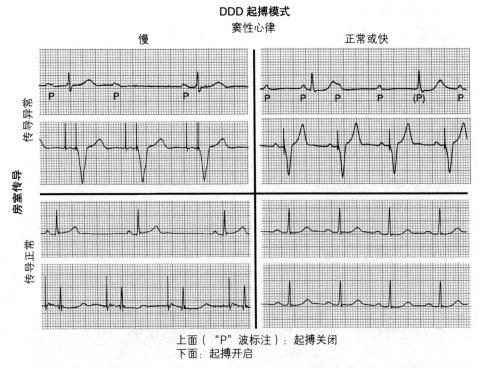

图 22.8 DDD 起搏。根据房室传导产生 4 种不同的起搏 / 感知结合的图形

为了模拟正常情况下发生的心率增加，起搏器可以被设置有频率应答和频率适应性起搏模式。这一模式的目的是能动态地增加低限频率，依靠的是起搏器里的一个传感组件感知体力活动水平。例如，一个安装了具有频率应答功能的心室单腔起搏器的患者，称作 VVIR 60~110 ppm，其中 R 代表频率应答功能，第二个数字（110，以上提到的）表示上限频率，上限频率就是起搏器为了适应活动而起搏心室的最大频率。

双腔起搏器起搏模式

双腔起搏器有两根电极（一根在右心房，一根在右心室），各自感知自身的电活动来决定各自心腔是否需要起搏，对于双腔起搏器最常见的类型是心房起搏由低限频率决定，而心室起搏由单独设置的最大房室间期控制。

DDD 起搏器在两个心腔都有起搏和感知功能（第一字母 D 和第二字母 D），感知后的反应也是双重的：如果心腔内的电活动被感知（A 感知，V 感知）

或者当心房感知而在最大的房室间期没有自身房室传导，这时触发心室起搏（A 感知，V 起搏）。像单腔起搏器一样双腔起搏器也可以设置频率应答功能。

DDD 和 DDDR 是双腔起搏器最普遍应用的起搏模式。如果患者发生永久房颤，双腔起搏模式也能被程控成单腔起搏模式。

按需起搏模式性能有明显的改进，包括延长电池的寿命，尤其避免不必要的心室起搏。按需起搏的不足之处在于起搏器能感知外在的电信号误认为是患者的自身电活动。过感知可能导致起搏器抑制和不适当的起搏。例如，随着外科电设备的应用和患者暴露在强大的电磁场（MRI）环境，如处在磁共振机器周围，在这个时候，起搏器将自动重置为非同步模式（DOO 或 VOO）。无论周围电活动如何，起搏器将以低限频率起搏。有核磁兼容的起搏器，可以在扫描期间开启 DOO 模式。

临床医生也应该熟知双腔起搏器的另外两种起搏模式的特点，心房自身节律时的优化功能：上限的跟踪频率和自动模式转换。

（1）上限跟踪频率　是心室跟踪心房的最高起搏频率，通常设置在 110~150 次 / 分，为了避免心室过快地跟踪室上性的频率（注意最大活动或最快运动时的频率应答和上限跟踪频率的区别）。

（2）自动模式转换　当感知到快速的心房频率时，起搏模式从 DDD 转为 VVI，一般跟房扑、房颤有关。这个功能阻止心室跟踪快的心房率而降低和调节心室的频率，起搏器能回放记录频发的模式转换的时间段，说明患者已经发生过房颤，这个记录非常有意义，可能因房颤时起搏频率是规律的而未被发现。

右心室起搏不良后果

右心室起搏产生一个宽的 QRS 波群类似左束支传导阻滞图形，左心室延迟收缩（心室不同步），大量的事实证明长时间的心室起搏不同步能导致左心室功能恶化，尤其有心室结构受损的患者可发展为心力衰竭或心力衰竭加重。

当代的双腔起搏器有复杂的计算功能，通过自动调节最大 AV 间期鼓励自身房室传导来减少右心室起搏，这种保护机制能够出现长 PR 间期或 AR 间期（如果是心房起搏）鼓励下传的 QRS 波群，这并不一定意味着起搏器功能障碍，这些功能甚至允许有单个不下传的 P 波（二度房室传导阻滞）。一旦 P 波受阻，心室起搏开始。

双心室起搏：心脏再同步治疗

　　类似右心室起搏，左束支传导阻滞引起左心室侧壁电活动和收缩延迟（心室不同步），通常左束支传导阻滞在心肌病和心力衰竭的患者更能降低心室收缩效应和加重心脏功能障碍。恢复左心室侧壁电活动适当的时间（再同步），能够改善左心室功能也能逆转左心室重塑，随着时间的推移左心室功能逐步恢复（有时能完全正常化）。

　　双心室起搏的好处，除常见的右心室起搏电极，另外植入一根电极去刺激左心室。通常第二根电极通过左心室后壁的冠状静脉窦植入（如图22.9），因为此处是左束支传导阻滞和右心室起搏的最后兴奋区域。

　　两个心室同时被起搏，产生融合的 QRS 波群（如图 22.10，22.11）代表单纯的右心室起搏和左心室起搏图形的融合，根据左心室电极的位置不同，QRS 波群图形是改变的，通常 V$_1$~V$_2$ 导联有明显的 R 波（类似右心室束支传

双心室起搏器

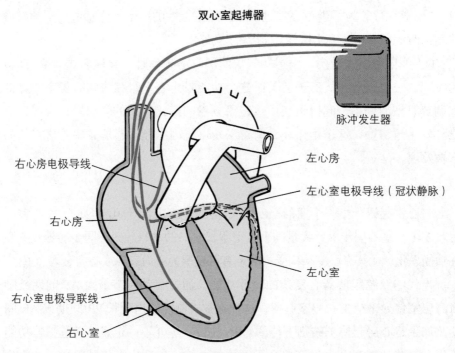

脉冲发生器

右心房电极导线

左心房

左心室电极导线（冠状静脉）

右心房

左心室

右心室电极导联线

右心室

图 22.9　双心室（BIV）起搏器。在冠状静脉窦的起搏电极，可以使左心室与右心室同时起搏。双心室起搏用于充血性心力衰竭伴左束支传导阻滞的患者，来帮助心脏同步化和改善心脏功能

双室起搏对 QRS 波群宽度和形态的影响

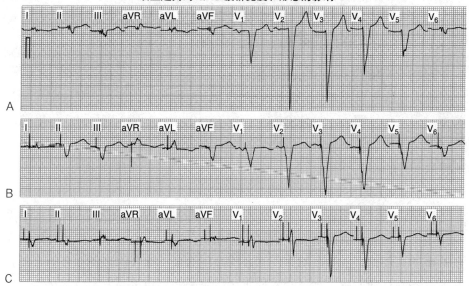

图 22.10 双心室起搏对 QRS 波群宽度和形态的影响

A. 基础心电图，典型的完全性左束支传导阻滞图形，QRS 波群时限 160 ms。B. 右心室心尖部起搏图，QRS 时限增加到 182 ms。C. 双室起搏图形，由于左心室提前发放电活动，QRS 波群图形改变，Ⅰ 和 aVL 导联有明显的 Q 波。$V_1 \sim V_2$ 导联有 R 波，值得注意的是，由于再同步治疗，QRS 波群的时限缩短至 136 ms

右心室起搏   **双心室起搏**

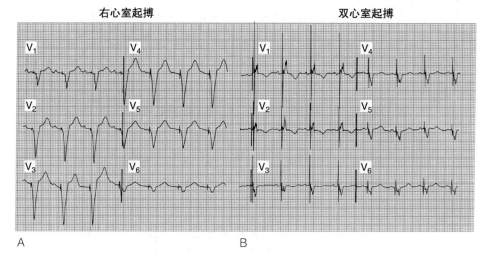

图 22.11 右心室和双心室（BIV）起搏

A. 心力衰竭患者植入一个标准的双腔（右房和右心室）起搏器。B. 为了改善心脏功能，心脏起搏器升级为双室起搏。注意右心室起搏（A）时心电图呈左束支阻滞图形，前面的窦性 P 波被心房电极感知。而双室起搏器（B）时呈右束支阻滞图形。因心脏再同步治疗双心室几乎同步起搏，QRS 时限稍微缩短

导阻滞图形），因为左心室后壁的电活动是从后向前发生的，在 I 和 aVL 导联有 Q 波（左心室电极激动心脏是从左到右），双心室起搏比单纯右心室起搏和左束支传导阻滞的 QRS 波群时限稍微缩短。

起搏节律时主要心电图诊断

心室起搏节律调整心室频率，并使 QRS 波群和 T 波变形，在一定程度上类似左束支传导阻滞。这使 QRS 波形、ST 段和 T 波的确切分析变得困难，有时完全不可能正确分析。但临床医生应该知道一些典型的起搏节律或心室起搏后夺获的心电图图形。

心房颤动

房颤时通常起搏模式是 VVI（R），规律地发放起搏的 QRS 波群，掩盖了房颤不规则心室率的特征，只要心室起搏存在，大多数心电图机分析这样的心电图只评价"心室节律"，不评价心房活动，除非你特别在报告上提到房颤，否则会被忽略。如果没有适当的抗凝治疗，患者会有中风的风险。评价心房活动的最有价值的导联是 V_1 导联，因为它通常显示最高振幅的颤动信号，但是所有导联都应该检查。

急性心肌缺血

在心室起搏时，尽管急性心肌缺血 ST-T 变化常被起搏图形掩盖（类似于完全性左束支传导阻滞图形），但有时 QRS-T 不协调性消失时，严重的缺血也可以显现，与左束支传导阻滞时缺血的心电图表现相似，心室起搏心电图中 V_1~V_3 导联具有负向 QRS 波群，出现普遍 ST 段下移和明显的 T 波倒置表明严重的心肌缺血（如图 22.12）。如果在心室起搏心电图中 ST 段抬高，表现在正向的 QRS 波群（例如 R 或 Rs 型）振幅增高，考虑急性缺血。

心脏"记忆"T 波倒置

心室起搏在心脏产生的电学变化，在起搏结束后会持续很长一段时间（这一现象称之为心脏记忆现象）。在间断心脏起搏的患者中，心室起搏期间明显负向的 T 波导联，在不起搏时这些导联（通常胸前导联和下壁导联）的 T 波仍表现倒置（如图 22.7），这些变化看起来非常像心肌缺血的 T 波倒置（Wellens' 图形：见第 10 章），然而，经过一段时间心室起搏，正常下传的 T 波在 I 和 aVL 导联是直立的，相比之下高侧壁的缺血通常（但不总是）与 I 和 aVL 导联的 T 波倒置有关。

急性 ST 段抬高型下壁心梗的心室起搏

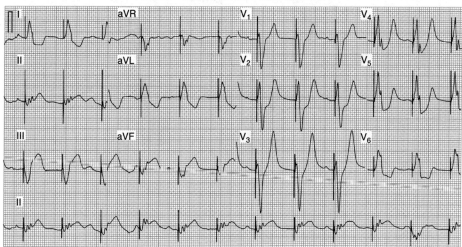

图 22.12　急性 ST 段抬高型下壁（后壁）心肌梗死患者，静脉临时起搏。心室起搏时 II 导联 QRS-ST-T 一致性和 V₂~V₆ 导联 ST 段压低与正常起搏的 ST 段方向相反，提示急性心肌缺血（类似于左束支阻滞缺血性改变）。节律显示窦性心动过缓伴房室传导阻滞和房室分离（很可能是完全性房室传导阻滞，见第 17 章）

植入式心律转复除颤器（ICD）

要点

ICD 是通过发放抗心动过速的超速起搏脉冲或内部直流电电击来终止危及生命的室性心律失常的电子设备。

现代的 ICD 外观看起来类似于起搏器，但脉冲发生器稍大，右心室电极稍粗（图 22.13）。二者有相似的植入方式，ICD 与正常的体外除颤电极板或贴片不同，ICD 的电流发放是通过心室导线和脉冲发生器上的一到两个特殊的线圈。目前所有的 ICD 均有起搏功能，可以是单腔、双腔或者双室。心律失常的检测主要基于心率，可以程控成几个不同的心率区（如慢的室速、快的室速和室颤区域，分别在 160 次 / 分、180 次 / 分、200 次 / 分），心律失常治疗能根据不同区域分别对待，分级治疗（图 22.14）。

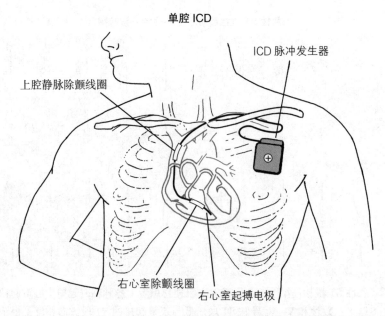

图 22.13　植入式心律转复除颤器（ICD）类似起搏器，有脉冲发生器和电极系统。该设备可以感知潜在致命的室性心律失常，并提供适当的放电治疗，包括电除颤

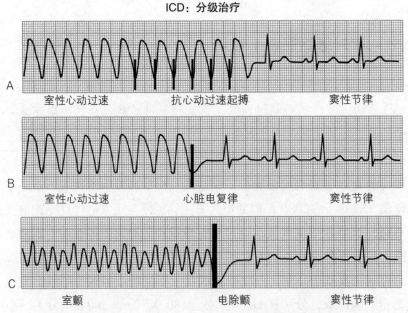

图 22.14　心律失常分层（分级）治疗和植入式心律转复除颤器（ICDs）。这些设备能够自动分级治疗室性心动过速（VT）或心室颤动（VF），包括抗心动过速起搏（A）或心脏复律电击（B）和对室颤的除颤（C）

ICD 对室性快速心律失常有两种治疗模式，抗快速心率的起搏模式（ATP）和直流电（DC）电击模式。ATP 通过应用比室速频率更快的频率起搏心脏，这种机制允许起搏信号进入折返性心律失常折返环路，打断折返环路并恢复正常心律，ATP 终止室性心律失常成功率约 50%，避免 ICD 放电。跟电击不一样，ATP 完全没有痛苦，通常不会被患者感觉到。

如果 ATP 不能转律，脉冲发生器发放连续 6 次同步或者不同步的电击，现代的 ICD 电池能够放电超过 100 次以上，通常可使用 5~7 年。

因为快速性心律失常的检测是根据心率，对室上性快速心律失常伴快速心室率，可产生不适当治疗的风险（例如心房颤动）。

ICD 使用复杂的算法区分室速和室上速（SVT）。然而，一根心室电极提供的心律失常发生机制和鉴别诊断的信息是有限的，所以约 15% 患者因 SVT 发生不适当的电击，不适当的电击会很疼痛，导致患者有痛苦感。

识别起搏器和 ICD 故障

起搏器是非常可靠的装置，起搏器故障很少见，特别是在急性植入后期。最常见的三种电活动异常是：夺获失败，感知异常，起搏失败。

夺获失败以适当的脉冲刺激信号后不跟随心脏电活动为特点（图 22.15）。最常见的原因是电极脱落，起搏电线裸露，不恰当地设置起搏输出和疾病引起的起搏阈值增高，如缺血、心肌纤维化或电解质异常（高钾血症）。

感知失败的特点是感知过度和不恰当的起搏活动。这可能是由于电极脱落，感知灵敏度设置不合理或者因缺血、电解质紊乱、心肌纤维化导致自身信号振幅改变。磁场作用也能够看到类似起搏器的反应（见图 22.17）。

起搏失败（图 22.16）通常是由非心脏电信号引起的起搏器抑制，如骨骼肌、膈肌外部电磁场（电烙术、碎石术、磁共振成像机）或由断裂的起搏器导线引起电干扰"噪音"。一般来说，临床医生应该注意的是：①过感知会导致低起搏；②感知低下会导致起搏过度。

与心脏起搏器相比，ICDs 是更复杂的装置，其功能故障更常见。除了类似前面所述的起搏功能异常之外，更重要的是对 SVT 误识别或对心脏外电活动过度感知（导线折断或电磁干扰）的不适当治疗（ATP 和电击）。

一旦怀疑设备故障，就可以在起搏脉冲发生器上使用磁铁检测，如果提

双腔起搏器功能异常

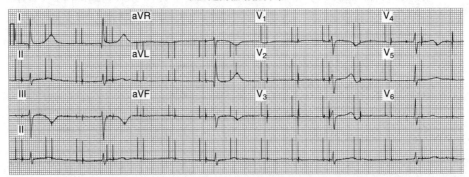

图 22.15　起搏器植入后在磁铁反应模式（DOO）下，表现为以磁铁频率发放的成对心房心室起搏脉冲信号。心房起搏脉冲信号之后有小的 P 波跟随，而心室起搏脉冲信号后未见心室电活动（心室失夺获）。可能原因是起搏器导线移位。自身慢的逸搏心律有明显的长 QT 间期。LVH 也有这样的表现

起搏器功能异常：起搏异常

II 导联

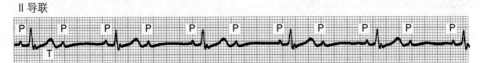

图 22.16　基础心律是二度（2 : 1）房室传导阻滞。虽然心室率较慢，但未见起搏器发放起搏脉冲信号

双腔起搏器的磁铁反应

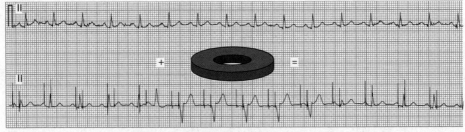

DDD-DOO 磁铁频率（此病例 85 次 / 分）

图 22.17　双腔起搏器对外部磁铁反应，将由 DDD 转换为 DOO 模式，"磁铁"频率（在本例中为 85 次 / 分）。上图显示正常的窦性心律和恒定的自身房室传导，结果导致起搏器活动受到适当的抑制。下图通过磁铁反应模式转换到 DOO，不考虑自身心脏电活动，心房和心室产生连续的输出。时机合适时，心房和心室被起搏器夺获，根据 P 波和 QRS 波群的不同形态来证实。其他的起搏器刺激会进入心房和心室的生理不应期，从而导致起搏失夺获。这种情形与"感知异常"的情况下出现的不适当的起搏是一致的

示需要紧急处理，专业人员需要对设备进行全面的检查。

起搏器和 ICD 的磁铁反应

　　起搏器和 ICDs 的程控和回访需要制造商的专用设备，检查通常由专门的医疗机构和经过特殊培训的人员进行。大多数新一代设备都配备了"家庭监视器"，可以自动发送信息（包括自我检查和心律失常报告）到有保障的网站，在那里可以被指定的医疗专业人员查看。起搏器和 ICDs 对磁铁有反应，紧急情况下允许磁铁直接对设备进行影响。

　　起搏器对磁铁的反应不同于 ICD，并且不同的型号也略有不同。一般来说，在起搏器上的磁铁对脉冲发生器的反应是以预先设定的磁铁频率，使当前模式转换为"非同步"模式（DDD → DOO；VVI → VOO）（图 22.17）。磁铁频率因厂家不同而不同，并且能显示电池的状态。当电池耗尽时，磁铁频率通常会减慢。

　　因此，磁铁的应用为评估起搏器下列"故障问题"提供了关键信息：

　　（1）心房和心室通道感知是否适当？

　　（2）这两个通道是否夺获适当？

　　（3）磁铁的起搏频率是否与电池的全部或部分寿命耗尽一致（如图 22.17 所示，磁铁频率为 85 次 / 分显示了该起搏器制造商的全电池寿命）。

　　只要磁铁放在起搏脉冲发生器头端，磁铁反应就会持续存在。相比之下，磁铁放在 ICD 上，并不会改变其起搏模式。因为如果有磁铁模式设计，能忽略心律失常检测。这种磁铁反应对防止房颤伴快速心室率或因 ICD 导线折断的患者接受反复不适当的电击是有用的。当然，当起搏器出现障碍时，患者必须连续程控监测。

起搏器和 ICD：适应证

　　植入起搏器和 ICD 的临床适应证，是由全国和国际心脏专业协会进行审查和更新的。一般来说，起搏器植入通常有三个主要的适应证：

　　（1）休息或运动时，症状性心动过缓或暂停（尤其是由于窦房结功能障碍或房室传导阻滞）。这一类型也包括由必需用药所致的异常（如应用 β -

受体阻滞剂加重快慢综合征）。注：无临床症状的窦性心动过缓不应植入起搏器。

（2）对危及生命的伴有症状的传导阻滞（如莫氏2型二度传导阻滞；与某些神经肌肉疾病有关的主要传导异常，如肌强直性营养不良）。除了心动过缓（尤其是持续的室速）以外的晕厥不是植入的适应证。

（3）ICD植入是对室性心动过速导致心脏猝死的一级及二级预防。二级预防是针对已经有危及生命的室性心律失常患者的治疗，其复发的风险很大。这一组包括：

- 因不可逆原因（如与急性梗死或代谢异常无关）的室速和室颤导致心脏骤停复苏的患者。
- 持续性室速和结构性异常心脏病（缺血性或非缺血性心肌病）的患者。

一级预防是指预防性的ICD植入，主要用于从未发生过心搏骤停或有证据的持续性室性心律失常，但具有心律失常性猝死高危的患者。这一人群主要包括有症状的心力衰竭和左心室射血分数≤35%的患者。这通常预示容易发生心肌梗死（缺血性心肌病）。非缺血性原因导致心力衰竭的患者可能也是ICD一级预防的人群。

最后，我们注意可穿戴式心律转复除颤器已经被开发应用于患者，通常作为一种暂时的措施，用于有突发心脏猝死危险，但不具有安装ICD适应证的高危人群中。这种背心式设备能够自动检测室性心动过速、心室颤动和心搏骤停的发生。

———————————— 要点 ————————————

目前双室起搏心脏再同步化治疗用于伴有宽QRS波群（左束支传导阻滞或室内传导延迟）、左心室射血分数降低和心功能衰竭患者，通常这些患者也有心搏骤停的一级预防和接受双心室心律转复除颤器的指征。

（张姝兰　王燕　译　陈清启　张雪娟　校）

第23章
如何分析心电图

心电图分析的总体思路与基本方法

　　木章概括介绍了心电图的系统分析方法。要准确地判读一份心电图，需要全面观察和细心测量。对于新手或初学者，应培养他们用系统、逻辑和良好的阅图习惯，去分析每一例心电图。

　　最常见的失误是疏漏，尤其是漏掉那些表现轻微，但有潜在风险的地方。例如，忽略了短 PR 间期可能导致心室预激的漏诊；长 QT 间期伴 U 波显著是尖端扭转型室速介导的心搏骤停先兆，一旦疏漏将导致严重后果（参见第 16 章和第 21 章）；将心房颤动误诊为其他室上速（如心房扑动、阵发性室上性心动过速、房性期前收缩甚至房速）；有时会将心室起搏心律误诊为规律的室性自身心律。上述这些误诊、漏诊以及心电图分析误区将在第 24 章中重点讨论。

　　富有经验的心电图医生在培训学生时，会让他们将心电图阅图分几个步骤进行：首先浏览全图，然后分析各个细节部分，根据下表（表 23.1）所列的 14 个项目，从节律开始，逐个导联反复地进行观察和分析，直到每个细节都观察透彻为止。最后做出概括性的报告结论。

　　心电图初学医生如果多做一些鉴别诊断的训练，可迅速提高他们的诊断技能。比如窦性基本节律下，若出现成组的窄 QRS 心室搏动，在鉴别诊断时，要考虑两种病理机制

表 23.1　每帧心电图必须要系统分析的 14 项指标

1. 定标电压与描图质量
2. 心率：房、室率不一致
3. 节律房室传导
4. PR 间期（房室传导时间）
5. QRS 间期（QRS 波宽度）
6. QT/QTc 间期
7. QRS 电轴
8. P 波（时间，振幅及形态）
9. QRS 波电压（正常，增高或降低）
10. 胸前导联 R 波递增
11. Q 波（正常还是异常）
12. ST 段
13. T 波
14. U 波

的异常：不是期前收缩，就是传导阻滞。鉴别点在于：①窦性心律，房性期前收缩未下传；②窦性心律，二度房室传导阻滞（窦房阻滞罕见，这里不考虑）。

如果是 PR 脱节，提示二度房室传导阻滞，需进一步确定二度阻滞是文氏型还是莫氏型，继而进一步确定阻滞部位在哪里（参见第 17 章）。

借助计算机的自动分析可以大大减轻读图医生的工作量，做到观察指标项目时不漏失，甚至可以提供较为正确的诊断参考。但是计算机所做出的诊断有时不够全面，甚至结论是完全错误的，如果机测结果与自己的分析结论相悖，要仔细解读一下仪器自动分析的数据——不一定就是读图医生对，仪器错。另一方面，有些你发现的心电事件，仪器却漏掉了。自动测算的时域指标往往比较准确，部分自动诊断通常需要阅图医生的审核和修正才能正式发出。这些问题将会在随后的章节中进一步讨论。

心电图的 14 个重要的基本参数

每一份心电图必须要分析的 14 个参数指标，见图 23.1。具体在下一节讨论。注意，第 2~4 项最好看作是一组，因为它们之间关系密切。

（1）定标电压和描记质量　习用的定标电压（定标方标）为 10 mm/mV（见第 3 章）。特殊情况下，可用半电压（5 mm/mV）或倍电压（20 mm/mV）进行描记，改变定标电压的心电图，在阅图时要引起注意，否则会导致电压振幅大小的误读，比如低电压或高电压，以致误诊。心电图的标准纸速为 25 mm/s，特殊情况下改动走纸速度时，阅图时也应注意。另外注意左右手反接和心电图伪差的识别（将在下面讨论）。

（2）心率（房率和室率）　房率和室率的计算方法参见第 3 章。通常在窦性心律、房室传导比例 1∶1 的情况下，房率与室率相等。心率快于 100 次/分为心动过速，慢于 60 次/分为心动过缓。在某些心律失常时，有时心动过速和心动过缓同时出现，比如心房扑动伴缓慢心室率，或在基本窦性心律基础上的二度或三度（完全性）房室传导阻滞，心房率快于心室率（逸搏心律）。

（3）节律和房室传导　基本心律与心率常常在一起描述，比如：窦性心动过缓（40 次/分）或心房颤动（平均心室率 80 次/分）。心脏节律的描述通常为：

• 窦性心律（包括窦速和窦缓）。

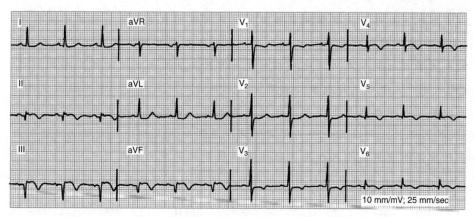

图 23.1　用 14 项分析指标（见正文）对 12 导联心电图做出结论：① 定标电压：10 mm/mV，纸速 25 mm/s；② 心律：窦性心律（1：1 房室传导）；③ 心率：75 次/分；④PR 间期：0.16 ms；⑤QRS 间期：0.08 s（正常）；⑥QT/QTc 间期 0.4 s/0.43 s（正常）；⑦P 波：大小及形态正常；⑧QRS 波群电压正常；⑨ 平均 QRS 波电轴：大约 30°；⑩R 波胸前导联递增：过度略快，V_2 导联出现相对较高的 R 波；⑪ Ⅱ、Ⅲ、aVF 导联有异常 Q 波；⑫ Ⅱ、Ⅲ、aVF、V_4~V_6 导联 ST 段轻度抬高，V_1、V_2 导联轻度压低；⑬T 波：Ⅱ、Ⅲ、aVF、V_3~V_6 导联倒置；⑭U 波不明显

诊断：窦性心律，下壁或下后侧壁 ST 段抬高及 Q 波心肌梗死，时间不确定，新近或进展期可能性大。无既往心电图可对照

附加说明：V_2 导联高 R 波可能反映侧面电位缺失或梗死累及正后壁，QTc 间期计算用 Hodges 公式（参见第 3 章）

- 窦性心律伴异位心搏（房早，室早，有时为逸搏）。
- 非窦性心律的异位节律。如室上速（PSVT），房颤或房扑，单形性室速，加速的室性自身心律（AIVR）或缓慢的室性逸搏心律。
- 窦性心律和异位节律（例如房速），伴二度至三度房室传导阻滞。完全性房室传导阻滞时，心房率和心室率都要报。如窦性心律（70 次/分），三度房室传导阻滞，窄 QRS 室性逸搏心律（30 次/分）。
- 起搏心律（单腔或双腔）。需要说明的是，起搏心律分全程起搏和部分起搏（带有自身心脏节律）。

　　如果确定不了是房律还是室律，需要做鉴别诊断。比如 "心房颤动或基线干扰，多源性房速不能排除"，如果人工干扰等因素导致节律无法确定，可说明情况并建议复查心电图。

（4）PR 间期　PR 间期的测量从 P 波开始到 R 波起始。正常值为 0.12~0.20 s。固定的 PR 间期延长，为一度房室阻滞；最好描述为长 PR 间期；窦性心律的 PR 间期缩短，出现 QRS 波群增宽和心室预激的 δ 波。如 PR 间期缩短伴逆行 p 波（Ⅱ 导联 P 波倒置），则提示交界区或低位心房的异位心律。心房颤动时，PR 间期缺失。心房扑动节律下，不常规报告"FR"间期。其他基本心律时，比如二度或三度房室传导阻滞、多源房速或房性游走心律时，必须描述或报告 PR 间期。

（5）QRS 波群（宽或窄 QRS 波群）　正常情况下，目测 QRS 波群时间 ≤ 100 ms，机测 ≤ 110 ms；宽 QRS 波群的鉴别在第 11 章中讨论，宽 QRS 波心动过速在第 19 章中讨论。

（6）QT/QTc 间期　QT/QTc 间期延长，伴或不伴 U 波明显，提示电解质紊乱（比如低钾或低钙血症）；药物作用或中毒也可致 QTc 间期延长，例如：奎尼丁、普鲁卡因胺、胺碘酮或索他洛尔。QTc 间期缩短则常见于洋地黄药物作用、高钙血症以及离子通道病。如果 QT 间期延长或缩短系机测结果，应进行人工校正。不少情况下通过精确的人工测量，可检出那些机测未检出的 QT 间期延长。有关计算心率校正的 QT 间期（QTc）计算公式内容，已在第 3 章中讨论过。

（7）平均额面 QRS 电轴　对额面 QRS 平均电轴的估测习称"电轴"，正常值为 $-30°~+100°$。超过 $-30°$ 为左偏，大于 $+100°$ 为右偏，目测无法估测的为不确定心电轴（电轴的估测方法与判定见图 6.13）。

（8）P 波（振幅、时间与形态）　正常情况下，在所有导联，P 波振幅 <2.5 mV，时间 <120ms。P 波高尖提示右房负荷增大，称为"肺型 P 波"。P 波增宽或有切迹，称为"二尖瓣 P 波"，提示左房异常。V_1 导联出现双向 P 波，终末负向波（$PTFV_1$）超过 0.04 ms 也是左房异常的常见心电图表现。

（9）QRS 电压　电压增高是左、右心室肥厚的表现（参见第 7 章）。在体格消瘦者、运动员、年轻人群中，常有 QRS 高电压而不伴左心室肥厚。引起 QRS 低电压的原因很多，见于大量心包积液、胸腔积液、甲状腺功能减低、慢性阻塞性肺疾病、水肿型肥胖、弥漫性心肌病变、心肌病或其他原因（参见第 25 章）。

（10）胸前导联 R 波递增　观察 V_1~V_6 导联的 r 波，R/S 比值逐渐增大，在 V_3 导联上过渡的为正常递增（参见第 5 章）；移行慢、V_1~V_3 导联 r 波微小或缺失（过去称为"贫穷 r 波征"）为胸前导联 r 波递增不良，提示前壁心肌梗死。此外还见于左室肥厚、慢性肺病和左束支阻滞等非心肌梗死临床背景的情况。胸前电极安放位置错误也可造成胸导联 r 波递增不良。V_1 导联 R 波高、胸前导联 R 波振幅（或 R/S 比值）递减称为反向递增。见于右心室肥厚，后壁、侧后壁心肌梗死。镜像右位心正接时，也表现 r 波的反向递增。

（11）异常 Q 波　Ⅱ、Ⅲ、aVF 导联出现明显的异常 Q 波，见于下壁心肌梗死。前壁导联（Ⅰ、aVL 及 V_1~V_5）出现异常 Q 波提示（广泛）前壁心肌梗死（参见第 9 章）。

（12）ST 段　观察 ST 段是否异常抬高或压低。QRS 波群结束与 ST 段连接的位置为 J 点。再次强调，J 点的高低并不意味着心电图一定是异常。迷走神经兴奋性增强所导致的早复极（参见第 10 章）即属生理性 J 波。病理背景下 J 波可明显见于心肌缺血、急性心包炎等。

（13）T 波　观察分析 T 波改变。正常情况下，T 波与 QRS 主波方向一致，即 R 波向上，T 波直立。健康成人 T 波多在标准Ⅱ导联和胸前 V_3~V_6 导联直立，aVR 导联倒置。其他导联上 T 波的极性取决于 QRS 波群的主波或电轴的朝向。QRS 电轴呈垂位心时，Ⅲ导联 T 波倒置不算是异常。当房性期前收缩或房速的异位 P′ 波过早出现时，P 波会隐藏在 T 波内，导致 T 波形态与其他 T 波略显不同，需仔细鉴别。

（14）U 波　观察 U 波时最好为 V_2~V_4 导联，这些导联上 U 波最清楚。U 波高大、T–U 融合即提示 U 波异常，见于低钾血症、药物效应或药物中毒，如胺碘酮、多非利特、奎尼丁和索他洛尔等。U 波倒置则见于冠心病心肌缺血。少见的情况下，U 波尚与遗传性长 QT 间期综合征有关。

"IR-WAX" 的助记符

学员可通过一种叫"IR-WAX"的助记符工具来了解和掌握心电图的基本特征，如 4 个间期（RR、PR、QRS、QT/QTc）；R 代表节律（窦性或其他）；W 代表 5 个基本波（P、QRS、ST、T 和 U），AX 代表额面平均心电轴。

分析汇总

观察分析上述 14 项指标后，需将检查分析所见做个汇总，然后按医疗书写的规范报告检查结论。一般心电图结论报告包括五部分：

（1）心率 /PR 间期 –QRS 时间 –QT/QTc 间期 /QRS 电轴（一般机测数值包括 P 波和 T 波电轴）。

（2）基本心律 / 房室传导状况（如有异常需交代清楚）。

（3）发现的各波形态异常。

（4）结论 / 提示。

（5）将以往的心电图进行对比。如果没有，最好说明一下（对比以往检查的心电图，看其变化的情况十分重要。没有既往心电图将无法描述对比情况）。

举例，对一份受检者心电图，可以这样描述：与 XX 时间心电图比较，窦性心律伴明显的 QT/QTc 间期延长，U 波高大；提示系由药物过量或低钾血症所致心室肌复极时间延长。

另一份心电图（见图 24.1）显示：窦性心律，P 波增宽，电轴右偏，V₁ 导联 R 波振幅增大。临床印象：左房异常（扩大），右室肥大，提示风心病二尖瓣狭窄。与 ×× 时间心电图比较，心电图异常表现加重。

第三例心电图描述：窦性心律，正常范围心电图（无既往心电图可对照）。

针对异常心电图，应当对一些可能的情况做鉴别诊断（参见第 25 章）。作为一名对患者负责的医生，应当对所有心电图阳性发现做出详尽的解释。例如，一名 50 岁女性，卧位检出 125 次 / 分的窦性心动过速，就应当寻找引起心动过速的可能病因，是感染、发热、甲亢、慢性心衰、红斑狼疮、药物、酗酒还是其他什么原因？如果发现有明显的左室肥大征，最可能的病因是瓣膜性心脏病（即严重的主动脉狭窄或反流）、高血压心脏病和肥厚型心肌病等。

医生在检查心电图前后最好询问患者以下问题，对患者病情预测有益：

（1）基于现有病史、体检的临床背景，心电图异常发现预示着什么？比如，面前是一名重度原发性肺动脉高压患者，医生会重点观察，是否有右室大、右房大的表现特征。

（2）随访心电图时，如果心电图检出左室肥大，与你的预测不符，你会问："为什么检测结果会是这样？"这个出乎意料的心电图检测结果，有可能有助于纠正你的错误诊断，也可能给你提供了一个原先没有想到的异常发现，或是其他患者的心电图错拿等等。寻找异常原因的过程，将会大大提高心电图的诊断技能，同时有助于提高临床处理的能力。这样，使心电图的解读超出了"单纯心电图室"的层面，无论对临床诊断能力，还是对患者的照护方面，都是有益处的。

心电图三联征对应的疾病（相对特异，但敏感性不一定）

- 肾功能衰竭：左室肥大（高血压），T 波高尖（高血钾），长 QT 间期（低血钙，ST 段平直延长）
- 心室预激（窦性心律）：短 PR 间期、δ 波、宽 QRS 波
- 三环抗抑郁药过量：窦性心动过速，宽 QRS（Ⅰ导联多呈 S 波），QT 间期延长
- 右室肥大（压力增高）：V_1 导联高 R 波（多呈 R 或 qR 型），电轴右偏，右胸导联 T 波倒置（右室负荷过重时）
- 心包积液 / 心脏压塞：窦性心动过速，低电压，QRS 电交替
- 扩张型心肌病（舒张性心室扩大伴低射血分数）：胸前导联高电压，肢体导联低电压，胸前 $V_1 \sim V_4$ 导联 r 波递增不良

注意：计算机自动分析的心电图报告

目前计算机化的心电图机应用非常广泛。心电数字化技术不仅给心电图提供了方便的信号采集和存储，还提供了指标的自动测算和智能化诊断。计算机心电仪能处理的项目更加复杂，结果也更加准确。

尽管电子技术发展迅猛，电算化程度高，但自动化仪器还是有明显的局限性。在图形诊断和复杂心律失常方面，智能化诊断的出错率依然不少。

因此，不能采用那些没经过回顾性样本训练的自动测算和智能化诊断算法工具（包括基础心电图时域、振幅和电轴指标）。

心电图的干扰和伪差

与其他生物电记录技术一样，心电图容易受仪器自身和外界环境的干扰，这些干扰会严重影响指标测算和智能化诊断的结果。

下面就一些最常见的干扰做一简单叙述。

（1）60 Hz 干扰　系由交流电产生，为基线上特征性的五齿头梳状正弦波形（图 23.2）。调换电源插座或关闭房间内其他电器可消除交流电干扰。

（2）肌肉震颤　不自主肌肉震颤如帕金森病，或者自主活动如刷牙等，可见基线波动酷似房扑 / 房颤甚至室速的心电图表现（图 23.3）。

（3）电极接触不良或患者活动　上述原因不仅会造成基线上下漂移不稳定，酷似 ST 段抬高 / 压低样改变（图 23.4）。还可产生伪差性搏动波，伪差性搏动波容易被误认为异位搏动（图 23.5）。

（4）标准电压设置不当　前面已经说过，在心电图检查前，必须进行标准电压的设置。1 mV 直流方波的标准电压设置为 10 mm。定标电压设置不当会使描出来的心电图波振幅过大或过小。绝大多数的心电图机默认增益为 10 mm/mV，并设置半电压（5 mm/mV）和倍电压（20 mm/mV）两个挡位，以供选择。

（5）肢体导联反接　最常见的错误是左右手电极反接。

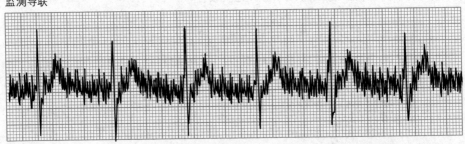

图 23.2　60 Hz 交流电对基线产生快速抖动干扰波的放大视图

监测导联

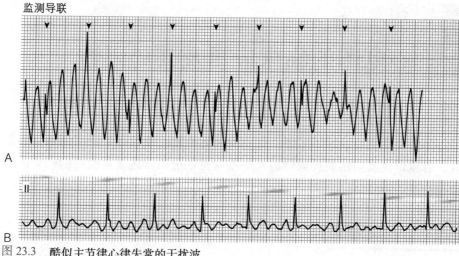

图 23.3 酷似主节律心律失常的干扰波

A. 活动产生类似室速的干扰波。尚能看到正常 QRS 波（箭头所指处），频率约为 100 次/分。

B. 帕金森病震颤引起的 II 导联心电图的干扰波，酷似房颤，但规律出现的 QRS 波群不支持房颤的存在

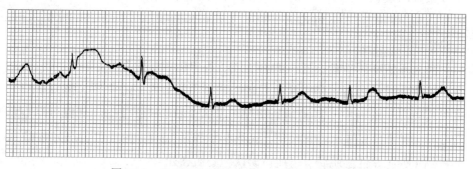

图 23.4 患者活动或因电极松动所致的基线漂移

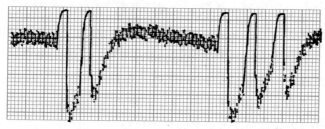

图 23.5 患者活动产生的形态酷似室性期前收缩的干扰波。此外还可看到 60 Hz 交流电所致的基线干扰波

（宫志华 于小林 译 陈清启 张雪娟 校）

第 24 章
心电图的临床应用及其局限性

本书已经重点介绍了心电图的主要临床应用。本章除了再次强调其用途外，着重讨论其应用的局限性以及一些常见的分析误区，从而帮助临床医生避免诊断上的错误。

心电图的主要局限性

任何一项检查的诊断准确性取决于其假阳性和假阴性结果的比例。敏感性指的是异常患者所占的比例，异常患者由异常的检查结果来决定。例如，一项检查的敏感性是 100% 则意味着其不存在假阴性的结果。假阴性的比例越高，敏感性越差。特异性指的是假阳性结果所占的比例。假阳性的比例越高，特异性越差。

同大多数临床检查一样，如前所述，心电图领域也存在假阴性和假阳性结果。假阳性结果指的是正常项目却出现了明显异常的心电图。胸导联明显高电压可见于没有左心室肥厚的情况（见第 7 章）；Q 波的出现也可以是正常变异，并不总是提示心脏疾病（见第 9 章和第 10 章）。一些存在异常 Q 波的病例（如肥厚性心肌病）可能被误认为心肌梗死。

另一方面，心电图未能显示出心脏的异常征象，就会出现假阴性结果。例如，一些急性心肌梗死患者没有出现诊断意义的 ST-T 改变，以及严重冠状动脉病变患者在负荷试验过程中却未见 ST 段压低（见第 9 章和第 10 章）。而且，心电图在诊断左心室肥大或其他心腔扩大、心肌病以及心包积液方面不是强有力的推荐，心脏超声是诊断这些心脏结构异常疾病的金标准。

临床医生必须意识到这些局限性。下面列举的这些重要疾病，不能因为心电图正常或没有诊断价值的异常就简单排除。

• 陈旧性心肌梗死

• 急性心肌梗死

- 严重冠状动脉疾病
- 左心室肥厚
- 右心室肥厚
- 间歇发作的心律失常如阵发性房性心动过速、阵发性室上性心动过速、室性心动过速和心动过缓（包括完全性房室传导阻滞）。
- 急性肺栓塞或慢性肺栓塞性疾病
- 急性或慢性心包炎
- 致心律失常性右心室心肌病
- 肥厚型心肌病

心电图的特异性诊断

尽管心电图有局限性，但有助于一些特殊心脏病的诊断，还有助于常见内科疾病的评估和处理如危及生命的电解质紊乱（框 24.1）。在此将介绍心电图协助诊断的一些疾病。

框 24.1　对于无原发性心肺疾病的患者，心电图可为危及生命的情况提供线索
<ul><li>电解质紊乱：尤其是高钾血症、低钾血症、高钙血症和低钙血症</li><li>非心脏类药物中毒：三环类抗抑郁药，引起 QT 间期延长的多种药物</li><li>心脏类药物中毒：地高辛，治疗心律失常的药物（见第 11 章）</li><li>脑血管意外（尤其蛛网膜下腔出血以及其他颅内出血）</li><li>甲状腺疾病：甲状腺功能减退症、甲状腺功能亢进症</li><li>低温</li></ul>

心肌梗死

心电图对于诊断 ST 段抬高型心肌梗死（STEMI）非常重要。大多数急性心肌梗死患者会出现具有诊断意义的心电图改变（即 ST 段抬高，超急性期 T 波低平，ST 段压低或 T 波倒置，以及新出现的 Q 波）。然而，急性心肌梗死数周或数月后这些变化可能会变得不明显甚至消失。

急性下壁心肌梗死患者在右胸导联（如 $V_{3R} \sim V_{6R}$，有时会出现在 V_1 和 V_2）出现 ST 段抬高提示伴有右心室心肌缺血或梗死（见第 9 章）。

心肌梗死数周后，ST 段持续抬高提示室壁瘤形成。

应激性心肌病以及其他一些情况也可出现类似于急性心肌梗死的心电图（见第 9 章）。

急性肺栓塞

心电图新出现 $S_1Q_{III}T_{III}$ 或右束支传导阻滞图形，尤其合并窦性心动过速以及 P 波高尖，提示急性肺源性心脏病，如肺栓塞所致（见第 12 章）。然而，这些征象并不是特异的，也可以出现在急性肺炎、严重哮喘等情况。心电图诊断急性或慢性肺栓塞的敏感性也是有限的。

心脏压塞

中心静脉压增高（颈静脉怒张）的患者，心电图出现 QRS 低电压和窦性心动过速提示可能存在心脏压塞。心电图出现窦性心动过速、电交替以及相对低电压三联征就可以诊断心包积液并压塞（见第 12 章）。

主动脉瓣病变

大多数重度主动脉瓣狭窄或主动脉瓣反流患者的心电图可见左心室肥厚的表现。

二尖瓣病变

心电图表现为左房扩大和右心室肥厚，高度提示二尖瓣狭窄（图 24.1）。频发室性期前收缩可能与二尖瓣脱垂有关，尤其是重度二尖瓣反流时。

房间隔缺损

大多数中重度房间隔缺损（继发孔型）患者的心电图可呈现右束支传导阻滞图形伴电轴右偏。原发孔型房间隔缺损（不常见，且常常合并其他相关的先天性缺陷）患者的心电图可呈现右束支传导阻滞图形伴电轴左偏。

高钾血症

严重的高钾血症是一种危及生命的电解质紊乱，几乎都存在心电图的改变，开始时 T 波高尖，随后 P 波消失、QRS 波增宽，最后心脏停搏（见第 11 章）。

肾功能衰竭

心电图出现左心室肥厚（高血压引起）、T 波高尖（高钾血症引起）和 QT 间期延长（低钙血症引起）三联征，提示慢性肾功能衰竭。

重度二尖瓣狭窄

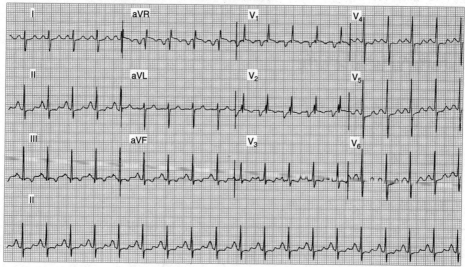

图 24.1　这是一位 45 岁重度二尖瓣狭窄（风湿性心脏病所致）的女性患者的心电图，其中可以看到多种异常。窦性心动过速、电轴右偏以及 V_1 导联 R 波高大提示右心室肥厚。V_1 导联显著双向 P 波提示左房扩大，Ⅱ 导联高尖 P 波提示同时伴有右房扩大。非特异性 ST–T 改变和不完全性右束支传导阻滞（V_2 呈 rSr′）也存在。右心室肥厚合并左房扩大高度提示二尖瓣狭窄

甲状腺疾病

低电压合并窦性心动过缓提示甲状腺功能减退。甲状腺功能减退的心电图也常常会见到非特异性 T 波低平。

不明原因的心房颤动（或静息时窦性心动过速）提示甲状腺功能亢进症。然而，大多数心房颤动患者并没有甲状腺功能亢进。

慢性肺部疾病

低电压合并胸部导联 R 波递增不良（在 V_4~V_6 通常可见明显的 S 波）常见于慢性肺部疾病（见第 12 章），也可见于 P 波高尖（提示右房异常）和右胸导联 T 波倒置（由于右心室负荷过重引起）。

扩张型心肌病

慢性充血性心力衰竭心电图三联征：肢体导联低电压、胸导联高电压和 R 波递增不良，提示合并有左心室射血分数下降的心力衰竭（见第 12 章）。

此种心电图特异性中等但敏感性低，也不能提示心力衰竭是否由心肌缺血引起。

心电图的其他临床应用

心电图可以为以下四种临床问题的评估提供直接且重要的诊断线索：晕厥、昏迷、休克和乏力。

晕　厥

晕厥（短暂的意识丧失）的病因可以是心源性的，也可以是非心源性的。心源性因素可以分为以下几种：

（1）机械性梗阻（如主动脉瓣狭窄以及其他原因引起的左心室流出道梗阻，原发性肺动脉高压或左房黏液瘤）。

（2）机械性关闭不全（心输出量显著下降）。

（3）心电异常（严重的缓慢型心律失常或快速型心律失常）。非心源性因素包括神经源性机制（如血管迷走性晕厥）、直立性（体位性）低血压、脑血管供血不足、癫痫或代谢紊乱（如急慢性酒精中毒或低血糖）引起的脑功能障碍。

重度主动脉瓣狭窄引发晕厥的患者，其静息心电图通常显示左心室肥厚。原发性肺动脉高压以中青年妇女最多见，心电图常提示右心室肥厚。频发室性期前收缩可能是间歇发作的持续性室性心动过速的诊断线索。陈旧性 Q 波心肌梗死患者出现晕厥提示可能存在持续性单形性室性心动过速。晕厥伴有 QT（U）间期延长提示可能存在一种致命的室性心律失常，即尖端扭转型室性心动过速（见第 16 章）。严重的心动过缓（多为高度房室传导阻滞，有时伴有尖端扭转型室性心动过速）出现晕厥，考虑阿—斯综合征（见第 17 章）。

一些严重的心律失常可能仅通过长期监测才能被发现（见第 4 章）。心电图提示双束支阻滞（如右束支阻滞合并电轴明显左偏）的晕厥患者应进一步明确有无间歇性二度或三度传导阻滞以及室性快速型心律失常。服用多非利特、索他洛尔、奎尼丁或其他抗心律失常药物的患者出现晕厥可能发生了尖端扭转型室性心动过速或其他心律失常。心房颤动患者发生晕厥可能是由于自发转为窦性心律过程中的长间歇所致，例如快慢综合征（见第 13，15 和 19 章）。

原因不明的晕厥患者，可以谨慎选择侵入性电生理检查。心脏内安置电极导管可以更加直接而可控地评估心房活动、房室传导和持续性室性或室上性心动过速的易感性。其他原因不明的晕厥患者以及可疑缓慢型或快速型心律失常患者可能需要应用可植入心脏监护仪来确诊（见第 4 章）。

昏　迷

所有昏迷患者都应该进行心电图检查。由心肌梗死所致的心搏骤停引发的昏迷（缺血缺氧性脑损伤），心电图可见梗死的相应改变。蛛网膜下腔出血或其他一些中枢神经系统疾病可以出现深倒的 T 波（见第 10 章），类似心肌梗死的改变。与高钙血症相关的昏迷，QT 间期通常缩短。黏液水肿性昏迷患者的心电图通常表现为窦性心动过缓、低电压以及非特异性 ST-T 改变。QRS 波群增宽的昏迷患者应注意药物中毒（三环类抗抑郁药）或高钾血症的可能。若 QRS 波增宽、QT 间期延长和窦性心动过速三项同时存在更提示三环类抗抑郁药过量（见第 11 章）。

休　克

严重低血压患者必须尽快进行心电图检查，因为心肌梗死是心源性休克的主要原因。另外，缓慢型或快速型心律失常可以导致或加重休克。最后要注意，非心源性休克（如低血容量或糖尿病酮症酸中毒）也可以诱发心肌缺血或心肌梗死。

乏　力

对于不明原因的乏力患者，心电图有助于疾病的诊断。心房颤动可能会出现疲劳或乏力。尤其是老年人或糖尿病患者心肌梗死时症状轻微或不典型，如疲劳或全身乏力。一些药物性或代谢性因素（低钾血症或低钙血症）导致的乏力，心电图也有显著改变（见第 11 章）。

减少医疗差错：心电图分析常见误区

减少和消除可以避免的医疗误差是当代医疗实践的中心工作。心电图的错误分析也是这些差错的主要原因，包括漏诊和误诊。例如，未能识别心房颤动，会使脑卒中和其他血栓事件的风险增高。有心室起搏器（起搏时脉搏和 QRS 波是规整的）时，心房颤动被遗漏是常见的错误（见第 22 章）。同时，将多源性房性心动过速或基线伪差误认为心房颤动会导致不必要的抗凝治疗。

根据第 23 章第一部分列举的每一条要点仔细分析心电图，有助于将错误最小化。许多错误可能来源于未进行系统分析，还有些错误是由于相似心电图图形的混淆。框 24.2 列出了一些提示要点。心电图分析的常见误区将在此进一步讨论。

框 24.2 **减少心电图分析错误：重要提示点**

- 检查标准（校准）
- 排除肢体导联反接（例如，Ⅰ导联 P 波倒置和 QRS 波主波向下，建议将左右上肢电极互换）。其他肢体导联反接可能会出现其他意想不到的图形
- 寻找隐匿性 P 波，适用于房室传导阻滞，房性期前收缩未下传，房性心动过速伴传导阻滞
- 静息状态下出现规律的窄 QRS 波，心室率达 150 次 / 分，首先考虑房扑 2：1 下传，其次是阵发性室上速，最后考虑窦性心动过速（尤其是老年人可能性更小）
- 成组的搏动（QRS 波形成组）考虑莫氏Ⅰ型（文氏现象）或莫氏Ⅱ型传导阻滞或房性期前收缩未下传
- QRS 波增宽伴短 PR 间期，考虑 WPW 预激综合征
- QRS 波增宽无 P 波或伴房室传导阻滞，考虑高钾血症

- 除非及时发现和纠正，否则无意地将肢体导联反接可能会混淆诊断。例如，左右上肢导联反接，QRS 电轴明显右偏，P 波电轴异常，类似房性异位节律（图 24.2）。作为常规，Ⅰ导联出现 P 波倒置，QRS 波主波向下，就应怀疑左右上肢导联反接。
- 如果未注意电压标准，也会误认为电压异常。当电压采用 1/2 或 2 倍标准电压时，正常的电压也会被误认为"低电压"或"高电压"。
- 心房扑动 2：1 下传是最常被误诊的心电图之一。它常常被误诊为窦性心动过速（心房扑动波被误认为 P 波）或阵发性室上速。当看到心室率为 150 次 / 分的窄 QRS 波型心动过速时，始终要注意考虑心房扑动的存在（见第 14 章和第 15 章）。

导联反接图形

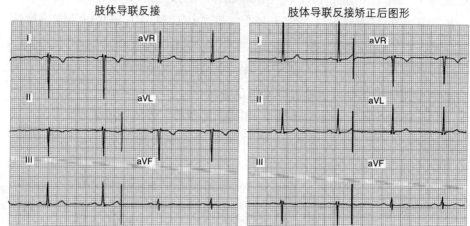

图 24.2 无论何时 QRS 电轴异常，都有肢体导联反接的可能。最常见的是左右上肢电极反接，在 I 导联上出现 P 波倒置，QRS 主波向下

- 有时容易混淆心房颤动和心房扑动。当心房颤动波粗大时常常被误诊为心房扑动。心房颤动时，心室率快慢不一，心房波也不完全一致。而单纯心房扑动时，即使心室率多变，心房波始终一致。而且，当房扑不等比下传时，RR 间期与下传比例相关。然而，心房颤动的 RR 间期是不规整的，没有任何规律（见第 15 章）。

- 如第 18 章所述，WPW 综合征的心电图有时被误诊为束支阻滞、心肌肥厚或心肌梗死，因为预激波导致 QRS 波增宽，有时伴有电压增高，继发性 T 波倒置，Q 波出现（由于负向 δ 波）。

- 等律性房室分离容易和完全性房室传导阻滞混淆。等律性房室分离，窦房结和房室交界区搏动不同步，心室率等于或略快于心房率（见第 17 章）。完全性房室传导阻滞，心房和心室也是各自搏动，但心室率远低于心房（窦房结）率，QRS 波明显少于 P 波。尽管等律性房室分离可能与传导异常或药物毒性（如洋地黄、地尔硫草、维拉帕米和 β 受体阻滞剂）相关，但它通常是一种短暂而轻微的心律失常。完全性房室传导阻滞始终是一种严重的心律失常，一般需要使用起搏器治疗。

- 注意区别正常变异和病理性 Q 波。可见于 aVR、aVL、aVF、III 和 V_1 导联。

有时 V_2 导联上出现 Q 波（或呈 QS 波），可能是正常变异（见第 10 章）。由于正常的室间隔除极，在 Ⅰ、Ⅱ、Ⅲ、aVL 和 aVF 导联以及左胸导联（V_4~V_6）可出现小 q 波，这些"间隔"q 波不应超过 0.04 s。另一方面，小的病理性 Q 波因不深可能被忽略，但其宽度大于 0.04 s 应予以重视。有些病例可能难以确定是否为病理性 Q 波。

- 窦性心律伴有莫氏 I 型（文氏现象）和莫氏 Ⅱ 型房室传导阻滞常常被误诊。"成组搏动"是重要的诊断线索（见第 17 章）。文氏现象因为房室结间歇性传导，QRS 波成组出现。在未下传 P 波之后的 PR 间期比最后一个传到心室的 PR 间期短。窦性心律伴莫氏 Ⅱ 型房室传导阻滞由于间歇性未下传 P 波也会引起成组搏动。尽管莫氏 Ⅱ 型房室传导阻滞常常被误诊为完全性房室传导阻滞，但应当注意后者的心室率慢而规整，且 PR 间期完全不等。

- 隐匿性 P 波可以导致许多心律失常的误诊，包括未下传的房性期前收缩、伴有传导阻滞的房性心动过速（阵发性或持续性）以及二度或三度（完全性）房室传导阻滞。因此，应当仔细查看 ST 段和 T 波，寻找被包埋的 P 波（见第 17 章和第 19 章）。

- 左束支传导阻滞常被误诊为心肌梗死，因为伴有 R 波递增不良和右胸导联 ST 段抬高。

- U 波有时被忽略。小 U 波（振幅 ≤ 1 mm）是生理性的，而大的 U 波（可能仅在胸导联上明显）是低钾血症或药物中毒（如多非利特、索他洛尔或奎尼丁）的重要标志。大的 U 波可增加尖端扭转型室性心动过速的发生风险（见第 16 章）。正向 T 波伴有负向 U 波很少见，其与心肌缺血或左心室肥厚相关。

- 任何一个患者出现不明原因的 QRS 波增宽，尤其是 P 波不明显时，要立刻想到严重高钾血症的诊断。临床医生在等待实验室检验报告时，患者可能会因高钾血症引起的心搏骤停而失去生命（见第 11 章）。

心电图：过去，现在和未来

最后，我们对心电图的过去和未来进行了一些思考。心电图作为 100 多年前引入临床实践的少数几项技术之一，其发明人至今仍被人们记得，它是荷兰生理学家 Willem Einthoven 博士。Einthoven 的工作直接基于其他人的开创性贡献，尤其是英国生理学家 August T. Waller，Waller 的研究小组使用了一种名为"毛细管静电计"的装置记录了人体心电图（1887 年）。

自心电图被发现以来，记录心电图的电子设备也发生了很大变化，不仅局限于九种标准导联，还增加了一些辅助导联，如左、右侧胸导联和向量导联。但是，心电图的本质还是记录时间—电压以及基本的 P–QRS–T 序列，它是由 Einthoven 在 Waller 等人研究基础上发现并且被这些先驱者和他们同时代人完全认可。鉴于 Einthoven 的杰出贡献，他于 1924 年被授予诺贝尔医学或生理学奖。少数可与之相媲美的对现代医学有深远影响的技术之一就是 William Conrad Roentgen 发现了 X 线（1901 年获诺贝尔物理学奖）。

可穿戴技术的进一步发展使得心电图的长时间监测成为可能，这是一个新兴的、富有想象力的领域，它可以用于发现间歇性心律失常，从而促进疾病的诊断、预防和治疗。另一个令人振奋的领域是可以应用现代信号分析技术从心电图信号中提取附加信息。正如补充材料中提到的那样，心率的变化可以为由自主神经系统、肺脏以及心脏组成的控制系统的功能状态提供依据，以判断其是否处于疾病状态。

我们预测迅速发展的心电图技术将会为未来临床疾病的诊断和治疗提供无限可能，这一预测基于心电图在心脏病学、危重症以及其他临床医学领域中的重要作用。相信随着磁共振成像、心内描记、超声心动图以及数据记录、存储和通信等相关技术的进步，心电图诊断技术也会不断发展。解释心电图的计算机（电子）算法可能会不断改进并变得更加复杂，但是由内科医师或其他受过训练的护理人员进行分析仍然是最佳选择，个体化的诊疗必不可少（见第 1 章）。

（张雪娟 张利方 译 陈清启 宋力 校）

第 25 章
心电图的鉴别诊断：简要概述

这一章选择性地归纳了 ECG 的鉴别诊断，列举在一系列图框内，以便参考。大部分是本书主题的扼要概述，一些新进展也简短提及。进一步了解可查阅参考文献。

QRS 低电压

1. 首先应该进行检查，预防干扰或假性 QRS 低电压，例如未察觉半标准电压（5 mm/mV）的设置

2. 肾上腺皮质功能减退症

3. 全身性水肿

4. 心脏浸润或占位（淀粉样变，肿瘤）

5. 心脏移植尤其有急、慢性排斥反应

6. 心肌病：扩张型、肥厚型或限制型[*]

7. 慢性阻塞性肺疾病

8. 缩窄性心包炎

9. 甲状腺功能减退症 / 黏液性水肿（常伴窦性心动过缓）

10. 左侧气胸（中间及左侧胸导联）

11. 心肌梗死（广泛性）

12. 急性或慢性心肌炎

13. 正常变异

14. 肥胖

15. 心包积液 / 压塞（后者常伴窦性心动过速）

16. 胸腔积液

[*] 扩张型心肌病可能同时存在肢体导联低电压和胸导联高电压。

宽 QRS 波（正常心率）

Ⅰ　先天性室内传导延迟（IVCD）*

　　A. 左束支传导阻滞和变异

　　B. 右束支传导阻滞和变异

　　C. 其他（非特异性）类型的 IVCD

Ⅱ　获得性室内传导延迟

　　A. 高钾血症

　　B. 药物：Ⅰ类抗心律失常和其他钠通道阻滞剂（如三环类抗抑郁药
　　　　和吩噻嗪类）

Ⅲ　室性搏动：期前收缩、逸搏或起搏

Ⅳ　心室预激：WPW 综合征和变异型

*束支传导阻滞也可以是一过性的。如果 ECG 走纸速度无意地设置过快（50 或 100 mm/s），也可产生假性宽大 QRS 波。

心电轴左偏（QRS 电轴 ≥ −30°）

Ⅰ　左室肥厚

Ⅱ　左前分支（半支）传导阻滞（严格为电轴 ≥ −45°）

Ⅲ　下壁心肌梗死（典型的是在Ⅱ、Ⅲ和 aVF 导联出现 QS 波）

Ⅳ　先天性内膜垫缺损，尤其是原发孔型房间隔缺损

心电轴右偏（QRS 电轴 +90°~100°）

I 人为原因：左右上肢导联接反（查看 I 导联有无 P 波倒置，QRS 主波向下）

II 正常变异，尤其是儿童和青年

III 右位心

IV 右室负荷过重

A. 急性（如肺栓塞或严重的哮喘发作）

B. 慢性

（1）慢性阻塞性肺疾病

（2）任何原因导致的右室肥厚（如肺动脉瓣狭窄，继发孔型房间隔缺损或原发性肺动脉高压）

V 侧壁心肌梗死

VI 左后分支阻滞：需要排除其他所有电轴右偏的原因，严格地 QRS 电轴 ≥ +110°~120°

QT（U）间期延长（长 QT 间期综合征）

Ⅰ 获得性长 QT 间期综合征

　　A.电解质异常

　　　（1）低钙血症

　　　（2）低钾血症

　　　（3）低镁血症

　　B.药物

　　　（1）Ⅰa 和Ⅲ类抗心律失常药（如奎尼丁、普鲁卡因胺、丙吡胺、多非利特、伊布利特、索他洛尔、决奈达隆和胺碘酮）

　　　（2）抗精神病药物（如吩噻嗪类、三环类抗抑郁药、四环类抗抑郁药和非典型抗精神病药物氟哌啶醇）

　　　（3）其他：砒霜（三氧化二砷），氯喹，美沙酮和某些抗生素（如红霉素、左氧氟沙星和喷他脒）

　　C.心肌缺血或梗死（尤其是 T 波深倒置）

　　D.脑血管损伤（如颅内出血）

　　E.缓慢性心律失常（尤其是高度房室传导阻滞）

　　F.全身低温

　　G.其他多方面原因

　　　（1）液体蛋白饮食

　　　（2）饥饿

　　　（3）砷中毒

Ⅱ 先天性（遗传性）长 QT 间期综合征

　　A. Romano-Ward 综合征*（常染色体显性遗传病）

　　B. Jervell 和 Lange-Nielsen 综合征（常染色体隐性遗传病伴先天性耳聋）

* Romano-Ward 综合征，长期有多种特殊命名，是典型的遗传性离子通道功能异常（离子通道病），心室复极时间延长（长 QT-U），增加了尖端扭转型室性心动过速的风险（见第 16 章）。这些遗传性离子通道病（钾、钠或钙离子），延长心室复极时间并增加了复极的不一致性。

Q波

Ⅰ　生理性或体位性原因

　　A. 正常变异型间隔Q波

　　B. V_1、V_2、aVL、Ⅲ和aVF导联正常变异Q波

　　C. 左侧气胸或右位心（侧位R波递增消失）

Ⅱ　心肌损伤或浸润

　　A. 急性病程

　　　　（1）心肌缺血或梗死

　　　　（2）心肌炎

　　　　（3）高钾血症

　　B. 慢性病程

　　　　（1）心肌梗死

　　　　（2）特发性心肌病

　　　　（3）心肌炎

　　　　（4）淀粉样变

　　　　（5）肿瘤

　　　　（6）结节病

Ⅲ　心室肥厚或扩大

　　A. 左室肥厚（R波递增不良*）

　　B. 右室肥厚（R波反向递增**）或R波递增缓慢（尤其伴有慢性阻塞性肺疾病）

　　C. 肥厚型心肌病（可类似前壁、下壁、后壁或侧壁心肌梗死）

Ⅳ　传导异常

　　A. 左束支传导阻滞（R波递增不良*）

　　B. WPW综合征（多导联倒置δ波）

* 右侧到中间胸导联上小R波或R波阙如。

** 从V_1导联、中间到侧面胸导联R波振幅逐渐降低。

V_1 导联高大 R 波

Ⅰ　生理性和体位性原因

　　A. 胸导联放置错位

　　B. 正常变异

　　C. 心脏向右侧移位

Ⅱ　心肌损伤

　　A. 后壁或侧壁心肌梗死

　　D. Duchenne 型肌营养不良症

Ⅲ　心室扩大

　　A. 右室肥厚（常伴 QRS 电轴右偏）

　　B. 肥厚型心肌病

Ⅳ　心室除极改变

　　A. 右室传导异常

　　B. WPW 综合征（后壁或侧壁预激）

ST 段抬高

Ⅰ 心肌缺血／梗死

　A. 非梗死性透壁性心肌缺血（变异型心绞痛或 Takotsubo 心肌病／应激或心尖球囊样综合征*）

　B. 急性心肌梗死

　C. 心肌梗死后（室壁瘤形成）

Ⅱ 急性心包炎

Ⅲ 正常变异（良性的早期复极综合征和相关类型）

Ⅳ 左室肥厚／左束支传导阻滞（仅 V_1、V_2 或 V_3 以及其他导联呈 QS 或 rS 波）

Ⅴ Brugada 综合征（右束支传导阻滞图形并右侧胸导联 ST 段抬高）

Ⅵ 心肌损伤（非冠状动脉损伤或梗死）

　A. 心肌炎（ECG 类似心肌梗死或心包炎的图形）

　B. 肿瘤侵袭左心室

　C. 心室创伤

　D. 急性右心室缺血（通常 V_1~V_2/V_3 导联，如大面积肺栓塞）

Ⅶ 低体温（J 波 /Osborn 波）

Ⅷ 高钾血症（常局限于 V_1~V_2 导联）

* 与复性心肌梗死的 ST 段抬高演变过程极其相似。

ST 段压低

Ⅰ　心肌缺血 / 梗死

　　A. 急性心内膜下缺血或非 Q 波心肌梗死

　　B. 急性透壁性心肌缺血对应性改变

Ⅱ　非冠状动脉病变

　　A. 左或右心室肥厚（"劳损"形态）

　　B. 继发性 ST–T 改变

　　　（1）左束支传导阻滞

　　　（2）右束支传导阻滞

　　　（3）WPW 综合征

　　C. 药物（如洋地黄类）

　　D. 代谢原因（如低钾血症）

　　E. 其他原因（如心肌病）

Ⅲ　生理性和正常变异 *

---

* 对于生理性和正常变异，ST 段 /J 点压低一般 <1 mm 且持续时间短暂，尤其在用力或过度换气时。

T波深倒置

Ⅰ　正常变异

　　A. 幼稚型 T 波

　　B. 早期复极

Ⅱ　心肌缺血 / 梗死

Ⅲ　Takotsubo 心肌病（应激性心脏病或心尖球囊样综合征）

Ⅳ　脑血管意外（尤其是颅内出血）和相关的神经系统疾病

Ⅴ　左或右心室负荷过重

　　A. 典型形状（前面提及的"劳损"形态）

　　B. 心尖部肥厚型心肌病（Yamaguchi 综合征）

Ⅵ　特发性弥漫性 T 波倒置综合征

Ⅶ　继发性 T 波改变：束支传导阻滞，WPW 综合征

Ⅷ　间歇性左束支传导阻滞，预激或心室起搏（记忆性 T 波）

直立高尖 T 波

Ⅰ　非缺血性原因

　　A. 正常变异（早期复极图形）

　　B. 高钾血症

　　C. 脑出血（T 波倒置更多见）

　　D. 左室肥厚

　　E. 右胸导联，常连同左胸导联 ST 段压低和 T 波倒置

　　F. 左胸导联，尤其伴舒张期负荷过重（如主动脉瓣或二尖瓣反流）

　　G. 左束支传导阻滞（右胸导联）

　　H. 急性心包炎（偶尔）

Ⅱ　缺血性原因

　　A. 超急性期心肌梗死

　　B. 急性短暂性透壁性心肌缺血（变异性心绞痛）

　　C. 慢性（演变）期心肌梗死（原发性 T 波深倒置的对应性改变）

主要的缓慢性心律失常

Ⅰ　窦性心动过缓及其变异，包括窦房阻滞和游走性心房起搏点（WAP）

Ⅱ　房室传导阻滞*或分离

　　A. 二度或三度房室传导阻滞

　　B. 等律性房室分离和相关的变异

Ⅲ　交界性（房室结）和异位的房性逸搏心律

Ⅳ　心房颤动或心房扑动伴心室反应缓慢

Ⅴ　室性逸搏（自主）心律

*房室传导阻滞可以发生于窦性心律或其他心律（如心房颤动或心房扑动）。

窄 QRS 波快速性心律失常（NCTs）

Ⅰ　窦性心动过速（生理性）和罕见的病理生理变异

Ⅱ　阵发性室上性心动过速（PSVTs）

　　A. 房室结折返性心动过速（AVNRT）

　　B. 房室折返性心动过速（AVRT）

　　C. 房性心动过速，包括单源性或多源性心动过速

　　D. 快速的房室交界区心律（自律性增高所致）*

Ⅲ　心房扑动

Ⅵ　心房颤动

*可见于二尖瓣术后的成年人，伴地高辛中毒或伴急性下壁心肌梗死等。

宽 QRS 波快速性心律失常（WCTs）

Ⅰ　人为干扰（如刷牙动作，帕金森病震颤）

Ⅱ　室性心动过速（单形性或多形性）

Ⅲ　室上性心动过速、PSVT、心房颤动或心房扑动伴心室内差异性传导的病因为：

　　A. 束支传导阻滞或其他 IVCD（可能与心率相关）

　　B. 房室折返性心动过速（AVRT）（顺行传导）伴束支阻滞

　　C. AVRT（逆行传导）

　　D. 药物中毒（Ⅰ类），如氟卡尼或三环类抗抑郁药

　　E. 高钾血症（心率正常或较慢）

Ⅵ　与起搏器相关

　　A. 窦性或其他室上性快速性心律失常伴合适的起搏跟踪上限频率

　　B. 起搏器介导性心动过速（PMT）

心房颤动：主要病因和诱因

1. 酗酒（"假日心脏"综合征）

2. 自主神经原因

   A. 交感神经性（运动或应激时）

   B. 迷走神经性（睡眠期间）

3. 心胸手术

4. 心肌病或心肌炎

5. 先天性心脏病

6. 冠心病

7. 遗传因素

8. 高血压性心脏病

9. 特发性（"孤立性"）心房颤动

10. 阻塞性睡眠呼吸暂停综合征

11. 阵发性室上性心动过速或 WPW 预激综合征

12. 心包疾病（常为慢性）

13. 肺部疾病（如慢性阻塞性肺疾病）

14. 肺栓塞

15. 病态窦房结综合征

16. 甲状腺毒血症（甲状腺功能亢进症）

17. 瓣膜性心脏病（尤其是二尖瓣病变）

洋地黄中毒：主要的心律失常

Ⅰ　心动过缓

　　A. 窦性心动过缓，包括窦房阻滞

　　B. 交界性（结性）逸搏 *

　　C. 房室传导阻滞，包括以下两种：

　　　　1. 莫氏Ⅰ型（文氏现象）房室传导阻滞

　　　　2. 完全性房室传导阻滞

Ⅱ　心动过速

　　A. 加速性交界性心律和非阵发性交界性心动过速

　　B. 房性心动过速伴传导阻滞

　　C. 室性异位节律

　　　　1. 室性期前收缩

　　　　2. 单形性室性心动过速

　　　　3. 双向性室性心动过速

　　　　4. 心室颤动

* 当房颤引发缓慢或规律的心室反应时，可以产生交界性心律。房室分离在无完全性房室传导阻滞时也可出现。

心搏骤停：三种基本 ECG 形态

Ⅰ　室性快速性心律失常

　　A. 心室颤动（或心室扑动）

　　B. 持续性室性心动过速（单形性或多形性）

Ⅱ　心室停搏（静止）

Ⅲ　无脉性电活动（电机械分离）

（丑小菲　陈清启　译　张雪娟　校）

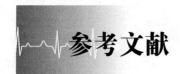

参考文献

基本概念和历史

FISCH C. Centennial of the string galvanometer and the electrocardiogram. J Am
Coll Cardiol 2000; 26: 1737−1745.

GOLDBERGER A L, GOLDBERGER Z D. Becoming a consummate clinician:
what every student, house officer, and hospital practitioner needs to know.
Hoboken, NJ: Wiley−Blackwell; 2012.

HURST J W. Naming of the waves in the ECG, with a brief account of their genesis.
Circulation 1998; 98: 1937−1942.

KLIGFIELD P, et al. Recommendations for the standardization and interpretation of
the electrocardiogram. Part I: The electrocardiogram and its standardization. J Am
Coll Cardiol 2007; 49: 1109−1127.

PAPPANO A J, WEIR G W, Cardiovascular physiology. 10th ed. Philadelphia:
Elsevier/Mosby; 2013.

正常和异常 P–QRS–T–U 波形

GOLDBERGER A L. Myocardial infarction: Electrocardiographic differential
diagnosis. 4th ed. St. louis: Mosby Year−Book; 1991.

MACFARLANE P W, OOSTEROM A, PAHLM O, KLIGFIELD P, JANSE M,
CAMM J, et al. Comprehensive electrocardiology. 2nd ed. London: Springer
Verlag: 2010.

MIRVIS D, GOLDBERGER A L. Electrocardiography. In: MANN D L, ZIPES
D P, LIBBY P, BONOW RO, et al. Braunwald's heart disease: A textbook of
cardiovascular medicine. 10th ed. Philadelphia: WB Saunders/Elsevier; 2015.

PARK M K, GUNTHEROTH W G. How to read pediatric ECGs, 4th ed.

Philadelphia: Mosby/Elsevier: 2006.

SURAWICZ B, KNILANS T K. Chou's electrocardiography in clinical practice. 6th ed. Philadelphia: WB Saunders; 2008.

WAGNER G, et al. AHA/ACC/HRS

Recommendations for the standardization and interpretation of the electrocardiogram. Part VI: Acute myocardial ischemia. J Am Coll Cardiol 2009; 53:1003-1011.

心律失常，起搏器，植入式心律转复除颤器和心搏骤停

GOLDBERGER Z D, RHO R W, PAGE R L. Approach to the diagnosis and initial management of the stable adult patient with stable wide complex trachycardia: diagnosis and initial management. Am J Cardiol 2008; 101: 1456-1466.

GOLDBERGER Z D, GOLDBERGER A L. Therapeutic ranges of serum digoxin concentrations in patients with heart failure. Am J Cardiol 2012; 109:1818-1821.

KLEIN G, PRYSTOWSKY E N. Clinical electrophysiology review. 2nd ed. New York: McGraw-Hill; 2013.

KLEINMAN M E, BRENNAN E E, GOLDBERGER Z D, et al.2015 American Heart Association guidelines update for cardiopulmonary resuscitation and emergency cardiovascular care. Part 5: Adult basic life support and cardiopulmonary resuscitation quality. Circulation 2015; 132(Suppl 2): S414-S435.

OLSHANSKY B, CHUNG M K, POGUIZD S M, et al. Arrhythmia essentials. 2nd ed. Philadelphia: WB Saunders/Elsevier; 2017.

PAGE R L, JOGLAR J A, CALDWELL, M A, et al. 2015 ACC/AHA/HRS guideline for the management of adult patients with supraventricular tachycardia: a report of the American College of Cardiology/American Heart Association Task Force on Clinical Practice Guidelines and the Heart Rhythm Society . J Am Coll Cardiol 2016; 67: 1575-1623.

SPRAGG D D, et al. Disorders of rhythm. In: Kasper DL, et al, editors. Harrison's principles of internal medicine. 19th ed. New York: McGraw-Hill; 2015.

ZIMETBAUM P J, JOSEPHSON M E. Practical clinical electrophysiology. Philadelphia: Lippincott, Williams & Wilkins; 2009.

ZIPES D, et al. Arrhythmias, sudden death, and syncope. In: MANN D L, ZIPES D P, LIBBY P, BONOW R O, et al. Braunwald's heart disease: a textbook of cardiovascular medicine. 10th ed. Philadelphia: WB Saunders/Elsevier; 2015.

ZIPES D, JALIFE J. Cardiac electrophysiology: From cell to beside. 5th ed. Philadelphia: WB Saunders; 2013.

心电图与心律失常网站

American College of Cardiology(ACC): www.acc.org

American Heart Association(AHA): www.americanheart.org

Heart Rhythm Society(HRS): www.hrsonline.org

Medical Multimedia Laboratories. SVT tutorial. http://www.blaufuss.org

Nathanson LA, McClennen S, Safran C, Goldberger AL. ECG wave-maven: self-assessment program for students and clinicians. http://ecg.bidmc.harvard.edu